全国医药中等职业技术学校教材

药品储存与养护技术

全国医药职业技术教育研究会　组织编写
夏鸿林　主编　　徐荣周　主审

化学工业出版社
现代生物技术与医药科技出版中心
·北京·

图书在版编目（CIP）数据

药品储存与养护技术/夏鸿林主编. —北京：化学工业出版社，2005.11（2023.3 重印）
全国医药中等职业技术学校教材
ISBN 978-7-5025-7860-2

Ⅰ.药… Ⅱ.夏… Ⅲ.①药物贮藏-专业学校-教材
②药品管理-专业学校-教材　Ⅳ.R954

中国版本图书馆 CIP 数据核字（2005）第 131219 号

责任编辑：陈燕杰　余晓捷　孙小芳　　　　　　　文字编辑：朱　恺
责任校对：凌亚男　　　　　　　　　　　　　　　装帧设计：关　飞

出版发行：化学工业出版社（北京市东城区青年湖南街 13 号　邮政编码 100011）
印　　装：天津盛通数码科技有限公司
787mm×1092mm　1/16　印张 12¼　字数 285 千字　2023 年 3 月北京第 1 版第 15 次印刷

购书咨询：010-64518888　　　　　　　　　　　售后服务：010-64518899
网　　址：http://www.cip.com.cn
凡购买本书，如有缺损质量问题，本社销售中心负责调换。

定　　价：39.00 元　　　　　　　　　　　　　　　　　　　版权所有　违者必究

《药品储存与养护技术》编审人员

主　　编　　夏鸿林（湖北省医药学校）
主　　审　　徐荣周（湖北医药集团）
编写人员　　（按姓氏笔画排序）
　　　　　　卢　静（杭州市高级技工学校）
　　　　　　刘　瑾（上海市医药学校）
　　　　　　孙志安（广州市医药中等专业学校）
　　　　　　范振远（河南省医药学校）
　　　　　　夏鸿林（湖北省医药学校）
　　　　　　徐荣周（湖北医药集团）
　　　　　　董建慧（杭州市高级技工学校）

全国医药职业技术教育研究会委员名单

会　　长　苏怀德　国家食品药品监督管理局

副会长　（按姓氏笔画排序）
　　　　　王书林　成都中医药大学峨眉学院
　　　　　严　振　广东化工制药职业技术学院
　　　　　陆国民　上海市医药学校
　　　　　周晓明　山西生物应用职业技术学院
　　　　　缪立德　湖北省医药学校

委　员　（按姓氏笔画排序）
　　　　　马孔琛　沈阳药科大学高等职业技术学院
　　　　　王吉东　江苏省徐州医药高等职业学校
　　　　　王自勇　浙江医药高等专科学校
　　　　　左淑芬　河南中医学院药学高职部
　　　　　白　钢　苏州市医药职工中等专业学校
　　　　　刘效昌　广州市医药中等专业学校
　　　　　闫丽霞　天津生物工程职业技术学院
　　　　　阳　欢　江西中医学院大专部
　　　　　李元富　山东中医药高级技工学校
　　　　　张希斌　黑龙江省医药职工中等专业学校
　　　　　林锦兴　山东省医药学校
　　　　　罗以密　上海医药职工大学
　　　　　钱家骏　北京市中医药学校
　　　　　黄跃进　江苏省连云港中医药高等职业技术学校
　　　　　黄庶亮　福建食品药品职业技术学院
　　　　　黄新启　江西中医学院高等职业技术学院
　　　　　彭　敏　重庆市医药技工学校
　　　　　彭　毅　长沙市医药中等专业学校
　　　　　谭骁彧　湖南生物机电职业技术学院药学部

秘书长　（按姓氏笔画排序）
　　　　　刘　佳　成都中医药大学峨眉学院
　　　　　谢淑俊　北京市高新职业技术学院

全国医药中等职业技术教育教材
建设委员会委员名单

主 任 委 员 苏怀德 国家食品药品监督管理局

常务副主任委员 王书林 成都中医药大学峨眉学院

副 主 任 委 员 （按姓氏笔画排序）
　　　　　　　　李松涛 山东中医药高级技工学校
　　　　　　　　陆国民 上海市医药学校
　　　　　　　　林锦兴 山东省医药学校
　　　　　　　　缪立德 湖北省医药学校

顾　　　　问 （按姓氏笔画排序）
　　　　　　　　齐宗韶 广州市医药中等专业学校
　　　　　　　　路振山 天津市药科中等专业学校

委　　　　员 （按姓氏笔画排序）
　　　　　　　　王质明 江苏省徐州医药中等专业学校
　　　　　　　　王建新 河南省医药学校
　　　　　　　　石　磊 江西省医药学校
　　　　　　　　冯维希 江苏省连云港中药学校
　　　　　　　　刘　佳 四川省医药学校
　　　　　　　　刘效昌 广州市医药中等专业学校
　　　　　　　　闫丽霞 天津市药科中等专业学校
　　　　　　　　李光锋 湖南省医药中等专业学校
　　　　　　　　彭　敏 重庆市医药技工学校
　　　　　　　　董建慧 杭州市高级技工学校
　　　　　　　　潘　雪 北京市医药器械学校

秘　　　　书 （按姓氏笔画排序）
　　　　　　　　王建萍 上海市医药学校
　　　　　　　　冯志平 四川省医药学校
　　　　　　　　张　莉 北京市医药器械学校

前　言

半个世纪以来，我国中等医药职业技术教育一直按中等专业教育（简称为中专）和中等技术教育（简称为中技）分别进行。自20世纪90年代起，国家教育部倡导同一层次的同类教育求同存异。因此，全国医药中等职业技术教育教材建设委员会在原各自教材建设委员会的基础上合并组建，并在全国医药职业技术教育研究会的组织领导下，专门负责医药中职教材建设工作。

鉴于几十年来全国医药中等职业技术教育一直未形成自身的规范化教材，原国家医药管理局科技教育司应各医药院校的要求，履行其指导全国药学教育、为全国药学教育服务的职责，于20世纪80年代中期开始出面组织各校联合编写中职教材。先后组织出版了全国医药中等职业技术教育系列教材60余种，基本上满足了各校对医药中职教材的需求。

为进一步推动全国教育管理体制和教学改革，使人才培养更加适应社会主义建设之需，自20世纪90年代末，中央提倡大力发展职业技术教育，包括中等职业技术教育。据此，自2000年起，全国医药职业技术教育研究会组织开展了教学改革交流研讨活动。教材建设更是其中的重要活动内容之一。

几年来，在全国医药职业技术教育研究会的组织协调下，各医药职业技术院校认真学习有关方针政策，齐心协力，已取得丰硕成果。各校一致认为，中等职业技术教育应定位于培养拥护党的基本路线，适应生产、管理、服务第一线需要的德、智、体、美各方面全面发展的技术应用型人才。专业设置必须紧密结合地方经济和社会发展需要，根据市场对各类人才的需求和学校的办学条件，有针对性地调整和设置专业。在课程体系和教学内容方面则要突出职业技术特点，注重实践技能的培养，加强针对性和实用性，基础知识和基本理论以必需够用为度，以讲清概念，强化应用为教学重点。各校先后学习了《中华人民共和国职业分类大典》及医药行业工人技术等级标准等有关职业分类、岗位群及岗位要求的具体规定，并且组织师生深入实际，广泛调研市场的需求和有关职业岗位群对各类从业人员素质、技能、知识等方面的基本要求，针对特定的职业岗位群，设立专业，确定人才培养规格和素质、技能、知识结构，建立技术考核标准、课程标准和课程体系，最后具体编制为专业教学计划以开展教学活动。教材是教学活动中必须使用的基本材料，也是各校办学的必需材料。因此研究会首先组织各学校按国家专业设置要求制订专业教学计划、技术考核标准和课程标准。在完成专业教学计划、技术考核标准和课程标准的制订后，以此作为依据，及时开展了医药中职教材建设的研讨和有组织的编写活动。由于专业教学计划、技术考核标准和课程标准都是从现实职业岗位群的实际需要中归纳出来的，因而研究会组织的教材编写活动就形成了以下特点：

1. 教材内容的范围和深度与相应职业岗位群的要求紧密挂钩，以收录现行适用、成熟规范的现代技术和管理知识为主。因此其实践性、应用性较强，突破了传统教材以理论知识为主的局限，突出了职业技能特点。

2. 教材编写人员尽量以产学结合的方式选聘，使其各展所长、互相学习，从而有效地克服了内容脱离实际工作的弊端。

3. 实行主审制，每种教材均邀请精通该专业业务的专家担任主审，以确保业务内容正确无误。

4. 按模块化组织教材体系，各教材之间相互衔接较好，且具有一定的可裁减性和可拼接性。一个专业的全套教材既可以圆满地完成专业教学任务，又可以根据不同的培养目标和地区特点，或市场需求变化供相近专业选用，甚至适应不同层次教学之需。

本套教材主要是针对医药中职教育而组织编写的，它既适用于医药中专、医药技校、职工中专等不同类型教学之需，同时因为中等职业教育主要培养技术操作型人才，所以本套教材也适合于同类岗位群的在职员工培训之用。

现已编写出版的各种医药中职教材虽然由于种种主客观因素的限制仍留有诸多遗憾，上述特点在各种教材中体现的程度也参差不齐，但与传统学科型教材相比毕竟前进了一步。紧扣社会职业需求，以实用技术为主，产学结合，这是医药教材编写上的重大转变。今后的任务是在使用中加以检验，听取各方面的意见及时修订并继续开发新教材以促进其与时俱进、臻于完善。

愿使用本系列教材的每位教师、学生、读者收获丰硕！愿全国医药事业不断发展！

全国医药职业技术教育研究会
2005 年 6 月

编 写 说 明

本书由全国医药职业技术教育研究会组织编写而成，是为满足医药中等职业教育对教材的急需而编写的。本书的编写以培养第一线的实用中级操作工为宗旨，理论内容以适度够用为原则，强化动手能力的培养。

本书由湖北省医药学校夏鸿林编写第一章、第三章、第十五章；由广州市医药中等专业学校孙志安编写第二章、第十一章；由上海市医药学校刘瑾编写第四章、第九章；由杭州市高级技工学校卢静编写第五章、第六章、第八章；由杭州市高级技工学校董建慧编写第七章、第十章、第十二章、第十三章；由河南省医药学校范振远编写第十四章。由湖北省医药集团徐荣周主审。

各校在使用本教材时，可根据专业特点、教学计划及教学要求选择讲授内容及习题，使学生在有限的教学时数内，掌握本课程的基本理论、基本知识和基本操作技术。

本教材虽经各位编者认真编写，但因时间仓促，可能仍会有疏漏不妥之处，望广大读者不吝指正。

编者
2006 年 1 月

目 录

第一章 概述 ……………………………………………………………………… 1
第一节 药品储存与养护的地位和任务 ……………………………………… 1
一、药品储存与养护的地位和作用 ……………………………………… 1
二、药品储存与养护的任务 ……………………………………………… 2
第二节 药品的经营特点及经营范围 ………………………………………… 2
一、药品的经营特点 ……………………………………………………… 2
二、药品经营范围 ………………………………………………………… 3
第三节 药品概述 ……………………………………………………………… 3
一、药品的含义、重要性和特殊性 ……………………………………… 3
二、药品的分类 …………………………………………………………… 4
三、常用药学术语 ………………………………………………………… 5
四、药品质量标准 ………………………………………………………… 6
第四节 药品管理与有关事项 ………………………………………………… 6
一、中华人民共和国药品管理法 ………………………………………… 6
二、特殊药品的管理 ……………………………………………………… 7
三、生物制品的管理 ……………………………………………………… 9
四、药品分类管理 ………………………………………………………… 10
五、药品批准文号的管理 ………………………………………………… 12
六、批号 …………………………………………………………………… 14
七、效期 …………………………………………………………………… 15
习题 ………………………………………………………………………… 16

第二章 药品仓库的建筑与管理 ………………………………………………… 17
第一节 药品仓库的种类 ……………………………………………………… 17
一、按照仓库的主要业务职能分类 ……………………………………… 17
二、按照仓库建筑的技术设备条件分类 ………………………………… 18
三、按照仓库的建筑结构分类 …………………………………………… 18
四、按照仓库的建筑规模分类 …………………………………………… 18
五、GSP 库房分类的原则 ………………………………………………… 19
六、目前我国医药行业仓库类型以及未来发展趋势 …………………… 19
第二节 药品仓库的设置 ……………………………………………………… 19
一、仓库设置地区的确定 ………………………………………………… 20
二、仓库建设地址的选择 ………………………………………………… 20
三、GSP 对仓库环境的要求 ……………………………………………… 21
第三节 仓库的库区布局 ……………………………………………………… 21
一、仓库总平面布局 ……………………………………………………… 21

二、仓储作业区布置 …………………………………………………………… 22
　　三、库房内部布置 ……………………………………………………………… 24
　　四、GSP 对库区分布的要求 …………………………………………………… 24
　　五、新型物流中心药品流程简介 ……………………………………………… 24
　第四节　药品仓库经济指标管理 ………………………………………………… 25
　　一、药品储存定额的概念 ……………………………………………………… 25
　　二、单位面积可储量的测定 …………………………………………………… 26
　　三、药品仓储计划管理指标 …………………………………………………… 27
　第五节　仓库设备管理 …………………………………………………………… 28
　　一、仓库设备管理的任务 ……………………………………………………… 28
　　二、仓库设备的种类 …………………………………………………………… 28
　　三、GSP 所规定的药品仓库必备设施 ………………………………………… 30
　习题 ………………………………………………………………………………… 30

第三章　药品养护基础知识 ……………………………………………………… 31
　第一节　简介 ……………………………………………………………………… 31
　第二节　药品的稳定性 …………………………………………………………… 32
　　一、药品稳定性的含义及意义 ………………………………………………… 32
　　二、药品的性质和变化 ………………………………………………………… 32
　第三节　影响药品稳定性的因素 ………………………………………………… 33
　　一、影响药品稳定性的内在因素 ……………………………………………… 33
　　二、影响药品稳定性的外界因素 ……………………………………………… 35
　第四节　药品的入库验收 ………………………………………………………… 38
　　一、药品入库的业务程序 ……………………………………………………… 38
　　二、药品的验收 ………………………………………………………………… 39
　第五节　药品的在库养护 ………………………………………………………… 40
　　一、仓库储存计划的编制和执行 ……………………………………………… 41
　　二、药品的合理储存安排 ……………………………………………………… 43
　　三、温湿度管理 ………………………………………………………………… 46
　　四、药品的保管方法 …………………………………………………………… 50
　　五、药品的在库检查 …………………………………………………………… 52
　第六节　药品的出库验发 ………………………………………………………… 52
　　一、坚持"三查六对"制度 …………………………………………………… 52
　　二、掌握"四先出"和按批号发货的原则 …………………………………… 53
　　三、执行"十不出库"规定 …………………………………………………… 53
　第七节　药品的包装和运输 ……………………………………………………… 53
　　一、药品的包装 ………………………………………………………………… 53
　　二、药品的运输 ………………………………………………………………… 55
　第八节　安全消防 ………………………………………………………………… 57
　　一、严防火灾 …………………………………………………………………… 57
　　二、灭火的原理 ………………………………………………………………… 58

三、常用的消防用具 ·· 58
　　四、药品仓库的安全灭火 ··· 59
　习题 ··· 60

第四章　原料药 ··· 61
　第一节　原料药简介 ·· 61
　第二节　原料药的质量变异及原因 ··· 61
　　一、风化 ··· 61
　　二、潮解 ··· 61
　　三、挥发 ··· 62
　　四、变色 ··· 62
　　五、异臭、异味 ··· 62
　　六、发霉、生虫 ··· 62
　　七、效价减失 ·· 62
　第三节　原料药的验收 ·· 62
　　一、固体原料药的验收 ··· 62
　　二、液体原料药的验收 ··· 63
　　三、原料药验收的抽样 ··· 63
　第四节　原料药的储存保管 ·· 64
　　一、原料药的储存保管 ··· 64
　　二、原料药外观性状变化及处理意见 ··· 65
　第五节　常见易变原料药举例 ··· 65
　　一、乙酰水杨酸（阿司匹林） ·· 65
　　二、麻醉乙醚 ·· 65
　　三、葡萄糖 ··· 66
　　四、碳酸氢钠 ·· 66
　　五、盐酸吗啡 ·· 66
　　六、维生素C ·· 66
　　七、含糖胃蛋白酶 ··· 66
　　八、氯化钙 ··· 67
　习题 ··· 67

第五章　散剂（附：颗粒剂） ··· 68
　第一节　散剂简介 ·· 68
　　一、散剂的特点 ··· 68
　　二、散剂的分类 ··· 68
　　三、散剂质量要求 ··· 69
　第二节　散剂的质量变异及原因 ··· 69
　　一、吸潮 ·· 69
　　二、变色 ·· 69
　　三、异臭、异味 ·· 69
　　四、霉变、虫蛀 ·· 69

五、挥发、分层 …………………………………………………………………… 70
　　六、微生物污染 …………………………………………………………………… 70
　第三节　散剂的验收 ……………………………………………………………………… 70
　　一、外观均匀度检查 ……………………………………………………………… 70
　　二、吸潮检查 ……………………………………………………………………… 70
　　三、装量差异检查 ………………………………………………………………… 70
　　四、包装检查 ……………………………………………………………………… 70
　　五、异臭检查 ……………………………………………………………………… 71
　第四节　散剂的储存保管 ………………………………………………………………… 71
　　一、散剂的储存保管 ……………………………………………………………… 71
　　二、散剂外观性状变化及处理意见 ……………………………………………… 71
　附：颗粒剂 ………………………………………………………………………………… 72
　第五节　常见易变散剂（颗粒剂）储存保管举例 ……………………………………… 73
　　一、阿咖酚散 ……………………………………………………………………… 73
　　二、复方胰酶散 …………………………………………………………………… 73
　　三、口服补液盐 …………………………………………………………………… 73
　　四、复方十一烯酸锌散 …………………………………………………………… 74
　　五、痱子粉 ………………………………………………………………………… 74
　　六、头孢拉定颗粒 ………………………………………………………………… 74
　　七、维生素 C 颗粒 ………………………………………………………………… 74
　　八、头孢羟氨苄颗粒 ……………………………………………………………… 74
　　九、枸橼酸铋钾颗粒 ……………………………………………………………… 75
　习题 ………………………………………………………………………………………… 75
第六章　片剂 ………………………………………………………………………………… 76
　第一节　片剂简介 ………………………………………………………………………… 76
　　一、片剂的特点 …………………………………………………………………… 76
　　二、片剂的分类 …………………………………………………………………… 76
　第二节　片剂的质量变异及原因 ………………………………………………………… 78
　　一、一般压制片 …………………………………………………………………… 78
　　二、包衣片 ………………………………………………………………………… 80
　第三节　片剂的验收 ……………………………………………………………………… 81
　　一、一般压制片 …………………………………………………………………… 81
　　二、包衣片 ………………………………………………………………………… 83
　第四节　片剂的储存保管 ………………………………………………………………… 84
　　一、片剂的储存保管 ……………………………………………………………… 84
　　二、片剂的外观性状变化及处理意见 …………………………………………… 85
　第五节　常见易变片剂储存保管举例 …………………………………………………… 85
　　一、异烟肼片 ……………………………………………………………………… 85
　　二、硫酸亚铁片 …………………………………………………………………… 85
　　三、对氨基水杨酸钠肠溶片 ……………………………………………………… 85

四、枸橼酸喷托维林片 …………………………………………………………… 86
　　五、阿司匹林片 …………………………………………………………………… 86
　　六、复方甘草片 …………………………………………………………………… 86
　　七、氨茶碱片 ……………………………………………………………………… 86
　　八、维生素 C 片 …………………………………………………………………… 87
　　九、硝酸甘油片 …………………………………………………………………… 87
　习题 ………………………………………………………………………………… 87

第七章　胶囊剂 …………………………………………………………………… 88
　第一节　胶囊剂简介 ……………………………………………………………… 88
　　一、胶囊剂的特点 ………………………………………………………………… 88
　　二、胶囊剂的分类 ………………………………………………………………… 89
　　三、胶囊剂的质量要求 …………………………………………………………… 89
　第二节　胶囊剂的质量变异及原因 ……………………………………………… 90
　　一、漏粉 …………………………………………………………………………… 90
　　二、漏液 …………………………………………………………………………… 90
　　三、黏软变形、霉变生虫 ………………………………………………………… 90
　第三节　胶囊剂的验收 …………………………………………………………… 90
　　一、检查内容 ……………………………………………………………………… 90
　　二、检查方法及判断标准 ………………………………………………………… 90
　第四节　胶囊剂的储存保管 ……………………………………………………… 91
　　一、胶囊剂的储存保管 …………………………………………………………… 91
　　二、胶囊剂的挑选整理 …………………………………………………………… 91
　　三、胶囊剂外观性状变化及处理意见 …………………………………………… 92
　第五节　常见易变胶囊剂储存保管举例 ………………………………………… 92
　　一、吲哚美辛胶囊 ………………………………………………………………… 92
　　二、头孢氨苄胶囊 ………………………………………………………………… 92
　　三、维生素 AD 胶丸 ……………………………………………………………… 92
　　四、维生素 E 胶丸 ………………………………………………………………… 93
　　五、阿司匹林肠溶胶囊 …………………………………………………………… 93
　习题 ………………………………………………………………………………… 93

第八章　注射剂 …………………………………………………………………… 94
　第一节　注射剂简介 ……………………………………………………………… 94
　　一、注射剂的特点 ………………………………………………………………… 94
　　二、注射剂的分类 ………………………………………………………………… 94
　　三、注射剂质量要求 ……………………………………………………………… 95
　第二节　注射剂的质量变异及原因 ……………………………………………… 96
　　一、变色 …………………………………………………………………………… 96
　　二、生霉 …………………………………………………………………………… 96
　　三、析出结晶或沉淀 ……………………………………………………………… 97
　　四、脱片 …………………………………………………………………………… 97

五、产生白点、白块 ……………………………………………………………… 97
　　六、冻结 …………………………………………………………………………… 97
　　七、结块、萎缩 …………………………………………………………………… 98
　　八、其他 …………………………………………………………………………… 98
　第三节　注射剂的验收 ……………………………………………………………… 98
　　一、验收内容 ……………………………………………………………………… 98
　　二、验收检查方法 ………………………………………………………………… 98
　　三、结果判断 ……………………………………………………………………… 100
　　四、装量检查 ……………………………………………………………………… 100
　第四节　注射剂的储存保管 ………………………………………………………… 101
　　一、注射剂的储存保管 …………………………………………………………… 101
　　二、注射剂的外观性状变化及处理 ……………………………………………… 102
　第五节　常见易变注射剂储存保管举例 …………………………………………… 102
　　一、盐酸普鲁卡因注射液 ………………………………………………………… 102
　　二、注射用青霉素钠 ……………………………………………………………… 103
　　三、葡萄糖注射液 ………………………………………………………………… 103
　　四、中性胰岛素注射液 …………………………………………………………… 103
　　五、葡萄糖酸钙注射液 …………………………………………………………… 103
　习题 …………………………………………………………………………………… 104

第九章　水剂类药品 ………………………………………………………………… 105
　第一节　水剂类药品简介 …………………………………………………………… 105
　　一、溶液剂 ………………………………………………………………………… 105
　　二、芳香水剂 ……………………………………………………………………… 106
　　三、混悬剂 ………………………………………………………………………… 106
　　四、乳剂 …………………………………………………………………………… 106
　　五、合剂 …………………………………………………………………………… 107
　　六、滴眼剂 ………………………………………………………………………… 107
　　七、滴鼻剂和滴耳剂 ……………………………………………………………… 107
　第二节　水剂类药品的质量变异及原因 …………………………………………… 108
　　一、发霉 …………………………………………………………………………… 108
　　二、沉淀 …………………………………………………………………………… 108
　　三、变色 …………………………………………………………………………… 108
　　四、冻结 …………………………………………………………………………… 108
　第三节　水剂类药品的验收 ………………………………………………………… 108
　　一、液体剂型的一般验收项目 …………………………………………………… 108
　　二、各种剂型的检查项目 ………………………………………………………… 109
　第四节　水剂类药品的储存保管 …………………………………………………… 109
　　一、水剂类药品的储存保管 ……………………………………………………… 109
　　二、水剂类药品外观性状变化及处理意见 ……………………………………… 111
　第五节　常见易变水剂类药品举例 ………………………………………………… 111

  一、复方甘草合剂 ··· 111
  二、氯霉素滴眼液 ··· 111
  三、甲醛溶液（福尔马林） ·· 111
  四、牙痛水 ·· 112
  五、氢氧化铝凝胶 ··· 112
  六、醋酸氢化可的松滴眼液 ··· 112
 习题 ·· 112

第十章 糖浆剂

 第一节 糖浆剂简介 ·· 113
  一、糖浆剂的特点 ··· 113
  二、糖浆剂的分类 ··· 113
  三、糖浆剂的质量要求 ··· 114
 第二节 糖浆剂的质量变异及原因 ··· 114
  一、霉败 ··· 114
  二、沉淀 ··· 114
  三、变色 ··· 115
 第三节 糖浆剂的验收 ·· 115
  一、检查内容 ··· 115
  二、检查方法及判断标准 ·· 115
 第四节 糖浆剂的储存保管 ·· 116
  一、糖浆剂的储存保管 ··· 116
  二、糖浆剂的外观性状变化及处理 ·· 116
 第五节 常见易变糖浆剂储存保管举例 ··· 117
  一、杏仁止咳糖浆 ··· 117
  二、单糖浆 ·· 117
  三、远志糖浆 ··· 117
  四、消咳喘糖浆 ·· 118
  五、镇咳宁糖浆 ·· 118
  六、枸橼酸哌嗪糖浆 ·· 118
  七、夜宁糖浆 ··· 118
  八、布洛芬糖浆 ·· 118
  九、磷酸可待因糖浆 ·· 119
  十、葡萄糖酸亚铁糖浆 ··· 119
 习题 ·· 119

第十一章 含乙醇药剂

 第一节 含乙醇药剂简介 ·· 120
  一、酊剂 ··· 120
  二、醑剂 ··· 120
  三、流浸膏剂 ··· 120
  四、其他含乙醇药剂 ·· 121

第二节　含乙醇药剂的质量变异及原因 …………………………………………………… 121
　　一、酊剂、流浸膏剂 ……………………………………………………………………… 121
　　二、醑剂 …………………………………………………………………………………… 121
　　三、其他含乙醇药剂 ……………………………………………………………………… 121
第三节　含乙醇药剂的验收 ………………………………………………………………… 122
　　一、酊剂等的验收 ………………………………………………………………………… 122
　　二、流浸膏剂的验收 ……………………………………………………………………… 123
第四节　含乙醇药剂的储存保管 …………………………………………………………… 123
　　一、含乙醇药剂的储存保管 ……………………………………………………………… 123
　　二、酊剂、流浸膏剂产生沉淀的处理 …………………………………………………… 124
　　三、含乙醇药剂的外观性状变化及处理 ………………………………………………… 124
第五节　常见易变含乙醇药剂举例 ………………………………………………………… 125
　　一、阿片酊 ………………………………………………………………………………… 125
　　二、大黄流浸膏 …………………………………………………………………………… 125
　　三、远志酊 ………………………………………………………………………………… 125
　　四、碘酊 …………………………………………………………………………………… 125
　　五、甘草流浸膏 …………………………………………………………………………… 126
　　六、远志流浸膏 …………………………………………………………………………… 126
　　七、益母草流浸膏 ………………………………………………………………………… 126
　　八、颠茄流浸膏 …………………………………………………………………………… 127
习题 …………………………………………………………………………………………… 127

第十二章　软膏剂、乳膏剂、糊剂和眼用半固体制剂 …………………………………… 128
第一节　软膏剂、乳膏剂、糊剂和眼用半固体制剂简介 ………………………………… 128
　　一、软膏剂、乳膏剂、糊剂和眼用半固体制剂的分类 ………………………………… 128
　　二、软膏剂、乳膏剂、糊剂和眼用半固体制剂的作用 ………………………………… 129
　　三、软膏剂、乳膏剂、糊剂和眼用半固体制剂的质量要求 …………………………… 129
　　四、软膏剂、乳膏剂、糊剂和眼用半固体制剂的基质 ………………………………… 129
第二节　软膏剂、乳膏剂、糊剂和眼用半固体制剂的质量变异及原因 ………………… 130
　　一、酸败 …………………………………………………………………………………… 130
　　二、流油、发硬 …………………………………………………………………………… 130
　　三、分离 …………………………………………………………………………………… 131
　　四、生霉 …………………………………………………………………………………… 131
　　五、变色 …………………………………………………………………………………… 131
　　六、变质失效 ……………………………………………………………………………… 131
第三节　软膏剂、乳膏剂、糊剂和眼用半固体制剂的验收 ……………………………… 131
　　一、软膏剂、乳膏剂和糊剂的验收 ……………………………………………………… 131
　　二、眼用半固体制剂的验收 ……………………………………………………………… 132
第四节　软膏剂、乳膏剂、糊剂和眼用半固体制剂的储存保管 ………………………… 132
　　一、软膏剂、乳膏剂、糊剂和眼用半固体制剂的储存保管 …………………………… 132
　　二、软膏剂、乳膏剂、糊剂和眼用半固体制剂外观性状变化及处理 ………………… 133

第五节　常见易变软膏剂、乳膏剂、糊剂和眼用半固体制剂储存保管举例……… 133
　　一、红霉素软膏……………………………………………………………………… 133
　　二、杆菌肽眼膏……………………………………………………………………… 133
　　三、复方十一烯酸锌软膏…………………………………………………………… 134
　　四、鱼石脂软膏……………………………………………………………………… 134
　　五、清凉油…………………………………………………………………………… 134
　　六、吲哚美辛乳膏…………………………………………………………………… 134
　　七、克霉唑乳膏……………………………………………………………………… 135
　　八、硼酸软膏………………………………………………………………………… 135
　　九、维A酸乳膏……………………………………………………………………… 135
　　十、醋酸曲安奈德乳膏……………………………………………………………… 135
　习题………………………………………………………………………………………… 136

第十三章　栓剂……………………………………………………………………………… 137

第一节　栓剂简介………………………………………………………………………… 137
　　一、栓剂的分类……………………………………………………………………… 137
　　二、栓剂的作用特点………………………………………………………………… 137
　　三、栓剂的质量要求………………………………………………………………… 138
　　四、栓剂的基质……………………………………………………………………… 138
第二节　栓剂的质量变异及其原因……………………………………………………… 139
　　一、软化变形………………………………………………………………………… 139
　　二、"出汗"………………………………………………………………………… 139
　　三、干化……………………………………………………………………………… 139
　　四、外观不透明……………………………………………………………………… 139
　　五、酸败和腐败……………………………………………………………………… 139
第三节　栓剂的验收……………………………………………………………………… 139
　　一、检查内容………………………………………………………………………… 139
　　二、检查方法及判断标准…………………………………………………………… 140
第四节　栓剂的储存保管………………………………………………………………… 140
　　一、栓剂的储存保管………………………………………………………………… 140
　　二、栓剂外观性状变化及处理意见………………………………………………… 140
第五节　常见易变栓剂储存保管举例…………………………………………………… 140
　　一、甘油栓…………………………………………………………………………… 140
　　二、保妇康栓………………………………………………………………………… 141
　　三、吲哚美辛栓……………………………………………………………………… 141
　　四、盐酸克仑特罗栓………………………………………………………………… 141
　　五、双黄连栓………………………………………………………………………… 141
　　六、克霉唑栓………………………………………………………………………… 142
　　七、阿司匹林栓……………………………………………………………………… 142
　　八、柳氮磺吡啶栓…………………………………………………………………… 142
　　九、卡前列甲酯栓…………………………………………………………………… 142

  十、甲硝唑栓 …… 143
 习题 …… 143

第十四章 中药 …… 144
第一节 中药简介 …… 144
  一、中药材 …… 144
  二、中药饮片 …… 144
  三、中成药 …… 145
第二节 中药的质量变异现象及原因 …… 146
  一、虫蛀 …… 147
  二、霉变 …… 147
  三、变色 …… 147
  四、泛油 …… 148
  五、散气走味 …… 148
  六、风化与潮解 …… 148
  七、融化与升华 …… 148
第三节 中药入库验收及质量检查 …… 149
  一、验收条件 …… 149
  二、验收依据 …… 149
  三、取样原则 …… 149
  四、验收职责 …… 150
  五、验收内容 …… 150
第四节 中药的储存保管 …… 153
  一、中药材的分类储存 …… 153
  二、中药饮片分类储存 …… 155
  三、中成药的分类储存 …… 155
第五节 中药的养护技术 …… 156
  一、传统保质养护技术 …… 156
  二、化学药剂养护技术 …… 157
  三、现代养护技术 …… 158
第六节 中药在储存中常发生的质量变异及防治原则 …… 158
  一、中药材的质量变异及防治原则 …… 159
  二、中药饮片的质量变异及防治原则 …… 160
  三、中成药的质量变异及防治原则 …… 160
第七节 常见易变中药举例 …… 162
  一、易变中药材举例 …… 162
  二、易变中药饮片举例 …… 163
  三、易变中成药举例 …… 164
 习题 …… 165

第十五章 药品储存与养护技术实训 …… 166
 实训一 药品质量入库验收 …… 166

  一、目的 ………………………………………………………………………………… 166
  二、程序 ………………………………………………………………………………… 166
  三、要求 ………………………………………………………………………………… 166
  四、记录 ………………………………………………………………………………… 168
 实训二 药品保管 …………………………………………………………………………… 169
  一、目的 ………………………………………………………………………………… 169
  二、程序 ………………………………………………………………………………… 169
  三、要求 ………………………………………………………………………………… 169
  四、记录 ………………………………………………………………………………… 170
 实训三 药品养护 …………………………………………………………………………… 170
  一、目的 ………………………………………………………………………………… 170
  二、程序 ………………………………………………………………………………… 170
  三、要求 ………………………………………………………………………………… 171
  四、记录 ………………………………………………………………………………… 171
 实训四 药品出库复核 ……………………………………………………………………… 176
  一、目的 ………………………………………………………………………………… 176
  二、程序 ………………………………………………………………………………… 176
  三、要求 ………………………………………………………………………………… 176
  四、记录 ………………………………………………………………………………… 176

参考文献 ……………………………………………………………………………………… 178

第一章 概 述

提要 本章叙述了药品储存与养护的地位、任务和作用；结合药品经营实际，概述了药品经营的特点及范围、药品的重要性和特殊性、药品分类、常用药学术语及相关药事管理等内容，尽量做到内容准确、实用。

第一节 药品储存与养护的地位和任务

药品储存与养护系指在药品储存过程中，对药品质量进行科学保养与维护、合理储存，确保药品在储存期间质量完好的一门应用技术。

医药商业担负着组织药品的流通，它需要完成药品购进、药品调运、药品储存和药品销售四个环节的历史使命。这在医药商业工作的实践中简称为购、运、存、销。购是药品从生产领域进入流通过程的开端，销是药品从流通领域进入消费领域的最终环节，药品从购进到销售，都要经过运输和储存过程。也就是说，药品流通的起点是购进，终点是销售，而运输和储存是药品流通的中间环节。这四个环节互相依存、互相制约、互相促进，缺一不可。

一、药品储存与养护的地位和作用

药品储存是药品离开生产过程处于流通领域内所形成的一种暂时停留，医药商业仓库专门承担药品流通过程中的储存业务。药品储存在流通过程中的必要性体现在：①药品从生产到消费存在着一定的时间间隔；②某些药品销售前要进行挑选整理、分类编配、拆整分装等；③各个企业为了保证药品供应的不间断，要留有一定的储备。所以药品储存与养护的作用在药品流通中也越来越重要。其作用如下。

（一）确保药品在储存过程中的安全，保证药品的使用价值

医药商业仓库保管着大量的药品，其基本职能是保存药品，保证药品在库不丢失、不损坏、数量准确、质量完好。同时，仓库应具有一定的条件和设备，加强药品的养护，确保药品的安全，减少药品破损、变质，避免各种损失，以保证药品的使用价值。

（二）加强药品的流通，满足人民防治疾病的需要

药品流通是连接生产和消费的桥梁。加强药品流通，既要疏通药品流通渠道，采取灵活多样的购销形式，积极组织药品的收购和推销；又必须组织好药品的储存，加强药品的养护，以保证药品流通的顺利进行。如果流通领域中的仓储设施不足、技术设备条件落后、仓储管理不善、仓储能力过小等，都会限制药品流通的速度和规模，阻碍药品流通的发展，进而影响市场供应，不能满足人民防治疾病的需要。药品是特殊商品，为了预防突然的疫情和灾情发生，就要有一定数量的药品储存，以备急需时使用。而且，它在促进药品工业生产的发展，保证药品市场供应和满足药品用户需要方面，都起着重要作用。

（三）监督药品质量，保证用药安全有效，维护药品用户的利益

药品进入流通领域的第一道栅栏是药品的储存。在药品储存过程中，一方面不合格的药品不许入库，另一方面不符合规定的药品不许发放。这样，就可以阻止不符合规定的药品进入流通领域，从而起到保护药品用户利益的作用。

（四）降低流通费用，加速资金周转，提高企业的经济效益

药品的储存不同于一般药品的购销业务。药品储存中的劳动是生产劳动在流通领域的继续，它虽不创造新的产品，但能在原有产品上追加价值，因而为社会创造新的价值。药品储存部门通过加强储存管理，改善仓储保管条件，提高仓容和设备的使用效率，就能节约药品储存过程中的劳动消耗，降低储存费用；同时，做好药品养护工作，避免和减少药品损耗，以及加快吞吐业务，加速资金周转，提高工作效率，扩大服务范围，从而可以节约开支、增加收益，提高企业的经济效益。

二、药品储存与养护的任务

药品储存与养护的基本任务是根据药品流通的客观规律和购销的需要，积极组织药品的合理储存，准确迅速地做好收发货业务，搞好药品的保管养护，提高仓储的使用效率，降低储存费用，更好地为药品流通服务。其具体任务如下。

（一）加强药品储存量的管理

根据药品产、供、销的流通规律和药品的自然属性，按照药品流转计划和储存计划，密切配合购销部门，保持合理的药品储存量和储存结构，坚持药品先进先出、先产先出、易变先出和近期先出，对于库存的异状、久储、紧缺、积压的药品建立必要的催销、催调制度，使库存不断更新。

（二）加强药品仓库建筑与设备的管理

根据《药品经营质量管理规范》（以下简称GSP）的要求，正确确定仓库的建筑地址及库区布局，合理设计仓库的建筑设施，加强仓库设备的购置、使用与维护的管理，以适应药品流通不断发展的需要。

（三）加强药品收货、保管、发货业务的管理

建立与健全收货、保管、发货的规章制度，加强仓储业务动态管理，严格验收，加强药品在库管理，认真组织发货，不断提高仓储工作质量。

（四）加强药品安全管理

健全药品安全制度，改善储存设备，杜绝安全事故，确保药品的安全。

（五）加强药品保管养护，确保药品在储存中质量完好

从药品的自然属性分析入手，掌握其质量变化的规律，控制不利因素的影响，防止药品质量向不利方面转化，从而保证储存中药品质量完好，延长使用寿命。

第二节 药品的经营特点及经营范围

一、药品的经营特点

药品是防病、治病、康复、保健、计划生育的特殊商品。因此，药品经营既具有一般市场的经营特点，又有其独特的市场经营特点。其特点主要有以下五个方面。

（1）药品经营方式　药品经营方式分批发、零售连锁和零售三类，批发购买对象主要是药品生产企业、药品经营企业及使用药品的医疗机构。购买的次数少，但每次购买的数量多。由于产销关系密切，供应关系固定，有利于计划安排。零售连锁企业是由总部、配送中心和若干门店构成。总部是连锁企业经营管理的核心，配送中心是连锁企业的物流机构，门店是连锁企业的基础，承担日常零售业务，直接面对病人。零售药店面对的主要是病人，处方药一定要凭医师处方销售，非处方药应指导病人按照说明书合理用药。

（2）药品消费需求弹性小，社会保有量不多 药品是"多了没用，少了不行"，"不用不买，买则急需"的商品，这就需要根据市场需求，加强计划调节，并注意留有一定的储备。

（3）药品储存经营技术性强，服务要求高 对药品的要求是质量完好、安全有效、针对性强。对经营者的要求是讲职业道德，有高度的工作责任心，懂药品知识，懂经营管理知识，能正确进行药品储存保管和使用宣传指导。

（4）对新老品种的更换要求紧迫 有些老药使用时间长了，会产生耐药性，需要新药治疗。有些药品对人体毒副作用大，急需研制毒副作用小的品种更替。这种在品种上弃老更新的要求，在药品的市场经营中显得特别突出。

（5）销售量受自然气候、灾情、疫情的影响 遇到天灾、疫情等情况，要求药品供应及时，稍有拖延就会贻误治疗或抢救工作，造成严重后果。

二、药品经营范围

依照GSP规定，药品经营企业经营药品的范围为：中药材、中药饮片、中成药、化学原料药及其制剂、抗生素、生化药品、放射性药品、血清疫苗、血液制品和诊断药品等10类。

第三节 药品概述

一、药品的含义、重要性和特殊性

药品是指用于预防、治疗、诊断人的疾病、有目的地调节人的生理机能，并规定有适应证、用法和用量的物质。包括中药材、中药饮片、中成药、化学原料药及其制剂、抗生素、生化药品、放射性药品、血清疫苗、血液制品和诊断药品等。

（一）药品的重要性

药品是预防、治疗、诊断疾病不可缺少的物质，也是人类用来与疾病作斗争的重要武器，在保障人类健康、延长危重病人生命方面起着重要作用。在国际上，药品是国际交换量最大的15类产品之一，也是世界上出口总值增长最快的5类产品之一；在国内，医药工业为国家创利税的水平仅次于烟草工业，它同其他工业一样，在国民经济中起着举足轻重的作用。

（二）药品的特殊性

药品也是以货币交换形式到达病人手中的，它是一种商品，但药品是以治病救人为目的，所以是一种特殊商品。其主要特殊性表现如下：①药品是直接关系到人体健康和生命安危的特殊商品。俗话说："好药治病，坏药致命"，因而药品的质量具有非常重要的地位；②药品不像其他商品那样有等级之分（如一级品、二级品、等外品等），只有合格品与不合格品之分；③药品的质量难以用一般方式来鉴别，即使是专家，不借助仪器也不能区别药品质量的优劣，人民群众不可能像选择食品、服装那样凭感官评价药品质量，只能把对药品质量的信任寄托在政府，寄托在药品生产、经营、使用单位。此外，药品具有以下四性。

1. 专属性

药品是专用于防病治病的,其经营者必须经国家食品药品监督管理部门认可,凭处方供应的药品使用应在医生的指导下进行,即什么病用什么药,不像一般商品那样彼此间可以相互替代。

2. 两重性

药品管理有方、使用得当,可以达到治病救人的目的,反之则可危害人民健康甚至致命。例如链霉素,使用得当可以抗菌治病,使用不当会导致病人永久性耳聋;又如杜冷丁是一种镇痛良药,若管理不善、使用不当会使病人成瘾。

3. 质量的重要性

质量好的药品能达到防病治病的目的;质量不好的药品,轻则延误病情,重则危及生命,给人民生命和财力带来不可弥补的损失。

4. 时效性

药品的时效性有两个概念,一是人到病时方用药,药品生产部门和经营部门平时应有适当数量的生产和储备,只能药等病,不能病等药;二是药品都有失效期,一旦有效期到达,即行报废销毁。

二、药品的分类

药品分类的目的在于使药品系统化,便于计划、统计、记账、核算成本、编制报表,便于批发、零售经营业务,便于仓库的保管与养护。

药品品种繁多、性质各异,分类的方法不尽相同,各种分类法并非十分完善,应根据不同条件,因地制宜地建立适合本系统特点的药品分类法。常用药品分类法有如下几种。

(一) 按药品的作用及用途分类

药品按其作用及用途分类,优点是使不同疾病的药品名目清晰,方便零售经营,指导病人合理用药。其缺点在于不同剂型混杂,不便储藏管理。目前医药院校的药理学教科书均是按此种分类法。

① 全身麻醉药,如麻醉乙醚、氯胺酮。
② 镇静催眠药,如地西泮、巴比妥类。
③ 解热镇痛药,如阿司匹林、布洛芬。
④ 抗高血压药,如利血平、米诺地尔。
⑤ 强心药,如洋地黄、地高辛。
⑥ 降血脂药,如氯贝丁酯、烟酸。
⑦ 抗过敏药,如氯苯那敏、特非那定。
⑧ 抗生素类,如青霉素、麦迪霉素。
⑨ 抗病毒药,如碘苷、阿昔洛韦。

还有抗糖尿病药、维生素类药、抗肿瘤药、消毒防腐药、抗心律失常药、镇痛药等。

(二) 根据化学组成分类

根据药品的组成或成分不同,可分为以下几类。

1. 无机药品类

无机药品种类不多,化学组成较简单,在医疗上常用到的有硫、碘等单质以及钠、钾、钙、铅等的氯化物、碳酸盐、氢氧化物、氧化物等。

2. 有机药品类

有机药品种类甚多，化学组成复杂，常见的有机药品有烃类（如凡士林）、糖类（如葡萄糖）等。

3. 生药类

生药通常指的是动物、植物全部或部分，或其分泌物只经过简单的粗加工处理的药物。

4. 其他生物性药品类

这类药品包括抗生素、激素、维生素、生化药品（如酶、蛋白质、氨基酸等）、生物制品等。

（三）按药品保管习惯分类

医药商业仓储保管工作中，习惯将不同种类的各种制剂大体归纳为针、片、水、粉四大类，其优点是易从外观上区别，在包装、储存、保管、运输等方面均具有共同特点。现将这种医药商业保管习惯分类法综述如下。

（1）针剂类 包括注射用粉针剂、水针剂、油针剂、混悬针剂、大输液剂。

（2）片剂类 包括片剂、丸剂和胶囊剂。

（3）水剂类 （含酊剂、水剂、油膏剂）

① 酊水类 酊剂、醋剂、酏剂、流浸膏剂及浸膏剂、芳香水剂、合剂、洗剂、搽剂、乳剂、混悬剂、溶液剂、糖浆剂、气雾剂、滴眼剂、滴耳剂、滴鼻剂、漱口剂以及煎膏剂、酒剂、露剂及安瓿口服液等。

② 油膏类 软膏剂、乳膏剂、眼膏剂、硬膏剂、药膜、栓剂、油脂。

（4）粉剂类 原料药品、粉散剂（散剂、冲剂、干糖浆、茶剂、曲剂）。

（四）按分类管理办法分类

根据药品品种、规格、适应证、剂量及给药途径不同，国家食品药品监督管理局对药品分别按处方药与非处方药进行管理。

处方药系指必须凭医师或执业助理医师的处方才可调配、购买和使用的药品。非处方药指的是不需要凭医师或执业助理医师处方即可自行判断、购买和使用的药品。根据药品的安全性，非处方药分为甲、乙两类。

三、常用药学术语

药物：系指用于预防、治疗、诊断疾病所用物质的总称。

中药：系指中药材及其饮片和中成药的总称。通常为中医所使用的药物或制剂。

西药：系指以化学合成的方法，或从天然产物中提取的有效成分而制成的药物或制剂。

成药：系指根据疗效确切、应用广泛的处方大量制成的药品，其特点一般是给以通俗的名称，并标明功效、用法和用量，可不经医师处方直接购买使用。

中药材（又名生药）：动物、植物的全部、部分或其分泌物经简单加工处理而成的药物。

中药饮片：指在中医药理论体系下，根据辨证施治和调剂、制剂的需要对中药材进行特定加工炮制后的制成品。

抗生素：系指由细菌、真菌或其他微生物在生活过程中所产生的具有抗病原体或其他活性的一类物质。

生化药品：系指从动物、植物和微生物等生物体内提取分离的活性物质，也包括用生物合成和化学合成法制备的、存在于生物体内具有一定生理功能的物质。

生物制品：系指以天然或人工改造的微生物、寄生虫、生物毒素或生物组织及代谢产物等为起始材料，采用生物学、分子生物学或生物化学、生物工程等相应技术制成，并以相应分析技术控制中间产物和成品质量的生物活性制品，用于某些疾病的预防、治疗和诊断。如疫苗、抗毒素及血液制品等。

新药：系指未曾在中国境内上市销售的药品。

特药：指的是具有特定用途的药物，包括诊断用药，特异性解毒药，眼科、妇产科、口腔科用药等。

医疗用毒性药品：系指毒性剧烈、治疗量与中毒量相近、使用不当会致人中毒或死亡的药品。

麻醉药品：系指连续使用后机体易产生依赖性（成瘾性）、停药后可出现严重的戒断症状的药品。

戒毒药品：系指控制并消除滥用阿片类药物成瘾者的急剧戒断症状与体征的戒毒治疗药品，和能减轻或消除稽延性症状的戒毒治疗辅助药品。

精神药品：系指能直接作用于中枢神经系统使之兴奋或抑制，连续使用可产生精神性依赖的药品，其与麻醉药品的主要区别在于精神药品停药后一般不产生戒断症状。

放射性药品：系指用于临床诊断或治疗疾病的放射性同位素制剂或者其他标记的化合物。它们均有一定的放射性，如^{131}I、^{32}P等。

剂型：系指药物制剂的不同形式。剂型的目的在于方便治疗和使用。如注射剂、片剂、胶囊剂等。

药物制剂：简称药剂，系指药物经加工制成适于医疗、预防应用形式的制品。

四、药品质量标准

药品标准是国家对药品质量、规格或检验方法所作的技术规定，是药品生产、供应、使用、检验和管理部门必须共同遵守的法定依据。

目前，我国药品标准为《中华人民共和国药典》，简称为《中国药典》；或国家食品药品监督管理局颁发的药品标准，简称局颁标准，统称为国家药品标准。

第四节 药品管理与有关事项

《中华人民共和国药品管理法》（以下简称《药品管理法》）实施以来，国务院及其所属的国家食品药品监督管理局颁布了一系列的法律和规章。以《药品管理法》为母法，一系列的规范、条例、办法为子法，形成了具有中国特色的药品监督管理法律法规体系。

一、中华人民共和国药品管理法

《药品管理法》对假药、劣药做出了明确的界定，并规定禁止生产和销售假药、劣药。

（一）假药

我国《药品管理法》规定，有下列情形之一者为假药。

① 药品所含成分与国家药品标准规定的成分不符的。

② 以非药品冒充药品或者以他种药品冒充此种药品的。

有下列情形之一的药品，按假药论处。

① 国务院药品监督管理部门规定禁止使用的。
② 依照本法必须批准而未经批准生产、进口，或者依照本法必须检验而未经检验即销售的。
③ 变质的。
④ 被污染的。
⑤ 使用依照本法必须取得批准文号而未取得批准文号的原料药生产的。
⑥ 所标明的适应证或者功能主治超出规定范围的。

（二）劣药

药品成分的含量不符合国家药品标准的，为劣药。

有下列情形之一的药品，按劣药论处。
① 未标明有效期或者擅自更改有效期的。
② 不注明或者更改生产批号的。
③ 超过有效期的。
④ 直接接触药品的包装材料和容器未经批准的。
⑤ 擅自添加着色剂、防腐剂、香料、矫味剂及辅料的。
⑥ 其他不符合药品标准规定的。

二、特殊药品的管理

麻醉药品、精神药品、医疗用毒性药品和放射性药品统称为特殊药品。由于这类药品使用不当，极易造成对人类健康的危害，甚至扰乱社会治安，造成犯罪，因此，加强对这类药品的特殊管理，实行安全生产、定点供应、限量购买、控制进口等是十分重要的。

（一）麻醉药品的管理

1. 麻醉药品的品种范围

临床上经常使用的阿片、吗啡等麻醉性镇痛药，都是麻醉药品，但值得注意的是，如果阿片、吗啡等麻醉性药品不是作为医疗、科研、教学上的正当需要，而是为了嗜好供吸毒使用，就是毒品而不是麻醉药品。麻醉药品与药理上具有麻醉作用的三氯甲烷（氯仿）、乙醚等全身麻醉药或普鲁卡因、利多卡因等局部麻醉药不同，因为这些麻醉性药品虽具有麻醉作用，但不会成为瘾癖嗜好，所以它们一般被称作麻醉剂，而不属于本节所讲的麻醉药品类。

基于上述特点，麻醉药品具有两重性，如果管理有方、使用得当，可以治病；如果失之管理、使用不当，则会发生流弊，危害人民健康及社会治安。因此必须加强对麻醉药品的管理。麻醉药品的品种范围包括阿片类、可卡因类、大麻类、合成麻醉药类及国家食品药品监督管理部门指定的其他易成瘾癖的药物、药用原植物及其制剂。

2. 麻醉药品的管理

根据国家《麻醉药品和精神药品管理条例》，麻醉药品原植物（药用罂粟等）的种植及麻醉药品的生产、供应与使用均须在国家严格管制下，由指定单位负责进行，其他任何单位和个人不得种植、制造、销售、储存和使用麻醉药品。

麻醉药品成品的标签统一在标签上用蓝字标明"麻"字的明显标志，并单独存放，严防与一般药品标签混淆。全国麻醉药品由中国医药集团药业股份有限公司（全国麻醉药品总代理单位）统一经营。各级麻醉药品经营单位必须设置具有相应储藏条件的专用仓库或专柜，并指定专职人员负责麻醉药品的储运和供应工作。

(二) 精神药品的管理

1. 精神药品的特征和分类

精神药品在临床上通常用于治疗或改善异常的精神活动,使紊乱的思维、情绪和行为转归常态。

使用精神药品所产生的依赖性又称药物依赖性,主要具有如下特征。

① 有一种连续使用某种药物的要求,目的是追求使用药物后所产生的"舒适"效应即欣快感。

② 没有加大量的趋势或这种趋势很小。

③ 停药后一般不会出现戒断症状。

④ 危害对象主要是用药者本人。

《精神药品管理办法》按精神药品使人体产生依赖的程度和危害人体健康的程度,将精神药品分为第一类精神药品和第二类精神药品两大类,其中第一类精神药品比第二类精神药品更易于产生依赖性,且毒性、成瘾性更强。

2. 精神药品的管理

由于精神药品可产生依赖性,形成所谓"药瘾",既损害人体健康,也扰乱了社会治安,导致一系列家庭及社会问题,因此必须加强对精神药品的管理。

精神药品成品的标签统一在左上角用绿色标注"精"的显著字样,以避免与其他药品混用。

精神药品的原料和第一类精神药品制剂,由国家食品药品监督管理局指定的经营单位统一调拨或者收购,第二类精神药品制剂,由县以上食品药品监督管理部门指定的经营单位经营,其他任何单位和个人均不得经营。

(三) 毒性药品的管理

1. 毒性药品的品种范围

药物作用于机体时,当剂量达到一定值时才能出现有效作用,这时的剂量称作最小有效量。一般临床应用的治疗量为常用量。当剂量超过常用量时,随着剂量的逐渐增加,治疗作用可以转化为毒性作用,可能造成机体中毒。这里引起机体中毒的剂量叫中毒量。最低的中毒量叫最小中毒量。严重中毒以致引起死亡的剂量叫致死量。

我国规定毒性药品分为毒性中药和毒性西药两大类。其中毒性中药品种系指原药材和饮片,不含制剂。

毒性中药品种有砒霜、水银、生马钱子、生川乌、生半夏、生巴豆等28种。

毒性西药品种有去乙酰毛花苷、阿托品、洋地黄毒苷、三氧化二砷等11种。

2. 毒性药品的管理

为了确保人民用药安全,防止中毒或死亡等恶性事故的发生,我国政府十分重视对毒性药品的管理,先后制定了一系列法规、条例对毒性药品的生产、经营、使用等环节进行严格管理。

毒性药品成品的标签,统一在其右上角有黑色标明"毒"的明显标志。并单独存放,严防与一般药品标签混淆。

毒性药品的收购、经营,由各级食品药品监督管理部门指定的药品经营单位负责。

毒性药品制剂要与一般药品分开,单独放置,以免混药。

毒性药品的每次发送和配方使用,都要加强核对,确保准确无误。

(四) 放射性药品的管理

1. 放射性药品的定义及品种范围

我国目前临床医学使用的放射性药品，一般根据其所含放射性同位素及医疗用途来分类。

（1）按同位素分类　目前按照国家标准收载的 26 种放射性药品全部是由 13 种放射性同位素制备的，所以可以按同位素的不同分为 13 类。13 种常用同位素是：磷 32、铬 51、镓 67、碘 123、碘 125、碘 131、铯 131、氙 133、铥 169、金 198、汞 203、锝 99m、铟 113m。

（2）按医疗用途分类　放射性药品大多用于诊断，少量用于各种疾病的治疗。根据其医疗用途将其分为以下几类：用于甲状腺疾病的诊断与治疗；用于肾功能检查和肾显像；用于胃显像；用于肺肿瘤鉴别诊断；用于脑显像；用于心脏与大血管血池显像；用于心肌显像；用于胎盘定位；用于肝显像；用于肺功能检查；用于治疗皮肤病；用于红细胞寿命测定；用于治疗真性红细胞增多症；用于控制癌性胸腹水等。

根据《中国药典》（2005 年版）二部收载品种，临床医学上使用的放射性药品主要有以下几种：氙 $[^{133}Xe]$ 注射液、邻碘 $[^{131}I]$ 马尿酸钠注射液、枸橼酸镓 $[^{67}Ga]$ 注射液、胶体磷酸铟 $[^{113m}In]$ 注射液、胶体磷 $[^{32}P]$ 酸铬注射液、高锝 $[^{99m}Tc]$ 酸钠注射液、铟 $[^{113m}In]$ 泮替磷酸注射液、铬 $[^{51}Cr]$ 酸钠注射液、氯化铟 $[^{113m}In]$ 注射液、碘 $[^{131}I]$ 化钠胶囊、碘 $[^{131}I]$ 化钠口服液、锝 $[^{99m}Tc]$ 亚甲基二磷酸盐注射液、锝 $[^{99m}Tc]$ 依替菲宁注射液、锝 $[^{99m}Tc]$ 焦磷酸盐注射液、磷 $[^{32}P]$ 酸钠注射液、磷 $[^{32}P]$ 酸钠口服液。

2. 放射性药品的管理

由于放射性药品的特殊性，其包装必须安全、实用，符合放射性药品的质量要求。标签必须注明品名、放射性比活度、装量和放射性药品标志。说明书除注明以上内容外，还须注明生产单位、批准文号、批号、主要成分、出厂日期、放射性同位素半衰期、适应证、用量、禁忌证、有效期和注意事项等。储存、保管要有专用设备（如铅、胶类）以防辐射污染环境。

开办放射性药品经营企业必须具备《药品管理法》规定的条件。

三、生物制品的管理

(一) 生物制品的分类

生物制品是现代医学中发展较早的一类制品。当今，这类制品已发展成为微生物免疫学、生物化学、分子生物学等学科为理论基础和现代生物技术（包括基因工程、细胞工程、发酵工程、蛋白工程等）为技术基础的一门新的独立学科——医学生物制品学。

生物制品一般可分以下几种。

1. 疫苗

疫苗富含免疫源性抗原。用作预防疾病的预防制品，又分为以下几种。

（1）细菌性疫苗　它是用细菌制成的减毒活菌疫苗、死菌疫苗和纯化疫苗或亚单位疫苗。

（2）病毒性疫苗　是用病毒或立克次体制成，分减毒活疫苗、灭菌疫苗、纯化疫苗、亚单位疫苗和基因工程疫苗等。

（3）类毒素　为一种自动免疫制剂，用于细菌毒素性疾病的预防，使用最广泛的是白喉及破伤风类毒素。

（4）混合制剂　由多种疫苗制成的复方制剂，便于使用，例如百-白-破（百日咳菌苗、白喉菌苗、破伤风类毒素）。

2. 主要用于治疗的生物制品

（1）抗毒素　用细菌外毒素或类毒素免疫动物取得的免疫血清。例如白喉抗毒素和破伤风抗毒素，除用于配合已发病患者的治疗外，也用于预防白喉及破伤风。

（2）血液制剂　用人血浆分离提取的各种蛋白制剂。

（3）免疫调节剂　主要是指各类细胞因子。近年来广泛研制和应用的细胞因子有干扰素、白细胞介素、肿瘤坏死因子、集落刺激因子等四大系列十几种，被称为人体的一种"免疫激素"，在人体免疫调节和各种疾病防治上起着重要作用。

3. 诊断试剂

用于检测相应抗原、抗体或机体免疫状态的实验诊断制剂，可分为细菌学、病毒学、免疫学、肿瘤和临床化学以及其他临床诊断试剂等。

（二）生物制品的管理

生物制品由国家食品药品监督管理局统一管理。生物制品中血液制品、基因产生的生产单位必须达到国家食品药品监督管理局制定的《药品生产质量管理规范》规定的标准。

开办生物制品经营单位，由省、自治区、直辖市食品药品监督管理部门审核批准。生物制品经营单位应当具备与所经营的产品相适应的冷藏条件和熟悉所经营品种的业务人员。

生物制品的储存保管及注意事项如下。

（1）生物制品多为蛋白类制剂，有些产品是活菌制剂，性质不稳定，保存温度大多要求2～10℃，防止过热及冻结。个别制品需冷冻保存。

（2）放置于干燥、避光处。

（3）凡是能使蛋白质结构变性的因素（例如酸、碱、有机溶剂、酶类等）都会使生物制品丧失活性，影响预防及治疗疾病的效果，故应避免与其他药物配伍使用。

（4）生物制品都规定明确的有效期，少则几个月，多则1～2年，药品仓储的保管人员在保管及配发药工作中，应严格按照有效期药品的规定管理使用生物制品。

四、药品分类管理

我国的药品过去没有分类管理，除了对医疗用毒性药品、麻醉药品、精神药品、放射性药品（简称毒、麻、精、放）和戒毒药品国家实行特殊管理外，其他药都属于自由销售状态。虽然国家历来强调药品是特殊商品，但一直没有按特殊商品来分类管理，很多人对于应该在医生指导下使用的处方药也随意使用，这就给用药安全有效造成很大隐患。

药品分类管理是按照药品"应用安全、疗效确切、质量稳定、使用方便"的原则，依其品种、规格、适应证、剂量及给药途径不同，对药品分别按处方药和非处方药进行管理，包括建立相应法规、管理规定并实施监督管理。

对药品实施分类管理的根本目的，就是要加强对处方药的监督管理，规范对非处方药的监督管理，改变现有的药品自由销售状况，保障人民用药安全有效。另一方面，通过分类管理引导消费者科学、合理地进行自我保健、自我药疗，保障人民用药安全，同时提高药品监督管理水平。

（一）处方药（Rx）与非处方药（OTC）的概念

1. 处方药的定义及特征

Rx（即处方药）R是Receptor的第一个字母，表示给患者（接受者）之意，x表示处方的内容。Rx系指经过医生处方才能从医院药房或指定药店获取并要在医生监控指导下使用的药物。Rx表示医生取用其药，这在处方左上角常可见到。

处方药具有如下特征：①刚上市的新药对其活性、副作用还有待进一步观察；②可产生依赖性的某些药物，如吗啡等镇痛药及某些催眠安定药物等；③药物本身毒性较大，如抗癌药物等；④某些疾病必须由医生和实验室进行确诊，使用药物需医生处方，并在医生指导下使用，如治疗心脑血管疾病的药物等。

2. 非处方药的特征

OTC（即非处方药）是英文 Over The Counter 的缩写。OTC是消费者可不经医生处方，而直接从药房或药店购买的药品，而且是不一定在医疗专业人员指导下就能安全使用的药品。OTC药品分为甲类非处方药和乙类非处方药。

非处方药具有如下特征：

（1）安全性高　根据文献和长期临床使用证实安全性高，无潜在毒性，药品残留物在体内代谢快，不会引起蓄积作用，不会掩盖其他疾病症状；基本上无不良反应；不会引起药物依赖性、成瘾性，无"三致"（致畸、致癌、致突变）作用；组方合理，无不良相互作用，中药组方中无"十八反、十九畏"。

（2）疗效确切　药物作用针对性强，功能与主治或适应证明确；使用剂量一般不需要调整，用量较为固定；连续使用不会发生耐药性、抗药性而使药品失去治疗效果。

（3）质量稳定　非处方药质量必须可以控制，性质稳定，不需要特殊保存条件。

（4）使用方便　使用时不需要进行特殊检查与试验；剂型、规格便于自用与携带，以口服、外用、吸入、肛塞等剂型为主。

（二）处方药与非处方药的管理

国家食品药品监督管理局负责处方药与非处方药分类管理办法的制定。各级食品药品监督管理部门负责辖区内处方药与非处方药分类管理的组织实施和监督管理。

处方药、非处方药生产企业必须具有《药品生产许可证》，其生产品种必须取得药品批准文号。

1. 处方药的管理

处方药必须凭执业医师或执业助理医师处方才可调配、购买和使用。

经营处方药的批发企业、零售企业必须具有《药品经营许可证》。

处方药只准在专业性医药报刊进行广告宣传。

2. 非处方药的管理

非处方药不需要凭执业医师或执业助理医师处方即可自行判断、购买和使用。

国家食品药品监督管理局负责非处方药目录的遴选、审批、发布和调整工作。

非处方药标签和说明书除符合规定外，用语应当科学、易懂，便于消费者自行判断、选择和使用。非处方药的标签和说明书必须经国家食品药品监督管理局批准。非处方药的包装必须印有国家指定的非处方药专有标识，必须符合质量要求，方便储存、运输和使用。每个销售基本单位必须附有标签和说明书。

非处方药的批发企业和甲类非处方药的零售企业必须具有《药品经营企业许可证》。

经省级食品药品监督管理部门或其授权的食品药品监督管理部门批准的其他商业企业可以零售乙类非处方药。

医疗机构根据医疗需要可以决定或推荐使用非处方药。消费者有权自主选购非处方药，并须按非处方药标签和说明书所示内容使用。

非处方药经审批可以在大众传播媒介进行广告宣传。

非处方药专有标识是用于已列入《国家非处方药目录》，并通过食品药品监督管理部门审核登记的非处方药药品标签、使用说明书、包装的专有标识，也可用作经营非处方药药品的企业指南性标志。依照"简单、醒目、易记"的原则，非处方药专有标识按颜色不同分别用于甲类非处方药、乙类非处方药。非处方药专有标识图案为椭圆形背景下的 OTC 三个英文字母。背景颜色红色者为甲类非处方药，背景颜色绿色者为乙类非处方药。

五、药品批准文号的管理

（一）批准文号

批准文号是国家规定的，药品必须经审核批准才能生产，批准文号表示该药品是国家同意生产的品种。《药品管理法》明文规定，未取得批准文号生产的药品，按假药处理。

1. 新药批准文号

试生产：国药试字 H（或 Z）××××××××号

正式生产：国药准字 H（或 Z）××××××××号

　　　H＝化学药品　Z＝中药　字母后 4 位数为年号

2. 新生物制品文号

第一类为：国药试字 S××××××××号

其他类别为：国药准字 S××××××××号

　　S＝生物制品

3. 仿制药品文号

中药为：国药准字 ZF××××××××号

化学药品为：国药准字 HF××××××××号

新生物制品为：国药准字 SF××××××××号

　　F 后 4 位数为年号

国家规定自 2001 年 12 月 1 日《药品管理法》实施之日起，原各省（市、区）卫生部门审批的药品文号不复存在，全部转为上述文号。由于客观情况，国家食品药品监督管理局考虑我国的实际情况，地方标准（简称——地标）转国家标准（简称——国标）的问题，经国务院同意把时间延长一年，推迟到 2002 年 12 月 1 日止。

（二）换发后药品批准文号规定

① 药品批准文号格式：国药准字＋1 位字母＋8 位数字；试生产药品批准文号格式：国药试字＋1 位字母＋8 位数字。

化学药品使用字母"H"，中药使用字母"Z"，通过国家食品药品监督管理局整顿的保健药品使用字母"B"，生物制品使用字母"S"，体外化学诊断试剂使用字母"T"，药用辅料使用字母"F"，进口分包装药品使用字母"J"。数字第 1 位、第 2 位为原批准文号的来源代码，其中"10"代表原卫生部批准的药品，"19"、"20"代表 2002 年 1 月 1 日以前国家药品监督管理局批准的药品，其他使用各省行政区划代码（见附件一）前两位的，为原各省级卫生行政部门批准的药品。第 3 位、第 4 位为换发批准文号之年公元年号的后两位数字，但来源于卫生部和国家药品监督管理局的批准文号仍使用原文号年号的后两位数字。数字第 5 位至第 8 位为顺序号。

有关批准文号的换发说明见附件二。

② 每种药品的每一规格发给一个批准文号。除经国家食品药品监督管理局批准的药品委托生产和异地加工外，同一药品不同生产企业发给不同的药品批准文号。

③ 自2002年1月1日以后批准生产的新药、仿制药品和通过地方标准整顿或再评价升为国家标准的药品，一律采用新的药品批准文号格式。

④ 自2002年1月1日以后批准发给的化学药品《进口药品注册证》，其注册证号格式亦作部分改变，其中字母"X"改为"H"，其他部分不变。原已发给的旧格式注册证号在换发《进口药品注册证》时用新格式取代。

⑤ 药品批准文号及化学药品的进口药品注册证号换发后，印有原格式批准文号及注册证号的包装标签在2003年6月30日后禁止流通使用。

附件一 药品批准文号采用的中华人民共和国行政区划代码

代码	省（自治区、直辖市）	代码	省（自治区、直辖市）
110000	北京市	420000	湖北省
120000	天津市	430000	湖南省
130000	河北省	440000	广东省
140000	山西省	450000	广西壮族自治区
150000	内蒙古自治区	460000	海南省
210000	辽宁省	500000	重庆市
220000	吉林省	510000	四川省
230000	黑龙江省	520000	贵州省
310000	上海市	530000	云南省
320000	江苏省	540000	西藏自治区
330000	浙江省	610000	陕西省
340000	安徽省	620000	甘肃省
350000	福建省	630000	青海省
360000	江西省	640000	宁夏回族自治区
370000	山东省	650000	新疆维吾尔自治区
410000	河南省		

附件二 统一换发并规范药品批准文号格式说明

① 凡原卫生部核发的药品批准文号，统一换发为国药准（试）字相应类别，数字前两位为"10"，第3位、第4位为原批准文号年份的后两位数字，后4位顺序号重新编排。如："卫药准字（1997）X—01（1）号"换发为"国药准字H10970001"。

② 2001年12月31日以前由国家药品监督管理局核发的药品批准文号，凡不同于新的批准文号格式的，也按新格式进行统一换发。原年份为"1998"、"1999"的，换发后第1位、第2位为"19"；原年份为"2000"、"2001"的，换发后第1位、第2位为"20"。第3位、第4位仍为原批准文号年份后两位。详见后表。

③ 原省级药品监督管理部门核发的药品批准文号，换发时，应根据其原批准文号中的省份简称，在新格式药品批准文号中使用相应省份代码，新批准文号数字第3位、第4位为换发年份的后两位，顺序号重新编排。

例如，原化学药品"京卫药准字（1996）第000001号"换发为"国药准字H11020001"，字母和数字含义依次是："H"为化学药品,"11"为北京市的行政区划代码前两位,"02"为换发之年2002年的后两位数字,"0001"为新的顺序号。

通过地方标准整顿或再评价升为国家药品标准的药品,现为地方药品批准文号,或已经换发为国药准字XF00000000等类型,但不同于新批准文号格式的,也应按上述要求,加入省份代码,进行统一换发。中药药品批准文号换发后,不再使用"ZZ××××—"前缀。

原文号	新文号	顺序号
国药准(试)字X00000000系列	国药准(试)字H00000000	不变
国药准(试)字(1998)X—0000号系列	国药准(试)字H19980000	重新编排
国药准(试)字(1999)X—0000号系列	国药准(试)字H19991000	自1000起编排
国药准字XF00000000系列	国药准字H00000000	自3000起编排
国药准字(1998)XF—0000号系列	国药准字H19980000	自3000起编排
国药准字(1999)XF—0000号系列	国药准字H19990000	自4000起编排
国药准(试)字(1998)Z—0000号系列	国药准(试)字Z19980000	不变
国药准(试)字(1999)Z—0000号系列	国药准(试)字Z19991000	自1000起编排
国药准字ZF00000000号系列	国药准字Z0000000	自3000起编排
国药准字(1998)ZF—0000号系列	国药准字Z19980000	自3000起编排
国药准(试)字(1998)厂家S—0000号系列	国药准(试)字S19980000	重新编排
国药准(试)字(1999)S—0000号系列	国药准(试)字S19991000	自1000起编排
国药准字SF00000000系列	国药准字S0000000	自3000起编排
国药准字(1998)SF—0000号系列	国药准字S19980000	自3000起编排
国药准字(1999)SF—0000号系列	国药准字S19990000	自4000起编排
国药准字(年号)D—0000号系列	国药准字T00000000	重新编排
国药准字(年号)J(S)—0000号系列	国药准字J00000000	重新编排
药用新辅料批准文号	国药准字F00000000	重新编排

六、批号

批号是用于识别"批"的一组数字或字母加数字,用以追溯和审查该批药品的生产历史。批号是药厂同批投料的标志。目前国内通常是将批号与制造日期合并,从批号便可知药品的生产年月和批次,了解药品存放时间的长短,便于检查药品质量情况。批号另一个重要作用是在入库验收、在库检查、出库验发或抽样检验时,根据所发现的质量情况,便于对整个批号药品进行处理。历年来,药品批号一律按生产日期编排,以数字表示,一般采用六位数字,前两位数字为年份,中间两位数字为月份,后面两位数字为批数。有的厂家一天多个班包装,则在六位数字之后加一短横线,加上班号的数字,名为亚批号。例如040220批号,表明该药品系2004年2月生产的第20批;040615—2批号,表明该药品系2004年6月第15批生产,二班包装。有的厂生产大输液剂,虽是一批投料,但不是一锅消毒的,也有用消毒锅次作亚批号表示。例如031220—3批号可分解为如下式:

03　12　20　　3
年　月　批数　亚批

目前大多数药品生产企业对过去一些不规范、不统一的批号表示方法进行了纠正,基本上按国家药品批号进行编排。但有的药厂仍沿用以前规定的六位数字代表年、月、日,即后面两位数字代表"日期"而不是"批数",这是不正规的,应予以纠正。

进口药品批号由各国制造厂家自定,极不一致,由批号看不出药品生产的日期和批次。

如①Bat. No. 342，即批号：342；②Lot. No. LR，927，即批号：LR927；③Batch 9600711，即批号：9600711；④Batch Number：5N643，即批号：5N643。

我们对新进药品验收或对库存药品抽检，均以批号为单位抽样检查，检查结果一般可代表整个批号的质量情况。但因储存条件和其他原因，有时同一批号产品有不同程度的变质情况，为了保证用药的安全有效，又要减少国家财产损失，需要灵活处理，不得不采取逐瓶逐盒逐支挑选。

七、效期

药品的"有效期"，是指药品在一定的储存条件下，能够保持质量的期限。药品由于理化性质不同，特别是一些抗生素和生物制剂在一定的时间内效价和含量逐渐下降，致使不能供药用，如青霉素、链霉素、各种抗毒素、球蛋白制剂，因为本身性质不稳定和外界因素的影响，在一段时间内会逐渐变质失效；有的如砷制剂等在失效的同时还增加了毒性。为了防止过期失效药品的销售和使用，确保药物的安全有效，根据不同的药品性质，对所有药品分别规定了不同的有效期或失效期。有效期和失效期两者概念有所不同。即药品从生产之日起，在规定的储存条件下，能够保证药品的质量不发生变化的期限称为药品的有效期，药品超过安全有效期限即为失效期。为了确保用药安全有效，凡超过效期或进入失效期的药品，国家有关法规规定，过期即不得再使用。

药品有效期的计算是从药品生产日期（以生产批号为准）算起，药品标签应列有效期的终止日期，按照国家食品药品监督管理部门的规定，具体表述形式为有效期至×年×月。

药品的效期应在包装标签上或说明书中加以标明。归纳起来，效期有下述几种表示方法。

（1）直接标明有效期为某年某月，应当为起算月份对应年月的前一月；若标注到日，应当为起算日期对应年月日的前一天，如"有效期2003年10月"，即该药可用至2003年9月31日。

（2）直接标明失效期为某年某月，如"失效期2004年8月"，即指此药可用至2004年7月31日。

（3）标明效期长短，写"有效期×年"，系由生产日期（批号）的下月1日算起。如某药品有效期3年，批号为040603，按批号推算，此药有效期应到2007年6月30日。

（4）国外产品效期多采用"失效期"（Expiration Date），但标示法很不统一，各国各厂有自己习惯写法。一般说来，欧洲国家多按日、月、年顺序排列，如"10/6/04"是指2004年6月10日失效；美国按月、日、年排列，如"Expiry date：Nov.1，2003"是指2003年11月1日失效；日本按年、月、日排列，如"失效期2004.6"即2004年6月1日失效。日本产品有时使用其本国年号注明失效期，对于1989年1月7日以前生产的为昭和年号，换算法是公元年号=昭和年号+1925（即昭和元年为公元1926年）；对于1989年1月7日以后生产的则为平成年号，换算法是公元年号=平成年号+1988（即平成元年为公元1989年）。

在标签上一般还标明制造日期（Manufacture Date），由此可以推算知有效期为多长。例如"Manuf. Date 1/5/04"（2004年5月1日生产）"Expiration：Five Years form date of manufacture"表示由制造日期起5年内有效，即2009年5月1日为失效期。

药品效期是由国家食品药品监督管理部门通过长期实验考察留样观察，根据许多实验数据,结合药品本身的变化规律而确定的。这种效期的规定,充分保证了药品的质量,所以凡是规定有"效期"的药品,都是指某些药品性质不稳定,易于变质失效,在运输保管储存中都应该特别注意。在入库验收时,应注意药品的外观、包装、效期长短,储存时应严格根据规定条件进行保管养护,如发现外观性状发生变异或质量可疑的,一定要按规定送检。关于效期的规定,不是绝对不变的,有的药品由于生产工艺的改革,产品质量好,保管储存得当,往往到效期后并未失效;相反,如果生产工艺差,产品质量不好,保管养护不善,药品虽未到效期就已变质失效。有的同一药品由于包装不同,效期长短也不相同,或由于生产厂所用原料和技术设备条件的差异同一产品效期也有所不同;同一原料的不同剂型或不同制剂,效期长短也不一样;甚至在个别厂的同一产品,由于生产技术的改变,生产工艺的改革质量有所提高,因而经一定时间考察之后,该产品可能延长效期。如《中国药典》1985年版收载的注射用绒促性素有效期规定为2年,而1992年3月20日卫生部批复同意上海生物化学制药厂生产的注射用绒促性素有效期改为3年。

习　题

1. 药品储存与养护的作用有哪些?
2. 简述医药商业经营的特点。
3. 药品的特殊性有哪些?
4. 什么是假药?什么是劣药?
5. 何谓生物制品?简述生物制品的储存保管及注意事项。
6. 概述处方药与非处方药的区别?
7. 药品批准文号的格式有哪些?

(夏鸿林)

第二章 药品仓库的建筑与管理

提要 本章叙述了仓库的种类,仓库建筑地区和建库地址的确定,仓库库区布局,仓容使用的定额管理与管理指标,仓库定额管理制度,仓库设备的购置与管理等内容;结合GSP对经营场所、仓储设备和环境卫生的管理要求以及当今世界医药流通领域发展趋势,力求做到内容翔实、准确,实用性强与时代鲜明等特点。

药品仓库的建筑与设备,是药品经营单位不可缺少的硬件条件,是仓储药品和组织仓储业务活动重要的物质技术基础。为了适应药品经营和仓储业务发展的需要,保障在库药品的安全,提高仓库的经济效益,药品经营单位和仓储机构必须重视仓库建筑与设计的研究,同时,还要加强药品仓库的建筑与设备以及仓容使用定额的管理,以期达到最好的经济效益。

第一节 药品仓库的种类

药品仓库是进行药品储存的场所。仓库储存的药品种类繁多,性能各异,仓库承担的任务和储存量大小的不同,以及仓储业务情况的复杂性,结合GSP的规定,可将药品仓库的种类划分方法归纳为以下几种。

一、按照仓库的主要业务职能分类

(一) 采购仓库

采购仓库通常指设在药品生产区的各种采购供应企业的仓库,地点一般设置在药品生产集中的大中城市、沿海进口口岸或药品运转的集散地,规模较大。此类仓库的主要职能为分批接收从生产部门收购的药品,经过集中和积聚再整批或分批发运各地。

(二) 批发仓库

批发仓库通常指设在药品供应区的各种批发企业的仓库,地点一般设置在药品的销地,即药品的最终消费地区,规模较小。此类仓库的主要职能为将从外地和当地收购的药品,按照供应合同或调拨供应凭证,分批发货,并根据要货单位的要求办理药品的编配、分装、改装、整理等业务。仓库的业务特点是批次多、数量少、进出忙。

(三) 零售仓库

零售仓库通常指为保证药品日常销售而进行短期药品储存的仓库,地点一般设置于零售企业内或药店附近,归零售企业直接管理。此类仓库的主要职能为将零售企业购进的药品进行短期储存,并要担负药品验收、拆包、挑选、分类、加工等业务。

(四) 加工仓库

加工仓库通常指将药品储存与加工业务结合在一起的仓库,地点可设置在药品生产区或供应区。此类仓库的主要职能是对某些药品进行必要的挑选、整理、分装、改装和简单的流通加工,以方便储存和适应销售需要。

(五) 储备仓库

储备仓库通常指为储存国家的某些重要储备药品和季节性储备药品而设立的专门仓库。

它的业务特点是接受和发运药品的批次量较少,而主要对药品进行较长时期的保管和养护业务。

(六) 中转仓库

中转仓库通常指为适应药品在运输途中进行分运或转换运输工具而建立,作为药品短暂停留的仓库。设置地点一般在铁路、公路、航运等交叉汇集点,要求有齐全的装卸设备;若是大型中转仓库,应有铁路专用线直达仓库站台或有专用航运码头,方便业务开展。

二、按照仓库建筑的技术设备条件分类

(一) 通用仓库

通用仓库亦称普通仓库,指用于仓储一般性能相近,并在管理上没有特殊要求的药品仓库。它只要求有一般的保管场所,以及进出库、装卸、搬运、堆码和药品养护的普通设备。此类仓库特点为技术装备比较简单,建造比较容易,适用范围广泛。

(二) 专用仓库

专用仓库通常指专门储存某一类或某几类药品的仓库。这些药品或较易受外界影响而发生变质和失量,或由于本身的特殊性质容易对与之共存的其他药品产生有害的影响,因而要求用专仓专库加以储存。在技术设备上,也相应增加了密封、空调、防虫、防霉、防火等专门设施。

(三) 特种仓库

特种仓库通常指用以储存具有特殊性能、要求特别保管条件的药品的仓库,具有一定的特殊技术的装备和装卸、搬运、保管条件。例如,设有制冷设备的冷藏库,设有空气调节设备和保暖设备的恒温仓库、低温仓库和保暖仓库,设有防爆、防燃烧、防毒、防射线设备的化学危险品仓库以及新药特药库、特殊药品库等。

三、按照仓库的建筑结构分类

(一) 平房仓库

平房仓库指单层建筑仓库,小型企业及农村、小城镇适宜建造。优点为建筑结构简单、造价较低,移仓作业方便;缺点为土地利用率低。

(二) 多层楼房仓库

多层楼房仓库指两层以上建筑的楼房仓库,大中城市和规模较大的仓库适宜建造。优点为可提高仓容量和土地利用率;但建筑结构复杂,造价较高。

(三) 高层货架立体仓库

高层货架立体仓库亦称自动化立体仓库,是指采用几层乃至几十层高的货架储存单元药品,并且可用相应起重运输设备进行药品入库和出库作业的仓库。此类仓库可以实现计算机网络管理,做到无人操纵、按计划入库和出库的全自动化控制。优点为提高了土地利用率、单位面积储存量,有利于仓库作业机械化、自动化,实现仓库规范化管理以及有利于GMP、GSP的贯彻执行。这是未来药品仓库发展的主要趋势之一。

四、按照仓库的建筑规模分类

(一) 大型仓库

仓库内所有库房建筑面积不应低于1500m^2。

(二) 中型仓库

仓库内所有库房建筑面积不应低于 $1000m^2$。

(三) 小型仓库

仓库内所有库房建筑面积不应低于 $500m^2$。

五、GSP 库房分类的原则

(一) 按一般管理要求

分为待验库（区）、发货库（区）、退货库（区）、合格品库（区）、不合格品库（区）。经营中药饮片还应划分零货称取专库（区）。以上各库（区）均应设有明显的色标标志，色标标志为红、黄、绿三种颜色。

(二) 按温度管理要求

按温度管理要求分为冷库（2～10℃）、阴凉库（≤20℃）、常温库（10～30℃），各类库房相对湿度均应控制在 45%～75%。

(三) 按特殊管理要求

分为麻醉药品库、一类精神药品库、毒性药品库、放射性药品库和危险品库。

此外，还可按照仓库使用的建筑材料分类，有土石仓库、砖木仓库及钢筋混凝土仓库等；按照仓库建筑形式分类，有地上仓库、半地下仓库及地下仓库等；按照仓库的使用年限分类，有永久性仓库、半永久性仓库及简易仓库等。

六、目前我国医药行业仓库类型以及未来发展趋势

目前我国医药行业仓库的主要类型，一是生产企业物流中的制药原料及成品库，二是流通物流中的战略仓库及区域配送中心。就生产企业物流中的原材料库、成品库及流通物流中的战略仓库而言，大多数的企业比较倾向于采用高位货架结合窄通道高位驾驶三向堆垛叉车的立体仓库的模式，如西安杨森、通化东宝、奇华顿制药、中美史克等，由于仅为存储功能，故一般无需设立拣选作业工作区。

流通物流中的战略仓库（DC）主要储存流动率较低的药品，其主要品种为非常用处方药、贵重药材（如参茸等）、毒麻限剧药、高价值产品、对运输时间有要求产品、新上市品种、部分药械、促销用品，承担这些品种对区域配送中心的定期补货。流通物流中的区域配送中心（RDC）主要承担 80% 的药品（畅销品种）的储存及半径大约 500 公里范围内的门店配送任务。它的主体结构是储运场所及设施，根据配送中心的特定功能和基本作业环节，内部工作区域可以由接货区、卸货验收区、理货备货区、储存保管区、分放装配区、外运发货区、包装加工区、办公室等几个部分构成，外部工作区域主要由停车场组成。

第二节 药品仓库的设置

药品仓库的设置，包括仓库设置地区的确定和仓库建筑地址的选择。在确定仓库设置时，必须从药品流通的客观规律出发，科学地分析、研究影响仓库设置的一系列因素，合理地确定仓库设置的地区和地址，以适应不断发展的药品流通的需要，并有利于提高企业的经济效益。

一、仓库设置地区的确定

确定建立仓库的地区,以及决定仓库建筑的类型和规模,必须综合考虑以下几个因素。

(一) 药品生产的布局

药品仓库的设置地区,应与药品生产的布局相适应,以利于药品的收购和调运。通常来说,医药工业产品多是由集中到分散,而中药材产品则多由分散到集中,因此,医药采购仓库应建设在大中城市及医药生产比较集中的地区,以便就近收购,近厂近储;而中药材采购仓库的设置,则必须考虑安排在集中收购便于调运的地点,以利于集中分运。

(二) 企业经营规模的需要

药品仓库的设置,应与各企业药品经营规模相适应,才能服务购销,促进购销。通常来说,随着药品购销业务的扩大,仓库建设也要相应的扩大。不同企业药品仓库建设规模、类型、分布以及发展方向,应该根据药品购销业务的规模、特点和发展方向来研究确定。

(三) 经济区域和药品的合理流向

经济区域是根据生产、消费和交通运输条件等相结合而自然形成的经济活动区域。按经济区域分布仓库网点,有利于购-销-存的相互联系,可以缩短运输路程,减少流通环节,加速药品流转,降低流通费用。

(四) 交通运输条件

仓库设置地点的铁路、公路、航运等交通运输条件,对药品储存有着重大影响。交通运输方便有利于药品调运,加速药品流转,降低库存量,节约储运费用。因此,仓库一般应设置在交通枢纽和交通比较便利的地方。

(五) 药品自然属性及环境条件

药品的自然属性决定着药品允许储存的时间和合理运输的半径。不同药品的物理、化学及生物学性能不同,要求的仓库保管条件与周围环境条件也不相同。通常来说,药品仓库应远离居民区;怕灰尘的药品仓库必须远离烟囱林立的工厂。在城市内建库,必须符合城市的建设规划和环境保护要求。

二、仓库建设地址的选择

仓库建筑地址是指仓库在某地区建筑的具体位置。仓库设置地区确定之后,还要选择仓库实际设置地点。仓库建筑是长久之计,库址的选择是否合理,不仅影响仓库建筑的经济效益和使用期限,而且会影响药品、仓库设计和民众的健康安全。所以,设置仓库必须精心选择仓库地址,综合考虑以下各方面因素。

(一) 交通方便,运输通畅

选择仓库建筑地址,要从服务药品购销、加速药品流通、降低流通费用的要求出发,靠近水域、陆运交通线。一些吞吐量较大、业务繁忙的仓库,还要具备铺设铁路专用线和兴建专用水运码头的条件。当然,通过水路运输是在水、陆、空三种运输方式中成本最低廉的。在同一条交通运输线上选择库址,还要符合收发药品运输距离较短的原则。一般情况下,大城市宜于设环城仓库,有利于靠近工厂,缩短接货距离;有利于向市内供货,做到就近分发;有利于靠近铁路、港口,便于接货送货。中小城市宜在交通枢纽建库,有利于集中药品和发送药品。

(二)地质坚固,地势干燥平坦

库址应选择地质坚固,地势干燥、平坦,地形较高的位置,既便于库内运输,又便于地面排水。仓库不应建在地质松软或地质构造不稳定的地段;库址还要考虑到地下水位和汛期洪水等情况。临近海、河的地区不得有地下水上溢;库址还要考虑有良好的排水条件,在雨季和汛期无水淹之患。化学危险品仓库,可建在有山冈自然屏障和易建地下工程的地点,这有利于建筑半地下仓库,节约基建投资。

(三)环境安全,防火、防污染

安全条件是仓库选址应考虑的重要因素。仓库应当与周围建筑物保持一定的安全距离,防止一旦发生火灾而火势蔓延。特别是化学危险品库,要远离居民区,设在城镇以外的独立安全地带;仓库周围环境整洁,不应存在产生腐蚀性气体、污水、粉尘等严重污染源和易燃易爆的工厂或车间,冷藏库、恒温库更应注意四周环境的整洁卫生;有些地区的仓库在选址时还应考虑地震的影响。

(四)给水充足,用电方便

库址应有可靠的水源,能满足仓库生产、生活与消防用水的需要,而且使用方便。各类仓库都要有充足和稳定的电源,应尽可能靠近工业用电的电源。

(五)减低成本,留有余地

选择库址应尽量不占或少占耕地,力求节约基建投资。选择库址时还要预计到仓库发展的远景,仓库设置地段不要过于狭窄,各种建筑之间不要过于拥挤,以利于今后仓库的扩展。

三、GSP 对仓库环境的要求

医药批发企业仓库内、外环境要好。外环境良好,指仓库选点远离居民区,无大量粉尘、有害气体、污水和杂草等严重污染源,库房地势高,地质坚固、干燥;内环境良好,指库房内墙壁、顶棚和地面光洁平整、门窗结构严密。库区应有符合规定要求的消防、安全措施。

第三节 仓库的库区布局

仓库的库区布局,就是根据已选定的库址的地形现状,结合各类药品储存的要求,仓库业务的性质和规模,仓库技术设备性能和使用特点等,对仓库主要建筑物、辅助建筑物及行政生活用房等,进行全面合理的安排和配置。仓库库区布局合理与否,直接影响着仓库的作业效率、仓储工作质量、仓储费用水平。合理设计仓库的库区布局,对保证仓储业务的顺利进行、实行科学管理、提高仓库经济效益等,都有着重要意义。

仓库库区布局主要包括仓库总平面布局、仓储作业区布置、库区内部布置三项内容。

一、仓库总平面布局

根据仓库业务活动和工作任务的不同,整个仓库可划分为三个部分:仓储作业区、辅助作业区、行政生活区。仓库总平面布局就是根据仓库总体设计的要求,科学、合理设计各个区域的具体布局。

仓库总平面布局应考虑以下要求:①方便仓库作业和药品的安全储存;②最大限度地利

用仓库的面积；③防止重复搬运、迂回运输和避免交通阻塞；④有利于充分使用仓库设施和机械设备；⑤符合仓库安全及消防要求；⑥符合仓库目前需要与长远规划，尽可能减少将来仓库扩建对正常业务的影响。

（一）仓储作业区

仓储作业区是仓库的主体部分与主要业务场所，是指仓库用于收发药品储存、整理、分类、加工、包装的场所，主要包括库房、货场以及整理、分类、包装等场地。仓储作业区的布置应保证药品收发迅速、装卸搬运便当、储存药品安全、仓容合理利用的要求。各作业场所的布置，必须与仓库业务顺序相一致，使各作业环节密切衔接，以便加速作业流程。一般将吞吐量大和出入库频繁的库房组，布置在库区中央靠近出入作业区的地方；吞吐量不大和出入库不频繁或存放笨重物品的库房组，布置在库区的两翼或后部；有易燃、易爆等危险品的应单独设库，布置在全库区的下风侧；各库房之间应按规定留出一定的间隔距离。

（二）辅助作业区

辅助作业区是仓储作业的辅助场所，主要是为药品储存保管业务服务的。一般包括验收养护室、中药标本室、中药饮片分装室以及存放苫垫用品、包装物料、搬运装卸机具等的场所。它的设置应靠近仓储作业区，如存放包装物料的场所，应设在包装场所的附近，以便于材料的领用；保管苫垫用品的场所，应设在出入方便、距离药品保管场所较近的地方，以便及时供应。辅助作业区应与仓储作业区相隔一定距离，防止辅助作业区发生事故危及存货区域。

（三）行政生活区

行政生活区是仓库的行政管理机构和生活服务设施的所在地，包括办公室、警卫室、汽车队、食堂、浴室、文体活动室、宿舍、休息室等。行政生活区一般应与库区各作业场所隔开，并有隔离设施和设置单独的出入口，以减少人员往来对仓储作业的影响和干扰，保证作业安全和药品储存安全。行政办公房应设在仓库出入口附近，以便于收、发药品办理手续；验收养护室和样品陈列室应靠近办公室，以便于药品质量的验收和基层选购业务的开展；警卫室应设在库区出入门口，以利于履行检查手续。大中型仓库应视地形在围墙转角处设岗楼，以便观察瞭望。

二、仓储作业区布置

仓库库区布局的中心任务，是对仓储作业区进行合理布置。仓储作业区布置包括以下内容。

（一）分区保管

仓储作业区布置，首先将仓储作业区进一步划分成各个药品储存区。其次，按不同药品的性能特点，实行分区、分类保管，以防止不同性能药品之间的相互影响，保证药品储存安全，也就是以库房或货场为单位，在仓储作业区内形成各自独立的、小的储存作业区，不同区域，用以储存某类特定药品。这不仅可以防止不同性能药品的相互影响，而且可以最大限度地减少各个区域之间药品的相对运动，使药品在各自储存区域内接收、储存和发运，既减少了作业区之间的相互干扰，也有利于提高整个仓库的作业效率。

在经营特殊管理药品的企业，应设立麻醉药品、一类精神药品、医疗用毒性药品、放射性药品等的专用仓间或专用设施；经营医疗器械的企业，应设立橡胶制品、乳胶制品、精密光学仪器、大型医疗设备、贵重药品等分类保管的仓间；经营化学试剂危险物品的企业，应设立符合国务院《化学危险物品安全管理条例》和《民用爆炸物品管理条例》规定的分类专用危险品库。在储存量较小不能分库时，应有隔离储存的设施。药品零售企业的仓库应具有足够面积，使各类性质不同的药品能分储于不同房间（货架）。

在这里，安装药品的分区存放、分拣自动化的系统是迫切需要的，药品原件出货很简单，可是药品大多是要拆开分散件来出货的，散件的分拣要求就十分严格，因而散件的合流技术的引进对中国医药商业企业是迫在眉睫。

现在很多大型物流中心采用先进的无线扫描系统（RFDC）技术，系统的管理工作通过台式 PC 机来完成，保管员可以管理指定堆放区域，对系统的上架/取货优先原则、补货原则等随时根据具体情况进行设置，并通过台式 PC 机编排收货计划、取货计划、装运计划等操作。系统提供批处理或直接连接的方式和外部主机系统交换数据。由于有完整的数据接口，避免了不必要的数据重复输入和因此而造成的错误，工作效率大幅度地提高。

（二）库房的布置

仓储作业区的合理布置，应以主要库房为中心，对各个作业区域加以合理地布局。对库房布置的要求是，合理安排各个库房的位置，力求最短的作业路线，减少库内运输的距离和道路占用面积，提高库房面积利用率和降低仓储费用。为此，对于库房的布置，应考虑以下几个方面因素。

1. 药品吞吐量

储存药品的数量和不同药品的周转情况，决定了各个库房的吞吐量。库房储存量越多、药品周转速度越快，其吞吐量就越大，所需承担的作业量越大。为了减少库内作业过程中的药品装卸搬运量，必须使吞吐量较大的库房接近库内运输总干线，以方便出入库的装卸、搬运和运输作业。

2. 机械设备使用特征

不同库房应根据储存药品的性能和装卸、搬运要求，适当地配备各种作业机械，如输送叉车、电瓶车、吊车、装卸设备以及药品分区保管分拣自动化系统等。为了充分发挥不同机械设备的性能和效率，在进行库房布置时，需要考虑所配备的设备特征，以适应每种设备的具体使用要求和最经济的运输半径；还要从合理使用各种设备出发，确定库房与铁路专用线的适当相对位置。

（三）作业流程的合理布局

仓库业务过程有两种主要形式：一是整进整出，药品基本上按原包装入库和出库，其业务过程比较简单；二是整进零出或是零进整出，药品整批入库、拆零付货，或零星入库、成批出库，其业务过程比较复杂，除了验收、保管、发送以外，还需要进行拆包、挑选、编配和再包装等业务。为了有效地完成仓库业务，以最少的人力、物力耗费和最短的时间完成各项作业，必须按照仓库作业环节的内在联系合理地布置作业流程。应考虑以下几点要求。

1. 单一的物流方向

仓库的货物卸车、验收、存放地点之间的安排，必须适应仓储作业流程，按一个方向流动。采用"L"形和"U"形布局，以保证物品单一的流向，既避免了物品的迂回和倒流，又减少了搬运环节。在设置库房、道路的位置时，也应符合这一要求，否则会引起作业混乱。

2. 最有效地利用空间

库内各项作业场所的合理布局，不仅对地面面积要合理利用，而且对仓库空间也应合理利用,以便最大限度地利用库容。

3. 最少的作业环节

每一个作业环节都需要一定的人力劳动消耗和物化劳动消耗,采用现代技术手段和实行科学管理的方法,尽可能地减少一些作业环节,既有利于加速作业的进度,又有利于降低成本。

(1) 采用"二就直拨"的方法

就厂直拨:企业可以根据订单要求,直接到制药厂提货,验收后不经过仓库就将药品直接调运到各店铺或销售单位。

就车直拨:对外地运来的药品,企业可事先安排好短途运输工具,在原车边即行分拨,装上其他车辆,转运收货单位,省去入库后再外运的手续。

以上这两种方法既减少了入库中的一切作业环节,又降低了储存成本。

(2) 减少装卸搬运环节 改善装卸作业,即要设法提高装卸作业的机械化程度,还必须尽可能地实现作业的连续化,从而提高装卸效率、缩短装卸时间、降低物流成本。其中有以下几项合理化措施。

① 防止和消除无效作业 尽量减少装卸次数,努力提高被装卸物品的纯度,选择最短的作业路线等都可以防止和消除无效作业。

② 提高物品的装卸搬运活性指数 企业在堆码物品时事先应考虑装卸搬运作业的方便性,把分类好的物品集中放在托盘上,以托盘为单元进行存放,既方便装卸搬运,又能妥善保管好物品。

③ 积极而慎重地利用重力原则,实现装卸作业的省力化 装卸搬运使物品发生垂直位移和水平位移,必须通过做功才能完成。由于我国目前装卸机械化水平还不高,许多尚需人工作业,劳动强度大,因此必须在有条件的情况下利用重力的作用进行装卸,将设有动力的小型运输带(板)斜放在货车、卡车上进行装卸,使物品在倾斜的输送带(板)上移动,这样能减轻劳动强度和能量的消耗。

三、库房内部布置

库房内部布置的主要目的是提高库房内作业的灵活性,有效地利用库房内部的空间。库房内部主要由药品储存区、收发货作业区及作业通道所组成。库房内部的合理布局,就是合理安排上述三方面的占地面积。库房的内部空间是一个有限的常数,如果作业区和作业通道过分地占用,必将造成储存空间的大量损失。库房内部布置应在保证药品储存需要的前提下,应充分考虑库房内作业的合理组织,根据药品码垛的方式和方法,决定作业通道的宽度和合理安排作业通道,以协调药品储存和作业的不同需要,保证合理地利用库房空间。

四、GSP 对库区分布的要求

仓库分储存作业区、辅助作业区和办公生活区。储存作业区为仓库核心部分,包括库房及其仓储的货物和保管员工作室;辅助作业区包括验收养护室、中药标本室、中药饮片分装室等;办公生活区包括办公室、宿舍、汽车库、食堂、厕所、浴室等。以上辅助作业区和办公生活区对储存作业区不得造成污染。

五、新型物流中心药品流程简介

现代物流发展方向要求药品批发企业要有适合的药品储存和实现药品入库、传送、分检、上架、出库等现代物流系统的装置和设备，具有独立的计算机管理系统，能覆盖企业药品的购进、储存和销售各环节管理以及经营全过程的质量控制。

第四节 药品仓库经济指标管理

药品仓库经济指标管理，是仓储业务管理的核心。仓库为了适应经济核算的需要，制订了一系列与业务和经营活动相对应的指标，本节主要介绍费用率指标和利润指标。

一、药品储存定额的概念

（一）仓容的含义

仓容是仓库容量的简称。它是由仓库的面积与高度或载重量所构成的。仓储部门为了业务管理的需要，常以仓库可以容纳药品的量（储存吨）来表示仓容。通常所称的某某吨仓容，就是指可以容纳某某吨药品的仓库容量。

医药商业仓储部门规定体积吨的折算标准是 $2m^3$ 折算为 $1t$，所以计算仓容的公式是：

$$仓容 = 仓库容积 / 2$$

或用，

$$仓容 = 仓库面积 \times 载重量（按地面的安全载荷）$$

如果前者的计算结果大于后者，则以前者的数值表示仓容；反之，则以后者的数值为仓容。

（二）影响药品储存定额的因素

医药商业企业要制定出经济合理的药品储存定额，就必须研究和掌握影响药品储存定额的各种因素。影响药品储存定额的因素主要有以下几个方面。

1. 药品销售量的大小

药品销售量是影响药品储存定额的最主要因素。一般说来，某种药品销售量越大，其药品储存定额也越大，反之则越小。这就是说，制定药品储存定额的基础是药品销售量。

2. 药品的物理性质、化学性质

药品的物理性质、化学性质决定了药品的储存时间具有一定的期限。通常说来，物理性质、化学性质较不稳定的药品，其储存时间较短，因此药品储存的定额也小；物理性质、化学性质稳定的药品，其储存时间较长，因此药品储存的定额可适当大些。

3. 交通运输条件

在社会化大生产和大流通的条件下，药品的生产与药品的销售在地域上的分离，使得采购的药品需要运输来运进。药品购进时间的长短，主要是由药品供应地的远近和交通运输条件所决定的。同时，药品储存必须保障在采购这段时间内药品销售的需要。因此，在运输距离一定的前提下，药品储存定额的大小，在相当大的程度上受交通运输条件的制约。

4. 药品的价值

医药商业企业所经营的药品，有的价值高，有的价值低。价值高的药品占压资金较多，价值低的药品占压资金较少。可用 ABC 分析法对库存药品进行分类。A 类药品，品种少，但金额大，占用流动资金多，为有效地利用流动资金，其药品储存定额相对要小些，否则将增大利息支出；C 类药品，品种多，金额小，为减少采购进货次数，其药品储存定额相对要大些；B 类药品，其品种和占用的金额居中，其药品储存定额要大于 A 类药品而小于 C 类药品。

5. 药品的更新换代

药品从投入市场开始到退出医药市场为止的整个期间，称为药品的经济寿命周期。这一周期大致要经过投入期、成长期、成熟期和衰退期四个阶段。随着新技术革命的加快，药品的更新换代的速度也变得越来越快，从而药品的经济寿命周期也变得越来越短。一方面，更新换代快的药品，其储存定额要小些；反之则大些。另一方面，在药品处于成长阶段时，其储存定额可略大一些；处于投入期和成熟期阶段时，其储存定额可略小一些；而在衰退阶段，一般可不制定储存定额，有销路则随进随销，无销路则停止进货，并对原有库存及时处理或更新。

6. 医药商业企业的经营管理水平

企业的经营管理水平对药品储存定额的制定也是一个重要的影响因素。

二、单位面积可储量的测定

单位面积可储量是指每平方米堆货面积可以储存药品的量（吨）。由于储存药品的量有的按体积吨折算，有的按重量吨折算，所以，单位面积可储量实际上反映了库房高度或者载重量的利用程度，反过来说，核定库房高度或载重量的利用程度就可以核定单位面积可储量。

（一）库房的高度及其利用率

库房的高度是构成仓容的因素之一。按其建筑结构不同，对库房高度分别规定如下：对于无梁楼板结构的多层库房或平顶的平房库房，它的高度是地面至平顶间的距离；对于脊形楼板结构的多层库房，它的高度应是地面至大梁间的距离；对于"人"字形屋顶的库房，它的高度是地面至天平木之间的距离。

库房高度利用程度是用高度利用率来表示的。所谓高度利用率是货垛平均高度与库房可用高度的比率，它的计算公式为：

$$高度利用率 = 货垛平均高度/库房可用高度 \times 100\%$$

货垛平均高度，不可能通过实际测量所有货垛的高度然后加以平均求得，而是按以下公式计算求得：

$$货垛平均高度 = 储存药品体积(货垛总体积)/货垛实际占用面积$$
$$= 储存药品体积吨 \times 2/(可堆货面积 - 空仓面积)$$

例如：某储存轻泡货的库房，可堆货面积为 $472m^2$，某月平均储存量为 615t，平均空仓面积为 $45m^2$，则其货垛平均高度为：

$$货垛平均高度 = 615 \times 2/(472 - 45) = 2.88(m)$$

库房可用高度是指库房高度减去垫垛高度和顶距之后，可用来堆货的高度。用上述方法计算出来的货垛平均高度与库房可用高度的比率，是实际高度利用率，表示库房高度的实际利用程度。如果先核定高度利用率的标准，则可用下面的计算公式测定要求达到的货垛平均高度：

$$货垛平均高度 = 库房可用高度 \times 高度利用率$$

将要求达到的货垛平均高度乘以 $1m^2$，就是每平方米面积上应堆药品的体积。按 $2m^3$ 为 1t 的规定，将每平方米面积上应堆药品的体积除以 2，就可求得单位面积可储量。

例如：某储存轻泡货的库房的可用高度为 3.8m，核定高度利用率为 80%，它的单位面积可储量应核定为：

$$单位面积可储量 = 3.8 \times 80\% \times 1/2 = 1.52 (t/m^2)$$

由此可见，凡储存轻泡货的库房，只要核定高度利用率标准，就可以测定单位面积可储量。而高度利用率的标准，必须做到区别库房类型、储存药品包装和批量分别核定。

（二）库房的载重量及其利用率

库房的载重量即库房楼、地面的安全载荷，也是构成仓容的因素之一。它表示库房每平方米楼、地面所能承担药品在静止状态下的重量能力。它的单位是："t/m^2" 或 "kg/m^2"。

除了堆垛时不能超载之外，还不允许将药品从货垛高处推下，直接撞击地面；因为药品从货垛顶甩下着地时，地面所受的力要比原来设计的大，如这力超过库房载重量时，容易发生事故。

库房载重量和库房高度一样，因受主客观条件的影响，不可能百分之百地利用。但是，载重量利用程度的高低，同样能反映单位面积可储量的高低。因此，库房里储存实重货（即按毛重折算重量的药品，一般为密度较大的药品）测定单位面积可储量时，只要核定载重量利用程度即可。

库房载重量利用程度是用载重量利用率来表示的。所谓载重量利用率，是货垛实占面积上每平方米实际载荷与库房载重量的比率。它的计算公式是：

$$载重量利用率 = 货垛实占面积上每平方米实际载荷/库房载重量 \times 100\%$$

货垛实占面积上每平方米实际载荷的计算公式是：

$$每平方米实际载荷 = 储存药品重量(t)/(可堆货面积 - 空仓面积)$$

例如，某储存实重货的库房，可堆货面积为 $579m^2$，某月平均储存量为 $1004t$，平均空仓面积为 $30m^2$。则其货垛实占面积上每平方米实际载荷为：

$$每平方米实际载荷 = 1004/(579 - 30) = 1.83(t/m^2)$$

如果先核定载重量利用率的标准，则可用下面的计算公式，测定要求达到的每平方米实际载荷，即单位面积可储量：

$$每平方米实际载荷 = 库房载重量 \times 载重量利用率$$

例如，某储存实重货的库房，载重量每平方米 $2.5t$，核定载重量利用率为 82%，它的单位面积可储量应测定为：

$$单位面积可储量 = 2.5 \times 82\% = 2.05(t/m^2)$$

因此，对储存实重货的库房，只要核定载重量利用率标准，就可测定单位面积可储量。载重量利用率的标准，同样应该区别库房类别、储存药品情况分别核定。

三、药品仓储计划管理指标

仓储计划指标是衡量仓储工作好坏的重要尺度，也是制定仓储计划时计划构成的具体内容，它可以反映出仓储工作的性质和特点。药品仓库作为医药公司非赢利部门，其经济指标主要以其费用率来考核。

这些指标主要有以下两项。

（一）费用率指标

$$费用率 = 药品仓库年经营成本/公司年经营额 \times 100\%$$

（二）利润指标

利润是指计划期内仓库收支相抵后的余额，它是反映仓储业务管理成果的一项综合性指标。其计算公式为：

$$利润总额 = 计划期仓库总收入 - 同期仓库总支出$$

式中，仓库总收入或仓库总支出是指仓储费、进出库费收入或支出之和。

第五节　仓库设备管理

仓库除主体建筑之外，一切进行仓储业务所使用的设备、工具、用品和仓库管理系统，统称之为仓库设备。仓库设备有硬件和软件之分。仓库设备是仓库业务不可缺少的物质条件。仓库合理配置各种软硬件设备，对提高劳动效率、减轻劳动强度、缩短药品进出库时间、改进药品堆码、维护药品质量、充分利用仓容和降低保管费用等，均有重要作用。

一、仓库设备管理的任务

仓库设备管理包括设备的购置、保管、使用、保养、维修等内容。仓库设备管理的主要任务，就是通过科学管理，保证为仓库提供既适用又优良的技术装配，使仓储业务活动建立在最佳的物质技术基础上。具体来说，主要包括合理地选择设备，使用、保养和维修好设备以及做好设备的改造和更新等。

二、仓库设备的种类

仓库设备的种类繁多，按其主要用途和特征可分为硬件和软件两大类。

（一）仓库硬件的种类

1. 装卸搬运设备

装卸搬运设备是仓库用来提升、堆码、搬倒、运输药品的机构设备。它不仅可以代替人们的笨重劳动，而且也是实现仓储生产机械化的重要物质条件。装卸搬运设备亦称起重运输设备，一般还可分为两类：一类是装卸堆垛设备，包括各种类型起重机、叉车、堆码机、滑车、高凳、跳板、废旧汽车轮胎等；另一类是搬运传送设备，包括各种手推车、电瓶或内燃机搬运车、拖车、运货卡车、各式平面传送装置和垂直传送装置等。

2. 保管设备

保管设备是用于保管环节的基本物质设施，其完善程度是仓库维护药品质量可靠程度的标志之一。该设备可分为两类。一类是苫垫用品，包括苫布、苫席、油毡、塑料布（薄）膜、枕木（楞木、垫木）、码架、地台板、水泥条（墩）、石条（块）等。货场上存放的药品，一般要上盖下垫；库房内的货垛需要垫垛，以通风隔潮。第二类是存货用具，包括货架（单面、双面及可拆卸、固定的、可移动的）、货橱（通用、专用的）等。货架用于拆件发零业务量大的药品。货橱对贵重药品和有特别养护要求的药品是必需的。

3. 计量设备

计量设备是仓库进行药品验收、发放、库内周转以及盘点等各项业务必须采用的度量衡工具。计量设备有两类：一类是称量设备，包括汽车秤（地中衡）和各种磅秤、杆秤、台秤、天平秤以及自动称量装置等；第二类是库内量具，一般可分为普通量具和精密量具。前者包括直尺、折尺、卷尺、卡钳和线规（线卡）等。后者包括游标卡和千分卡等。

自动计数机就是一种高效能的计数装置，既快又准确，使用可靠，它将在现代化仓库中得到广泛应用。

4. 验收养护设备

验收养护设备是仓库进行药品入库验收与在库养护测试、验收以及防止药品变质、失效所采用的一系列机具、仪器、仪表等技术装备。一般常用的有测湿仪、吸潮机、擦锈机、烘干箱、温湿度计、空气调节器、红外线装置、风幕装置、仪器、仪表、工具和用品等。

药品验收养护室应配备千分之一精度分析天平、澄明度检测仪、标准比色液等。同时经营中药材、中药饮片的企业仓库，还应配备水分测定仪、紫外线荧光灯、解剖镜或显微镜。医疗器械经营企业仓库应建立验收养护室，备有稳压装置的交流/直流两用电源，接触良好的接地线和操作工作台，并配备万用表、兆欧表等操作工具。

5. 通风照明保暖设备

通风照明保暖设备是仓库进行药品养护和库内作业使用的通风、散潮、照明和取暖的设备。通风使用的有抽（排）风机、各式电扇、联动窗户启闭装置等；照明使用的有普通加罩电灯、小型探照灯、防爆式电灯、移动式灯具和手电筒等；保暖设备主要有暖气装置等。

6. 消防安全设备

消防安全设备是保障仓库安全必不可少的设备。各种仓库消防设备品种数量有多有少，但都要有必备的数量。消防安全设备包括各种报警器、消防车、电动泵、手动抽水唧筒、水轮、各种灭火机、灭火弹、水源设施（水井、蓄水池、各式消防栓）、砂土箱、消防水桶、铁锹钩、手斧、水缸、消防云梯等。

7. 劳动防护用品

劳动防护用品是保障仓库职工在各项作业中身体安全的用品。除固定的技术装置外，多为个人佩带的用品。如工作服（各种布、橡胶、塑料等制品）、安全帽（竹藤、塑料）、坎肩、围裙（布、橡胶）、胶鞋（耐酸、绝缘等）、手套（纱、帆布、橡胶）、口罩、护目镜、防毒面具以及防放射线装置等。

8. 其他用品及工具

其他用品及工具一般包括钉锤、斧、锯、钳、开箱器、小型打包机、活络扳手、螺丝改锥、电工刀、剪刀、排刷、标号打印机等。

(二) 仓库软件的种类

1. 质量管理制度

涉及仓库质量管理的制度主要有药品保管、养护和出库复核的管理制度，有关记录和票据的管理制度，特殊药品和贵细药品管理制度，效期药品、不合格药品和退货药品的管理制度，质量事故、质量查询和质量投诉的管理制度等。

2. 质量程序文件

为落实各项质量管理制度，做好仓储保管工作，仓库还应有药品储存养护质量的操作程序，药品出库复核质量控制程序，药品销后退回的处理程序，不合格药品的确认和处理程序，分装中药饮片的程序，药品拆零和拼装发货的程序，药品配送的程序和药品购进、退出的程序等。

3. 管理记录、凭证、台账

仓库常用的质量记录有温湿度记录、养护设备使用记录、药品在库养护检查记录、药品出库复核记录；凭证包括近效期药品催调表、不合格药品申报表、药品养护档案表、退货通知单；台账包括不合格药品台账、销货退回药品台账、中药饮片分装记录等。

4. 计算机管理软件（含仓储物流管理）

如果说物流硬件设备犹如人的身体，那么物流软件解决方案则构成了人的智慧与灵魂，灵与肉的结合才是完整的人。同理，要想构筑先进的物流系统，提高物流管理水平，单靠硬件设备是不够的。物流软件如企业资源计划管理系统（Enterprise Resources Planning，ERP）和知识与资源管理系统（Knowledge & Resource Management，KRM）等。

三、GSP所规定的药品仓库必备设施

应有药品与地面之间保持一定距离的设备；应有避光、通风设备；应有检测和调节温湿度的设备；应有防尘、防潮、防霉、防污染以及防虫、防鼠、防鸟等设备；应有符合安全用电要求的照明设备；应有适宜拆零及拼箱发货的工作场所和包装物料等储存场所和设备。

习 题

1. 药品仓库按什么特征、如何进行分类的？
2. GSP对仓库的库区布局有何要求？
3. 影响药品储存定额的因素有哪些？
4. 如何测定仓库单位面积可储量？
5. 仓储计划管理指标中，主要考核哪些指标？
6. 仓库需具备哪些种类的设备？

（孙志安）

第三章 药品养护基础知识

提要 本章通过讲述药物制剂的稳定性及影响因素,结合医药仓储实际进而叙述了药品的入库验收、药品的在库养护、药品的出库验发和运输以及安全消防等内容,尽量使学生能学以致用。

第一节 简 介

药品养护是指在药品储存过程中,对药品质量进行科学保养与维护的技术工作,是研究储存药品质量变化规律与科学养护方法的一门科学。它是保证药品质量、减少损耗、提高经济效益的重要手段。

药品养护是保证药品在储存期间质量完好的重要手段,其直接目的就是保证储存药品的使用价值。为此,我们必须从药品的自然属性分析入手,掌握药品质量变化的规律,控制不利因素的影响,防止药品质量向不利方面转化,从而保证储存中的药品质量完好,延长使用寿命。

药品养护管理是指对储存中的药品进行必要的保养与维护的各项管理工作。它包括药品养护组织管理和药品养护技术措施两个方面。药品养护组织管理,是制订必要的工作制度,提供和改善药品储存的环境条件;药品养护技术措施,是采用防治储存药品质量变化的各种科学养护技术。

药品养护的具体任务如下。

1. 严格验收药品质量及采取防治措施

入库药品必须严格验收,弄清药品及其包装的质量情况,以便有的放矢地进行养护,或及时采取防治措施。

2. 安排好储存场所及改善保管条件

仓库应实行分区分类保管药品,为入库药品安排适宜的保管场所。同时,还应注意改善药品在库保管的外在条件,主要是保管场所的建筑、设备与自然环境等。

3. 妥善进行药品堆码与苫垫

对于各种药品,应根据它们的性能、包装条件,结合季节气候情况妥善堆码,确保安全、方便和节约。为了保证药品不受侵蚀,还须对货垛进行上苫下垫。

4. 控制和调节库内温度和湿度

温度和湿度是影响药品质量变化的主要外界因素。因此,对库内的温度和湿度进行调节和控制,是最基本的药品养护措施。

5. 保持库内外清洁卫生

库内外的垃圾、尘土、污水等都是霉菌、虫害隐藏和繁殖的场所,是导致药品霉变、虫蛀、鼠咬的隐患,因此应经常保持库内外清洁和环境卫生。

6. 执行药品在库养护检查

库存药品的质量检查是监管药品质量、防止损失的有效措施,应根据不同情况,对药品进行临时检查和定期检查。

7. 防治药品的质量变异

仓储部门对药品质量检查中发现的问题,要分析原因,分别采取防治措施。

8. 坚持药品"四先出"与催调制度

坚持药品先产先出、先进先出、易变先出、近期先出和按批号发货的原则,使库存不断更新。同时,仓储部门还应配合购销业务部门加速药品流通,对于库存的异状、久储、积压等药品,要建立必要的催销、催调制度。

第二节 药品的稳定性

一、药品稳定性的含义及意义

对药品的基本要求是安全、有效、稳定。稳定是指药品在体外的稳定性,药品若分解变质不仅可使疗效降低,有些药品甚至产生毒副作用,所以,研究药品的稳定性,了解影响药品质量的各种因素,掌握药品质量变化的规律,对于做好药品的储存与养护工作,具有一定的指导意义。

药品的稳定性就是指药品的性质是否容易发生变化。不易发生变化的称为稳定性强,反之,则为稳定性差。

二、药品的性质和变化

药品具有不同的化学组成或成分。不论其来源于动物、植物、矿物、微生物,合成或半合成,也不论是原料药或制剂,由于所含成分不同,化学组成不同,它们所具有的性质也各不相同。药品的性质归结起来,不外乎物理性质和化学性质两大类。药品的性质发生改变通常可分为物理变化、化学变化和生物学变化。

(一) 药品的性质

1. 药品的物理性质

药品的物理性质是指不发生化学变化就能表现出来的固有性质,如药品的状态(固体、液体、气体)、形状、色、臭、味、密度、沸点、熔点、凝固点、黏度、溶解度、旋光度、折射率、崩解度等。

2. 药品的化学性质

药品的化学性质是指药品受到外因和内因影响而发生化学变化所表现出的一切性质,如遇光变色、受热变质等。

(二) 药品的变化

药品的性质发生改变通常表现为三种变异现象,即化学变化、物理变化、生物学变化。

1. 化学变化

化学变化指变化后生成了新的物质。药品的化学变化主要有水解、氧化、光化分解、碳酸化、变旋、聚合等反应。在药品储存过程中,药品各个成分之间,药品与溶剂以及附加剂、赋形剂、容器、外界物质(空气、光线、水分)、所含杂物(如夹杂在药品或附加剂中的金属离子、副产物)都能发生化学反应而导致药品的变质。药品在储存过程中发生的化学变化常见的有变色、异臭、异味,如维生素C氧化时由白色变为黄色;含阿司匹林的制剂因吸湿分解出现浓厚的醋酸气味；油脂酸败后有败油臭味等。

2. 物理变化

物理变化指状态或形状发生了改变，而没有生成新的物质。如栓剂受热熔化变形，片剂吸潮崩解，粉剂吸潮结块，甘油吸收空气中水分而稀释等。药品的物理变化常见的有熔化、挥发、吸潮、结块、稀释、风化、升华、凝固等现象。一般说来，药物的物理变化不会引起化学变化，而化学变化必然伴随着物理变化。因此，我们应该辩证地对待药物的物理变化，如药品发生色泽变深、产生臭味或黏度改变等现象时，就不能单纯地认为是一种物理变化，因为出现上述的变化，绝大多数是由于化学变化而引起的。

3. 生物学变化

生物学变化指因受到温度、湿度、时间等外界因素影响，微生物得以生长繁殖而发生霉烂、腐败或分解等变化，而使药品变质。实际上生物学变化也属于化学变化。如酵母粉发霉、生虫，含糖药品发酵后变酸，含蛋白质的药品腐败后产生异臭等。

一般说来，药品性质的变化常使药品质量发生改变而不符合药品质量标准。

第三节 影响药品稳定性的因素

药品在储存中的稳定性除与药品本身的理化性质和生产工艺等内在原因有关外，外界不良因素的影响也是重要的原因。因此，我们在养护过程中，必须熟悉影响药物变质的内因和外因。根据药物性质来控制外因、稳定内因，做好药品储存和保养工作。

一、影响药品稳定性的内在因素

药物变质的内因主要是指药物本身的化学成分和结构，以及由它所反映的物理性质和化学性质。药物质量变化的内因往往不单纯表现在一个方面，有时是几种内因同时发生变化。主要内因如下。

(一) 表现在药物化学性质方面的内因

1. 药物的氧化性

凡是具有氧化性的药物就是能被还原剂所还原的药物。

例如过氧化物（过氧化氢）、银盐（硝酸银）、硝基化合物（呋喃西林）等，这些药物均具有氧化性，遇光易被还原而变质。

2. 药物的还原性

凡是具有还原性的药物均易被空气中的氧或化学氧化剂所氧化。药物在流通过程中所发生的氧化都是由空气中的氧所引起的。

例如溴化物或碘化物露置潮湿空气中，一般都易被氧化而析出游离溴或游离碘；酚类或含有酚羟基的药物，如苯酚、吗啡等，均易被氧化成有色的醌类化合物而变色；芳胺类药物如磺胺类药物等，一般是由于芳香核上的氨基被氧化而起变化。

3. 药物水解性

水解就是药物遇水所引起的分解作用。凡具有水解性的药物在化学结构上都含有能被水解的官能团，由于这个特点，这类药物的水溶液或者粉片吸收了水分能引起水解变质。含有能被水解官能团的药物主要有酯类药物（如阿司匹林）、酰胺类药物（如青霉素）、苷类药物（如强心苷）等。

4. 药物的碳酸化性

药物吸收空气中的二氧化碳或直接与碳酸作用引起的变化叫做药物的碳酸化。

具有碳酸化性的药物，常见的主要有氢氧化物，如氢氧化钙；有机酸的钠盐吸收空气中的水分和二氧化碳即游离析出有机酸，如磺胺类和巴比妥类的钠盐。

5. 药物的分解性

药物的分解性是指某种药物受到外因作用而自动分解成两种或两种以上的新物质的一种化学性质。

例如碳酸氢钠在潮湿空气中存放，加上气温过高，会自动分解成碳酸钠、水以及二氧化碳。

6. 药物的聚合性

凡是由单体合成为分子量较高的化合物的反应称为聚合反应。具有这种聚合反应的药物所表现出来的性质叫做聚合性。

常见具有聚合性的药物如甲醛，甲醛在室温时呈气态，可以溶解在水里，多数甲醛分子生成水化物，其水化物在低于9℃温度时可以相互作用，缩去水分子而聚合成多聚甲醛。

7. 药物的霉蛀性

药物的霉蛀性是指某些生物制剂、脏器制剂受到微生物污染、昆虫生长繁殖而使药品霉变、生虫的性质。在适合昆虫及微生物繁殖的季节，如保管不当，药物就会发生虫蛀或霉变。如生药制剂洋地黄粉/片，脏器制剂如胃蛋白酶、胎盘粉/片等。

(二) 表现在药物物理性质方面的内因

1. 药物的吸湿性

药物能够从空气中吸收水蒸气的性质称为药物的吸湿性。

吸湿性是药物的重要特性。药物吸湿后，可以引起结块、胶黏（如蛋白质、枸橼酸铁铵）、潮解（如氯化钙、山梨醇）、稀释（如甘油、乳酸），甚至发霉（如胃蛋白酶、胰酶）、分解变质（如青霉素、阿司匹林）。

2. 药物的风化性

含有结晶水的药物在干燥的空气中放置而自动失去部分或全部结晶水的现象称为风化。许多含有结晶水的药物都具有风化性。例如硫酸钠（$Na_2SO_4 \cdot 10H_2O$）、咖啡因（$C_8H_{10}O_2N_4 \cdot H_2O$）等。药品风化后，药效并未改变，但因失水量不定，影响使用剂量的准确性。

3. 药物的挥发性

药物的挥发性是指液态药物能变为气态扩散到空气中去的性质。常见具有挥发性的药物有麻醉乙醚、乙醇、挥发油、樟脑等，它们在常温下即有很强的挥发性。

4. 药物的升华性

凡是固态药物不经过液态而变为气态扩散到空气中去的性质称为药物的升华性。例如碘、三碘甲烷（碘仿）、樟脑、薄荷脑等均具有升华性。药物的升华快慢与温度高低有关，夏季气温高就升华得快，冬季气温低就升华得慢。如果把易升华的药物装在密封容器中，则会达到动态平衡，不致发生损失。

5. 药物的熔化性

某些药物在一定温度下即开始熔化的性质称为药物的熔化性。例如以香果脂或可可豆脂作基质的栓剂，在夏季往往由于库温过高而发生熔化。

6. 药物的冻结性

药物的冻结性是指以水或稀醇作溶剂的一些液体药物遇冷凝结成固体的性质。例如含有药物的水剂或以稀醇作溶剂的制剂，其冰点虽然在0℃以下，但当温度过低时也往往发生冰冻，导致体积膨胀而引起容器破裂。

7. 药物的吸附性

有些药物能够吸收空气中有害气体或具有特殊臭气的药物气味的性质称为药物的吸附性。例如淀粉、药用炭、白陶土、滑石粉等，由于表面积大，有吸附作用，使本身具有被吸附气体的气味，一般称为"串味"。

二、影响药品稳定性的外界因素

影响药品稳定性的外界因素很多，如空气、光线、温度、湿度、微生物和昆虫、时间、包装等，这些因素对药品的影响往往是几种因素同时或交叉进行的，它们互相促进、互相作用而加速药品变质失效。如日光及高温同时影响药品就可以加速它的氧化过程。因此在药品保管养护中，必须掌握影响药品变质的外界因素的规律，克服不利条件，创造有利条件，才能保证药品质量的相对稳定。现将影响药品变质的各种因素分述如下。

（一）空气

空气的组成很复杂，它是各种气体的混合物，主要成分是氮（78.09%）、氧（20.95%）、二氧化碳（0.03%）以及氩、氖、氪、氙、臭氧等稀有气体（0.93%），此外，还有水蒸气、固体杂质和微生物。在工业城市或工厂附近，还混杂有二氧化硫、硫化氢、氯化氢和氨等。这些气体，除氮气和惰性气体外，其他都能促进药品变质，其中以氧、二氧化碳、水蒸气和灰尘对药品的影响最大。

1. 氧

空气中氧的化学性质很活泼。有些药品与空气中氧接触，很容易被氧化而变质。如酚类药物、芳胺类药物、含不饱和碳链药物（如维生素A、油脂等）、吩噻嗪类药物等，遇空气中的氧都能被缓缓氧化。药品被氧化后，可以发生变色、异臭、分解、变质、失效，甚至产生毒性。此外，氧还有助燃性，有利于易燃药品的燃烧。

2. 二氧化碳

空气中的二氧化碳可使某些药品发生碳酸化而变质。例如磺酸类药物的钠盐、巴比妥类药物钠盐、苯妥英钠等和二氧化碳作用后，分别生成游离的磺胺类药物、巴比妥类药物、苯妥英而难溶于水。

3. 吸附

有些药品，尤其是粉末性药品，如活性炭、滑石粉、白陶土等，易吸收水蒸气、灰尘及弥漫在空气中的其他有害气体而影响本身质量。活性炭可因吸潮而降低吸附作用。其他粉末性药物可能吸附具有强烈臭气药物的臭味，而产生"串味"，导致不能再供药用。

（二）温度

温度对药品质量的影响和储存的关系很大，温度过高过低都能促使药品变质失效，尤其是生物制品、脏器制剂、抗生素等对温度要求更严。温度对药品的影响，可以从温度过高和温度过低两个方面说明。

1. 温度过高

高温可促使药品发生化学的或物理的变化，从而影响药品的质量。

(1) 促进变质　温度增高可促进氧化、水解、分解等化学反应或促使昆虫和微生物的生长繁殖而加速药品变质。例如抗生素受热后会加速分解失效；糖浆剂温度过高易发酵霉变。

(2) 挥发减量　温度过高可使具有挥发性、沸点低的药品加速挥发而造成损失。如挥发油、薄荷脑、乙醚等挥发后可因含量的变化而影响药效。温度高可使含结晶水的药物加速风化。

(3) 破坏剂型　温度过高易使糖衣片熔化粘连、软膏熔化分层、胶囊剂碎裂、栓剂粘连软化变形等失去原有剂型的作用。

2. 温度过低

一般药品均宜储存于凉处，但温度过低也能使一些药品产生沉淀、冻结、凝固，甚至变质失效，有的则使容器破裂而造成损失。

(1) 遇冷变质　例如生物制品因冻结而失去活性，胰岛素注射液久冻后可发生变性；鱼肝油乳剂、氢氧化铝凝胶冻结后分层且无法恢复原状。

(2) 冻破容器　注射剂及水溶液制剂在0℃以下能发生冻结，体积膨胀，使玻璃容器破裂。

(三) 湿度

空气中水蒸气的含量称为湿度。空气中水蒸气含量越多湿度就越大，反之湿度就小。湿度对药品质量的影响很大，湿度过大能使药品吸湿而发生潮解、变形、发霉、稀释、水解；湿度过小又容易使某些药品风化或干裂。药品受湿度影响而发生的常见变质现象如下。

1. 潮解

某些易溶于水的药品，露置于潮湿的空气中，则逐渐吸收空气中的水分，使其部分溶解呈现液状的现象叫做潮解。如三氯化铁、溴化钠、胃蛋白酶等。

2. 变形

药品吸潮后引起物理形态改变的现象叫做变形。如片剂、丸剂受潮后出现松片、裂片，胶囊剂受潮后粘连软化变形。

3. 稀释

一些具有吸水性的液体药品在潮湿的空气中能吸收水分而使浓度变稀。如甘油、干糖浆等。

4. 水解

有些药品吸收水分后能分解变质。如阿司匹林吸潮后水解生成水杨酸和醋酸，青霉素吸潮水解生成青霉醛和青霉胺而失效。

5. 风化

许多含有结晶水的药物在干燥空气中容易失去结晶水而风化。有的药品风化后易察觉，如蓝色结晶硫酸铜风化后为白色粉末；有的不易察觉，如重硫酸奎宁含10个分子结晶水，失水与否均为白色粉末。

(四) 光线

光线是由不同波长的电磁波所组成，根据波长的长短不同分为三个区段。波长在390~770nm之间的为可见光（红、橙、黄、绿、蓝、靛、紫）；短于390nm的为紫外线，长于770nm的为红外线，紫外线和红外线肉眼均看不见。红外线热能大，与药物接触一般不引起化学变化，仅起干燥作用，故称热线；紫外线具有化学能，当照射药物时可引起化学变化，故称化学线。光线使药品变质，紫外线起着主要作用，它能直接引起或促进药品发生氧化、变色、分解等化学反应。

1. 变色

有些药品经光照射以后，可发生颜色改变。这类药品很多，变化情况也很复杂，除了因光线本身直接形成变色外，它尚有一种催化作用，常使药品的氧化过程加速，由于药品分子内部发生复杂的聚合、缩合等作用，生成有色或颜色不同的物质。例如磺胺类药物遇光渐变黄色，肾上腺素受光影响可逐渐变为红色至棕色，使疗效降低或失效。

2. 分解

有些药品受光线作用后，可发生分解。例如过氧化氢溶液见光分解成水与氧，氯化亚汞（甘汞）遇光能逐渐分解生成汞，变深灰色，对人体有剧毒。

3. 氧化

许多药品在有空气或氧气存在时，遇光能加速其氧化过程。例如三氯甲烷在空气中见光后经氧化分解产生有毒的光气及氯化氢，维生素 A、维生素 D 在光、氧等的影响下，易于氧化失效。

（五）时间

储存时间较长是药品变质的重要原因，如抗生素、生物制品、脏器制剂等。较长时间储存往往使有效成分含量下降或毒性增加。还有些药品，特别是性质不稳定的，如乳剂、水剂、栓剂等时间过长也会影响质量，故对一般的药品也不能存放时间过长，以免发生变质而造成损失。

（六）昆虫和微生物

药品露置空气中，封口不严，微生物（细菌、霉菌、酵母菌等）和昆虫、螨等极易侵入，它们的侵入和繁殖是药品腐败、发酵等变质的一个主要原因。尤其是含有营养性物质（如淀粉、糖类、蛋白质、油脂、生药等）的制剂，如水剂、糖浆剂、胶囊剂、片剂、脏器制剂及中草药制剂等更容易遭受污染、霉变或虫蛀。

药品受微生物和昆虫的侵袭，即不能再供药用。如药品发生霉变、虫蛀，注射剂受微生物污染，口服药品染有大肠杆菌、活螨、金黄色葡萄球菌，都不得再供药用。

（七）包装容器

包装容器是直接盛装和保护药品的器物，种类很多，质量有别，对药品的影响也不一样。不完善的包装可使稳定性较好的药品失效，包装材料选择得是否恰当、质量优劣对药品受外界环境的影响及药物自身的稳定都有直接的关系。包装药品最常用的容器材料有玻璃、陶瓷、塑料、纸质、橡胶等。

玻璃性质稳定，不与药物及空气中的氧、二氧化碳等作用，但在溶液中可能会放出碱性物质和不溶性脱片，这可通过改变玻璃化学组成及组成成分的比例来克服。

金属具有较高的机械强度，如锡、镀锡的铝、铝软管等，金属容器牢固，密封性能好，药物不易受污染。但一般金属的化学稳定性较差，易被氧化剂、酸碱性物质所腐蚀，选用时注意表面要涂环氧树脂保护层以耐腐蚀，但不宜用于汞化物的包装。

陶瓷较玻璃硬，对多数化合物有良好的耐蚀性，但对氢氟酸及氢氧化钠（烧碱）不耐蚀，瓷质脆，有少许透光性，陶瓷可上釉，但应采用质量良好无毒的釉，即在加热或受潮之后不能析出铅，只有里外都上釉者才不透光，这类瓷器主要用于盛装软膏，也可用于盛装散剂等。

塑料是聚氯乙烯、聚苯乙烯、聚乙烯、聚丙烯等一大类高分子聚合物的总称。塑料容器质轻，约为同容积玻璃重量的 1/5，机械性能良好，耐碰撞，具有高度的耐蚀性，价格低廉。与玻璃比较塑料最大的缺点是有两向穿透性,即容器中的溶液可通过塑料进入环境,周围环境中的物质可通过塑料进入到溶液中影响药物的稳定性,不同的塑料其穿透性也不相同;有些药物能与塑料中的添加剂发生理化作用,或药液黏附在容器的壁上。总之选用塑料包装时要根据其理化性质与药品性质、剂型等进行选择,必要时需作物理试验(如塑料与药液的相互作用及水蒸气透过试验)及生物试验(如毒性试验)等,以保证药品质量和用药安全。

纸质容器重量轻,厚纸板还有一定的弹性,具有不同程度的抗震作用,价格也很低廉。纸质包装遇潮、经雨易破损。上过胶者可防潮、防水,但不甚坚固;蜡纸防潮效果较好;玻璃纸不透油脂,可根据药物性质选择适宜的纸质包装。

橡胶被用来做塞子、垫圈、滴头等部件,使用时应注意橡胶塞与瓶中溶液接触可能吸收主药和防腐剂,需用该防腐剂浸泡后使用;橡胶塞用环氧树脂涂覆,可有效阻止橡胶塞中成分溶于溶液中而产生的白点干扰药物分析等现象;还应注意橡胶塞中是否有与主药、抗氧剂和防腐剂相互作用的现象,以确保药品的质量。

第四节 药品的入库验收

一、药品入库的业务程序

药品入库的业务操作,按下列程序进行。

(一)核对凭证

药品到库后,仓库收货人员首先要检查药品入库凭证,然后根据入库凭证开列的收货单位和药品名称与送交的药品和标记进行核对,如核对无误,再进行第二道程序。

(二)大数点收

点收药品的方法有两种:一是逐件点数计总,二是集中堆码点数。无论采用哪种方法,都必须做到精确无误。但对贵细药品的入库,应逐件开箱点数。

(三)验看包装

在大数点收的同时,对每件药品的包装要进行仔细的验看,查看包装有无破损、水湿、渗漏、污染等异状。对有异状的包装,可打开进行详细检查,验看内部药品有无短缺、破损或变质。

(四)办理交接

入库药品经过以上三道工序以后,就可以与送货人员办理交接手续。在以上三道工序中如无差错、破损等情况,收货人员在送货回单上盖章表示药品收讫。如有差错、破损等情况,必须在送货单上详细注明由送货人员出具差错、异状记录,分清责任,作为事后处理的意见依据。

(五)办理药品入库手续

交接后的药品必须由验收人员按规定验收无误后,由药品验收人员或保管员在药品入库凭证上盖章签收,仓库留下药品入库保管单,并注明药品存入的库房、货位,以便记账。与此同时,将药品入库凭证的其余各联,迅速送回业务部门,作为正式收货凭证,以便于业务部门安排下一步的药品销售工作,将药品及时投放市场,加速药品流转。

二、药品的验收

药品验收工作，是药品进入储存保管或销售过程之前，必须经过的一个程序。验收的目的是要保证入库药品的数量准确、质量完好，防止不合格药品入库。由于药品的品种繁多、剂型多样、产地各异、性质复杂，并且易受外界条件的影响，因此加强药品验收工作是保证药品质量、做好药品养护工作的一个重要环节。

购进的药品应符合以下基本条件：①合法企业所生产或经营的药品；②具有法定的质量标准；③除国家未规定以外，应有法定的批准文号和生产批号。进口药品应有符合规定、加盖了供货单位质量检验机构原印章的《进口药品注册证》或者《医疗产品注册证》和《进口药品检验报告书》复印件；④包装和标识符合有关规定和储运要求；⑤中药材应标明产地。

（一）验收方式

药品验收分为下厂验收和入库验收两种方式。下列产品必须下厂验收：①本地区的地产药品；②厂直调药品；③大型医疗器械产品；④需要使用专检仪器或设备检验的产品。

下厂验收时，对药品的内在质量除可以当场检验的项目之外，其他项目可按规定标准查对工厂的化验报告或测试报告。验收后，化验报告应随货同行，经仓库核对收货后，再转交质量管理机构保存，化验报告和测试报告的保存期与检验记录的保存期相同。

批量较少、质量稳定、要求简单或工厂路程较远的药品，可以实行入库验收。入库验收时，除对产品进行质量验收外，还要查对工厂的化验报告和测试报告。

（二）验收程序

① 验收员根据原始凭证、发货票、入库通知单等所列各项要求进行检查。
② 按规定进行抽样、验收。
③ 填写验收记录，验收人员按所验收的药品项目做好详细记录，并签字保存备查。

（三）验收内容

药品验收工作的内容包括药品的数量点收、包装检查与质量检查三个方面。

1. 数量点收

检查来货与单据上所列的品名、规格、产品批号及数量是否相符，如有短少、破损应查明原因。

2. 包装检查

核对各级包装标签和说明书内容是否符合国家食品药品监督管理局审定的内容，即必须注明药品的品名、规格、厂名、批准文号、批号、生产日期、有效期等，还有主要成分、含量或效价（保密品种除外）、适应证、用法、用量、禁忌、不良反应、注意事项或储藏，以及特殊药品、外用药品、危险品、非处方药等的标志。要检查内外包装质量是否有利于药品性能稳定和卫生；包装标示是否符合运输或储存要求。原料药每桶（袋）应附化验单，制剂应附成品合格证。

3. 质量检验

根据药品的质量标准或有关规定检查药品质量是否符合要求。药品质量的验收方法，包括外观性状检查和抽样送检两种。

（1）外观性状检查　由验收人员按照一般的业务知识进行感官检查，即通过眼、耳、鼻、口、手等感觉器官，并采取一定的方法检查判断各种药品的外观性状是否符合标准规定，有无变色、沉淀、分层、吸潮、结块、熔化、挥发、风化、生霉、虫蛀、异臭、污染等情况。

(2) 抽样送检　由当地药品检验所利用各种化学试剂、仪器等设备，对药品的成分、杂质、含量、效价等内在质量和微生物限度进行物理的、化学的和生物学方面的分析检验。

药品的外观性状检查简便易行，是检查药品质量的一个重要方面。但是外观性状检查除药品明显变质外尚不能确定药品变化的程度，有些药品变质后外观上却无变化。因此，要全面确定药品的质量情况，必须根据具体情况抽取一定比例的样品送当地药品检验所进行全面或部分项目的分析检验。

(四) 验收注意事项

① 严格按照法定标准和合同规定的质量条款对购进药品、销后退回药品的质量进行逐批验收。

入库药品验收符合规定标准并由验收员签字或盖章后方能入库。

② 验收时应同时对药品的包装、标签、说明书以及有关要求的证明或文件进行逐一检查。凡无批准文号、无有效期、无生产批号的药品及非药用规格或包装及其标志内容不符合规定要求的，不准验收入库。

③ 验收抽取的样品应具有代表性。抽样应具有代表性和均匀性，抽取的数量，每批在50件以下（含50件）抽取2件，50件以上的，每增加50件多抽1件，不足50件以50件计。在每件中以上、中、下三个不同部位抽样进行检查，如发现异常现象需复验时，应加倍抽样复查。

④ 验收应按有关规定做好验收记录。验收记录应详细、完整，验收记录应保存至超过药品有效期1年，但不得少于3年，以备日后考查。

⑤ 验收应在符合规定的场所进行，在规定时限内完成。药品验收应在光线充足、清洁干燥、符合卫生条件的固定场所进行，验收时应结合药品性能选择不同的验收工具。验收员不得在同一地同时进行两个或两个以上品种的验收，必须在验收完一个品种，清理现场后，再进行另一个品种的验收，严防药品交叉污染及混药事件。在一般情况下，调入药品应于到货后当天或次日验收完毕；按期验收完毕确有困难时，可及时通知发货方延长验收期限，延长期不应超过3天，并列明原因、情况及处理意见。

⑥ 验收首营品种，应凭同品种同规格同批号的药品检验报告书验收。企业对首营品种（含新规格、新剂型、新包装等）应进行合法性和资质基本情况的审核，严格验收，确保产品的质量。

第五节　药品的在库养护

药品的在库养护是指药品在仓库储存过程中进行的保养和维护工作。它是仓库药品保管的一项经常性工作，对药品储存安全、保证药品质量、减少损耗、促进药品流通有着重要的作用。

药品的在库养护应贯彻"以防为主"的原则，基本要求是根据药品的性质和包装的质量、形状，正确地选择仓位堆码和苫垫形式，合理地使用仓库面积，提高仓库利用率，并为安全保管，及时检查、盘点和药品出库等创造方便条件；按照库存药品性质的需要，控制和调节库房的温度、湿度；定期进行药品的在库检查，及时了解药品的质量变化，并采取相应的防治措施；熟悉药品性能，研究影响药品质量的各种因素，掌握药品质量变化的规律，提高药品保管养护的科学水平，及时采取各种有效措施防患于未然；保持库房的清洁卫生，做好防治微生物和鼠、虫害工作；此外，对久储和接近失效的药品，要催促有关业务部门及时调出，以避免和减少不应有的损失。因此，仓库的药品养护工作涉及面很广、科学技术性强，兹将有关的几个问题叙述如下。

一、仓库储存计划的编制和执行

药品储存计划是医药商业购销部门在一定时间内，对自有仓库或商业药品储存企业的仓库提出药品储存要求的一种计划。就仓库而言，药品储存计划是医药仓库业务计划的主体。

药品仓储部门的主要业务活动是药品的进仓、出仓和储存，有计划地安排药品储存和组织药品进出仓作业，有利于药品储存任务的完成。编制药品储存计划的依据有二：一是计划期内有多少储存任务，二是仓储部门能接受多少药品储存。

购销业务部门向仓库提报的药品储存任务，一般包括储存药品的种类、数量、包装、入出库时间等内容。仓库把各存货部门的储存计划综上所述结合起来，再结合仓库本身的储存能力加以平衡，就可编制仓库的药品储存计划。编制药品储存计划，必须做好以下三方面的平衡。

（1）药品储存数量方面的平衡　存货单位提报的储存要求和仓库储存能力不可能完全一致。存货单位储存要求小于储存能力时，仓库应当积极争取其他储存货源，以免浪费仓容；反之，仓库则采取各种措施，尽可能扩大储存药品的数量。

（2）药品储存时间方面的平衡　仓库储存的药品经常有进有出，仓容利用得好的仓库应当是经常处于接近饱和的状态。这就要做好前批药品出库与后批药品入库的衔接工作，尽可能缩短仓容空闲时间。仓库处于饱和状态是仓库经济效益的体现。

（3）对于药品储存条件的要求和仓库实有条件方面的平衡　由于各种药品的性质不同，有的怕潮，有的怕干，有的怕热，有的怕冻，有的易燃，有的有毒；由于有些药品在存放方式上有各自的要求，有的可以堆码，有的只能上货架；而库房的储存条件也往往多种多样。这就需要综合考虑，根据药品性能、储存要求和仓库条件，分类予以平衡，避免出现违章的现象。

仓库接受储存的能力是指它拥有的全部仓容中可能储存药品的数量，即空余仓容及可能挖掘和利用的潜力。空余仓容是未存货的空余面积与单位可储量的乘积。在考虑接受储存能力时，还应考虑储存药品的周转速度，其公式是：

储存药品周转次数＝计划期内药品出仓量(t)/同期药品平均储存量(t)

周转次数越大，周转速度越快，经营总量越大。

（一）药品储存计划的编制方法

仓储计划的编制方法很多，如综合平衡法、定额法、比例法、比较法、动态关系法、滚动计划法等。这里主要介绍计划编制的综合平衡法和滚动计划法。

1. 编制仓储计划的综合平衡法

综合平衡法是编制计划的基本方法。所谓平衡，就是客观事物在发展过程中各种因素之间存在着相互依存的比例关系。综合平衡就是对医药仓储业务活动各方面因素进行综合研究的平衡。医药仓储是由各环节、各工种、各岗位以及人、财、物等因素组成的有机体，这些因素必须保持适当的比例关系，这是仓储业务管理活动正常进行的基本条件。运用综合平衡法编制医药商业仓储计划，就是要使这些基本因素保持适当的比例关系，求得平衡，以使业务活动按计划的要求进行。

编制药品仓储经营计划,其综合平衡内容主要包括以下几个方面。

(1) 储存能力同存货量之间平衡　药品仓库的储存能力同各存货单位存货量之间平衡是编制仓储计划最基本的平衡。为促进储存能力与存货量之间的平衡及计划管理,必须调查、预测存货单位各个时期的存货量及其变化,并结合相应时期仓容的储存能力,采取积极措施,促进两者的平衡。

(2) 仓储经营业务环节的平衡　整个仓储经营业务分为入库、检验、储存、保管养护、出库等作业环节。同时,医药商品从入库到出库所经过的这些环节要进行实体运动,编制仓储计划要以药品储存环节为中心,使其他各作业环节在人力、物力、资金及物质技术设备方面相平衡,使整个仓储业务活动过程环环扣紧,避免重复作业。

(3) 年度计划与长期发展计划的平衡　药品仓储长期发展计划是仓储业务发展的纲领性计划,药品仓储年度计划是长期发展计划的具体化。药品仓储计划管理,必须完成当年年度计划所规定的储存任务,同时又要为下一个年度计划及更长期计划的完成创造必要条件。只有这样,才能使商业仓储适应购销业务发展的需要。因此,安排计划要采取小步子原则,瞻前顾后,树立发展观点。年度计划指标的确定既要积极先进,又要稳妥可靠,每个年度计划的完成都是长期发展计划的逐步实现。

2. 编制仓储计划的滚动计划法

(1) 滚动计划的概念　滚动计划又称滚动式计划法。它是在每次订计划时,均将计划期按时间顺序向前推移一个计划期,即向前滚动一次,采取近细远粗、边执行、边调整的办法,而不是等全部计划执行完后重新编制下一期的计划,是变静态为动态的一种计划编制方法。

滚动式计划法是国家推广的18种现代管理方法之一。它是计划方法能适应医药市场经营变化的需要,能保持经营的稳定和均衡,是医药企业进行全面计划管理,编制计划的一种科学方法。

(2) 滚动计划程序　应用滚动计划法编制仓储长期发展计划,如五年计划滚动程序,首先是编制出2000~2004年五年计划,其中2000年计划是具体的,2001年和2002年计划是较细的,2003年和2004年计划是较粗的;到2000年末,企业根据当年计划完成情况及客观条件变化等因素,找出计划与实际的差异进行分析,进行经营方针的调整。通过对原订五年计划进行必要的调整后,再编制出2001~2005年五年计划。编制时当年(2001年)计划内容具体,近期(2002~2003年)计划较细,远期(2004~2005年)计划内容较粗,如此年复一年不断地向前滚动来编制各期计划。

(3) 滚动计划的应用范围　滚动计划法不但可以用于长期发展计划的编制(如按五年计划编制的滚动程序),而且还可以用于中期计划(按三年计划编制的滚动程序)和短期计划(按季度计划或月计划编制的滚动程序)的编制。

(4) 滚动计划的特点　滚动计划是一种先进的计划编制法,它与一般计划编制方法相比具有以下特点。

第一,预见性。按滚动式计划法进行编制药品仓储计划,可以连续地预测出下期计划安排情况及存在问题。对于存在的问题,药品仓储管理可利用滚动计划及早采取措施,发展有利因素,克服不利因素。

第二,灵活性。存货部门的存货量增减变化以及其他因素,将对仓储编制的计划产生影响。按滚动计划来编制仓储计划，可根据这一变化随时灵活地对下期的计划安排进行具体、较细、较粗的调整，从而根据主客观条件使近期计划更符合客观实际。

第三，均衡性。滚动计划既要考虑本期的任务、计划的执行，又要预测下期的情况，因而可以使药品仓储业务在计划期内做到均衡经营，避免发生大起大落的现象。

第四，连续性。按滚动式计划法编制计划，本期仓储计划是在上期实际执行情况的基础上制订的，它既是上期计划的延续，又是编制下期计划的基础，这种编制计划的连续性可以使前后期计划密切衔接。

（5）滚动计划编制的基础工作　运用滚动计划法编制计划，必须做好计划管理的基础工作，加强医药市场调查和市场预测，提高药品仓储计划的预见性和适合性；加强药品仓储经济活动分析，保证下次滚动计划的编制质量；加强综合管理，做好全面经济核算和质量管理；尚要有专门负责的计划人员，并熟悉滚动计划的编制技术、预测技术等。

（二）药品仓储计划的执行和检查

编制计划只是计划工作的开始。计划管理工作的重点在于计划编制并经上级批准下达后，如何组织实施和不断提高其准确性。

药品仓储计划下达后，药品仓储部门根据药品进-出-存计划指标，加强与购销业务部门联系，组织好药品进出仓业务，使仓储业务活动在计划指导下有秩序地进行。在药品储存计划不能正确执行时，则应采取相应措施，组织新的平衡。

为了及时发现薄弱环节、采取相应的措施、促进全面完成计划，还要对计划执行情况进行监督与检查。药品储存计划执行情况的检查，可采取由分库、仓库、仓储主管部门分级按旬、按月检查的办法。检查的内容是通过药品进-出-存报表查阅各购销业务部门的药品进-出-存的进度和完成计划的程度；各购销业务部门的药品进仓量是否超过计划指标和是否存在超计划储存的情况及原因；执行方针政策的情况和存在的问题。检查的结果除向上级汇报外，还须及时通知业务调配人员，以使他们正确掌握接受药品储存的限度，避免发生脱节现象。

二、药品的合理储存安排

（一）药品的分区分类储存与货位编号

入库药品的储存安排，是以合理安排入库药品的储存地点为先决条件的，既要考虑入库药品不同的保管特点，又要具体结合仓库的储存、吞吐条件，采取科学的保管方法。

目前医药经营部门的仓库，常按药品剂型分成原料药、散剂、片丸剂、注射剂、酊水糖浆剂、软膏剂等类别，采取同类集中存放的办法进行保管。然后又选择每一类药品最适宜存放的地点，把存放地点划分为若干货区，每区又划分为若干货位，并按顺序编号。这种管理方法即一般称谓的"分区分类，货位编号"。

1. 药品的分区分类存入

分区分类是指药品实行分区存放、分类保管，是仓库对储存药品在库保管阶段的科学管理方法之一。

分区是按药品类别、储存数量结合仓库建筑和设备条件，将仓库面积划分为若干货区，并规定某一货区存放某些商品。为了解决各货区间的忙闲不均现象，可留出机动货区，或调整货区存放的商品种类，或重新划分货区。

分类是将药品按其性质和所要求的储存条件划成若干类，分类集中存放。根据分类，确定药品堆码在什么类型的仓库,如常温库、阴凉库、冷藏库或危险品库。同一库内还应根据药品包装重量和出入库的多少来正确安排堆码位置,如笨重的、出入频繁的品种存放在离出入口较近的地方。

实行分区分类存放管理的主要作用是加速收发货业务的顺利进行;合理使用仓容;有利于保管员掌握药品进出库的活动规律,熟悉药品性能,提高药品保管技术水平。

2. 货位编号

货位编号是在分区分类的基础上,对每个货区中存放药品的货位按顺序进行统一编号,作出标记,以便识别。明显、清晰的货位编号使药品存放位置一目了然、便于管理。其作用:第一,可使保管人员熟悉药品存放情况,便于管理;第二,能提高仓库收、发货作业,缩短收发货作业时间;第三,便于盘点库存,促进账、货相符。

货位编号就好比药品在库中的"住址"。做好货位编号工作,应从不同的仓库条件、商品类别和批量整零的情况出发,做好标记设置、货位划线及编号秩序,以符合"标记明显易找,编排循规有序"的要求。

货位编号通常采用以下几种方法。

(1) 整个仓库编号　整个仓库编号是根据仓库建筑结构及其分布状况来进行的。一个仓库的库房、货场齐备,则房、棚、场的编号应有明显区别。可在编号末尾加注"棚"或"场"的字样,如无"棚"或"场"的字样者,则为库房的编号。

整个库房编号有两种方法:一是以进入仓库正面的方向,左面单号右面双号的顺序排列;二是以进入仓库正门的方向,按货场的远近自左而右的顺序排列。

(2) 货场货位编号　货场货位编号,目前有两种方法:一是按照货位的排列编成排号,再在排号内顺序编号;二是不编排号,采取自左而右和自前而后的方法顺序编号。

(3) 货架货位编号　在以整件药品进出的仓库里,货架的作用主要是提高库房高度利用率。在以拆件发零的仓库里,日常备货要存放在货架眼内。编号方法一般采用以排为单位的货位编号,将仓库内所有的货架以进入库门的方向自左而右顺序编号,继而对每排货架的夹层或格眼,在排的范围内自下而上、自前而后的顺序编号。

货位编号后,应作出标记。一般用油漆将编号书写在库房的入口处或其他醒目的地方。货区的编号书写在货位上方的顶梁或货位旁的柱子上,或货位一头的地面上,或以编号标牌用铁丝悬挂在货位的顶端。排号的标记书写在货架或垫木上,货位号的标记书写在货架的货格上,或用标牌、货签插挂在药品包装上。

此外,还可以运用图板管理,就是把仓库药品储存规划绘制成平方图予以说明。在进行分区分类和货位编号后,还必须绘制仓库平面图,它可将库房的药品存放情况全部反映出来,并且将其悬挂在仓库办公室或库房明显之处,便于进货安排、寻找药品堆放点,提高工作效率。

(二) 药品的合理堆放

药品堆码是指仓储药品堆存的形式和方法。合理的药品堆码,有利于仓库人身、药品、设备、建筑物的安全,有利于收货的存取和在库养护的作业,有利于提高仓容利用率。

1. 堆码原则

(1) 保证药品储存质量　药品入库之后,应该根据各种药品的性质,结合仓库实际情况合理堆放,一般不要把怕热的药品存放在仓库的南边,因为南边常受阳光照射,温度较高;含有芳香性易挥发成分或易风化的药品,不要堆放于门窗或通道附近,以免过度风吹导致药品有效成分散失或风化；见光易变质的药品，堆放处应设法避光；怕潮易变质的药品可置于楼上或放在货架上层。

(2) 充分利用空间，保证仓库安全　库房空间均有一定限度，储存药品时应注意库房容量。在不影响通道及防火装置的情况下，要充分利用空间，以达到既提高仓库储藏量，又保证库房安全的目的。

(3) 有利收发，方便工作　存放地点要固定，安排层次要清楚，既要美观整洁，又能方便工作。可将药品分门别类、顺序编号存放。

2. 货垛的间距要求

① 垛与墙的间距不小于 30cm。

② 垛与屋顶（房梁）的间距（下弦）不小于 30cm。

③ 垛与库房水暖散热器、供暖管道的距离不小于 30cm。

④ 垛与地面的间距不小于 10cm。

3. 堆码方法

药品的堆码形式很多，但对于药品的堆码一般多采用立方垛，它根据药品的种类、性质、规格、包装、体积、重量以及存放场所、设备条件和不同季节，采取不同的堆码方法。药品堆码的方法有以下几类。

(1) 直码法　直码法是整整齐齐地把上一层物料按同一方向摆在下一层物料的上面。本法便于码垛和统计。

(2) 压缝法　压缝法又叫小垛并大垛法。即把上一层货物交叉放在下一层货物上。本法适用于堆放长方形箱装药品，稳固性较大。

(3) 货架堆码法　货架堆码法主要适用于零星的或进出频繁而数量又不太大的药品，可不因取货临时开箱而影响发货速度，同时也有利于防止零星药品丢失。

(4) 托盘堆码法　托盘堆码法是以托盘为堆货的基本单元，用叉车作业的一种方法。

在药品仓库中，大型仓库多采用托盘堆码与垛堆相结合的方法，需拆箱的零星药品采用货架堆码法。

4. 安全堆码

仓库安全堆码是指堆码药品作业时要保证人身、药品、设备安全。为此，必须做到不超过仓库地面负荷能力，不压坏药品和包装。

为了不超过仓库地面的负荷能力及库房高度，必须进行可堆层数的计算。货垛可堆层数的计算分为两种：一种是在库房地面安全负荷范围内不超重的计算单位重量的方法；另一种是在库房高度范围内不超高的计算数量方法。

(1) 货垛不超重可堆层数的计算　货垛不超重可堆层数以一件商品的占地面积计算，其公式是：

不超重可堆层数＝每件商品实占面积×每平方米核定载重量/每件商品的毛重

例如，一件药品面积 0.48m×0.40m，毛重 38kg，每平方米核定载重量 1500kg。其不超重可堆层数是：

$$0.48 \times 0.40 \times 1500/38 \approx 7 = 7(层)$$

(2) 货垛不超高可堆层数的计算　货垛不超高可堆层数，是指货垛留出必要的顶距以后的可堆层数，其计算公式是：

不超高可堆层数＝[库房实际高度－顶距－（地距）]/每件药品高度

例如，每层建筑房的中层仓间，高度 4.5m，储存药品每件高度 0.36m，其不超高可堆层数是：

$$(4.5-0.3)/0.36 \approx 11 = 11（层）$$

如要留地距，还应减去地距再计算。

5. 堆码注意事项

① 要计算好仓库每个区场的最大储存量，做到既能充分利用空间，又不超过负荷重量。

② 堆垛应合乎防火规定，要与防火门、电器装置等保持一定距离，以利于对药品进行检查、搬运和消防。

③ 堆码时应注意轻拿轻放，切勿倒置，爱护药品和包装。根据药品性质和包装质地，注意堆码高度，以免损坏药品和包装。为了防止车辆撞坏货垛，必要时，在走道转弯处紧附货垛应设护角板。

④ 质地较重、体积庞大而又不需久储的药品应堆放在离装卸地点较近的区场中；药质较轻者可堆放在中心区场并尽量堆高。

⑤ 药品的储存均应实行色标管理。在不同的库（区）应标注色标；合格品库（区）、发货库（区）、零售称取区为绿色，不合格品库（区）为红色，退货与待验库（区）为黄色。

⑥ 入库药品依据先产先出、先进先出、近期先出、易变先出的原则，按生产批号和药品效期分别堆放。

（三）药品苫垫管理

在药品堆码之前和完成之后，要对货垛进行垫垛和苫垛，即药品苫垫。药品苫垫是指对药品堆码的货垛进行上苫与下垫，它是防止药品受到侵蚀的一项重要措施。

垫垛是指按垛形尺寸和负荷重量，在垛底放上适当的衬垫物，如石礅、石条、水泥条及枕木等，用以减少地面潮气对药品的不良影响。垫垛的方法和所用材料应根据药品性能和存放场所的设备条件决定，一般货场的垛垫要比库房的垛垫高。货场多用水泥块、石块、枕木等；而库房一般用垫板或枕木。垫垛应注意下垫物要铺平及衬垫物的负重要均衡，以防货垛变形、倒塌，并要注意对衬垫物的保管和节约。

三、温湿度管理

温度和湿度是影响药品变质的重要因素，温湿度管理不当常会促使药品发生分解、挥发、熔化、变形、冻结、潮解、风化、稀释、溶化、发酵、酸败、生霉、虫蛀等变化，以至变质失效。所以建立仓库温湿度管理制度，严格控制仓库的温湿度，这是防止药品霉坏变质的基本条件，是做好药品养护工作的关键。

（一）关于温湿度的基本仪器

1. 温度和测量温度的仪器

温度是表示物质冷热的程度，空气的温度称为气温，测量温度的仪器称为温度计。温度计是根据物质热胀冷缩的原理，利用对冷热变化敏感的物质（如水银或酒精等）制成。酒精为无色液体，沸点较低，所以通常染成桃红色制成酒精温度计，用于测量较低的温度；测量较高温度和准确性要求较高的应选用水银温度计。

通常测量室温用普通温度计（感温液体为水银或酒精）就可以了，但在仓库内常需知道每天的最高和最低温度，找出变化的规律，以便改善储藏条件。这就要采用一些特殊形式的温度计，最常用的是"最高最低温度计"。

最高最低温度计是一支同时填装酒精和水银的 U 形玻璃弯管，左面支管指最低温度，右面支管指最高温度，两管中均有玻璃指针，指针由细弹簧撑在管的内壁，所以不会自动下降。当温度升高时，左管内乙醇膨胀，挤压水银向右管移动，同时将右管水银面上的指针向上推动，指示最高温度；反之，温度下降则左管水银面上指针移动，即指出最低温度。因此，这种温度计可以自动记录一定时间间隔的最高和最低温度，记录后用小磁铁在管外将指针吸到水银表面，又可继续使用。应注意最高最低温度计在使用时不得横卧、倒置，以免酒精渗入水银中，使所示温度不准确。

此外，测量温度的仪器尚有自动记录温度计和半导体点温计，但少用。

常用温度计按其温度表示方法不同有摄氏和华氏两种。它们以水沸腾时的温度（沸点）和水结冰时的温度（冰点）作为两个基准点。摄氏温度表以结冰点为零度，沸点为 100 度。中间分为 100 个等分，每 1 等分为 1 度，一般用符号"℃"表示，例如 30℃ 为 30 摄氏度。华氏温度表以结冰点为 32 度，沸点为 212 度，中间分 180 个等分，每 1 等分为 1 度，一般用符号"F"表示，例如"86°F"为 86 华氏度。

华氏温度 1 度相当于摄氏温度的 5/9 度，摄氏温度 1 度相当于华氏温度的 9/5 度。因此，华氏度与摄氏温度可按下列公式换算：

$$t_℃ = (t_F - 32) \times 5/9$$
$$t_F = t_℃ \times 9/5 + 32$$

2. 湿度和测量湿度的仪器

空气中含有水蒸气的量称为湿度。因为地面上的水分不断蒸发，所以空气中总是含有一定量的水蒸气。空气中水蒸气含量愈多湿度愈大；反之湿度就小。

表示空气湿度的方式有饱和湿度、绝对湿度和相对湿度三种。

饱和湿度：是指在一定温度下每 $1m^3$ 空气中所含水蒸气的最大量。单位用每立方米含水质量（g）（g/m^3）表示；亦可用水蒸气压力表示，水蒸气压力的大小可以用测量气压的单位 mmHg 或 mbar（1mbar=1kdyn/cm^2，1bar=10^5Pa）来表示。在一定温度下，空气的饱和湿度是固定不变的。

mbar 和 g/m^3 的换算公式：

$$mbar = (273 + t_℃) \times g/m^3 / 217$$

绝对湿度：指空气中实际所含的水蒸气量。与饱和湿度一样，亦可用密度（g/m^3）和水蒸气压力（mmHg 或 mbar）来表示其单位。温度对绝对湿度同样有直接影响。空气温度愈高，水蒸发愈多，绝对湿度也愈大；反之温度愈低，绝对湿度愈小。

相对湿度：空气中实际含有水蒸气量（绝对湿度）与同温度同体积的空气饱和水蒸气量（饱和湿度）之百分比，称为相对湿度。用公式表示如下：

$$相对湿度(\%) = 绝对湿度/饱和湿度 \times 100\%$$

相对湿度是衡量空气水蒸气饱和程度的一个指数，相对湿度小表示空气干燥，水分容易蒸发；相对湿度大，表示空气潮湿，水分不容易蒸发；当相对湿度达 100% 时，空气中的水蒸气已达饱和状态，水分就不再继续蒸发；如果空气中的水蒸气超过饱和状态，就凝结为水珠附着在物体的表面上，这种现象叫"水淞"，俗称"出汗"。所以相对湿度对药品质量有很密切关系，相对湿度大时，易使药品受潮而发生潮解、发霉或分解变质等一系列的变化；相对湿度过小时，又会使药品发生风化或干裂等情况。一般说，正常的相对湿度应在 40%～75% 之间，如在 40% 以下即显得过于干燥，而高达 75% 以上即显得过于潮湿。因此，在仓储保管工作中应不断测记库内外空气的相对湿度,以便采取相应的调节措施。

测定相对湿度的仪器通常有如下几种。

干湿球温度计(简称干湿度计)是最常用的温湿度测量仪器,系由两支温度计平行地钉在有刻度的木板上,右边温度计下端的球部分用纱布包裹,并将纱布条浸在盛有蒸馏水或冷开水的小玻璃管中,由于纱布吸水使温度计球体湿润,称为湿球,另一支温度计为干球。因湿球上水分的蒸发需要吸收热量,所以湿球的示度常比干球低。空气愈干燥,纱布上的水分蒸发愈快,湿球的示度下降愈多;只有空气中的水蒸气达饱和状态时,纱布上的水分不再蒸发,湿球与干球的示度相差很小或完全相同。根据这一原理,利用干球与湿球的温度差,由相对湿度表就能直接查出当时的相对湿度。例如:干球示度为82°F,湿球为77°F,干湿球温度差为 $82-77=5$ (°F),然后转动干湿球温度计中间水轴上的相对湿度表,使在最上一行的刻度指标"5"处即停止,再从木球边的湿球示度77°F处向木轴上找到与77°F并列一行的读数76,即为当时的相对湿度,则表示相对湿度为76%。现在有些干湿球计是以摄氏示度计算干球与湿球的温度差,相对湿度通过查表即得,方法同上。

毛发湿度计是利用脱脂毛发吸收水分时伸长,在干燥时缩短的原理制成。其毛发与一指针相连,由指针的示数就可直接读出相对湿度的百分数。本品性能稳定,在0℃以下也可使用,但容易损坏,且精确度差。

现在,温湿度的测量利用电脑可自动计算及控制,如仓库温湿度微机自动巡测仪、THR-1型仓库温湿度测调及管理系统等。

(二) 温湿度的变化及测记

仓库温湿度直接受气候变化的影响,只是库内温湿度变化的时间比库外慢些,变化程度小些。因此,我们除了要熟悉各种药品的特性外,还必须了解气候变化的规律,掌握温湿度年变化和日变化的情况,以及气候对不同仓库的影响,做好仓库温湿度的测记,以便适当地控制和调节库内温湿度,创造适宜的储存条件,保证药品的质量。

(三) 调节仓库温湿度的措施

根据温湿度的记录找出仓库温湿度变化的规律,结合药品的性质与包装,可采取下列措施调节仓库的温湿度。

1. 防潮

易吸潮变质的药品在储存中应注意防潮。对这类药品除必须包装严密外,当仓库相对湿度在75%以上时,应采取措施降低仓库的湿度。目前,调节和控制库房湿度的措施主要是采取通风、密封和吸潮相结合的方法。

(1) 通风散潮 先检查干湿度计,查出当时库内外的温湿度,掌握库外空气的水气量必须低于库内的原则,然后按下述条件进行比较,考虑能否通风。

当库内温度、相对湿度都高于库外时,可长时间开启门窗通风,能使库内温湿度均有一定程度降低;当库内温度、相对湿度都低于库外时,应密闭门窗,不可通风;当库外温度略高于库内,但不超过3℃,而绝对湿度和相对湿度都低于库内时,亦可通风;当库外温度高于库内3℃以上,则不能通风,因热空气进入库内后,由于其温度升高,相对湿度能立即增加,使药品更易吸潮;库外绝对湿度和相对湿度都高于库内,虽库外温度低于库内,亦不宜通风,否则带进潮气。

因此在一天中虽然凌晨2~5时库外温度低,但此时相对湿度最大,不宜通风;一般应在上午8~12时,即当温度逐渐上升,湿度逐渐下降时通风较为适宜。另外,还可结合经验,一般天气晴朗或阴天但云块不黑并有东北风、北风或西北风时可以通风，但要对比一下库内外温湿度再进行。雨天、大雾天、雨后初晴以及沿海地区刮南风、东南风时则不宜通风。

通风时除开启门窗进行自然通风外，有条件的还可以装置排风扇等通风设备进行通风散潮，但应注意危险品不宜使用。

（2）密封防潮　密封是隔绝外界空气中潮气的侵入，避免或减少空气中水分对药品的影响，以达到防潮目的。密封就是将库房的门窗缝隙用纸糊好，将通风洞、气孔堵塞，只留一两个门进出。门亦可做成二道门，并挂厚棉帘。此外，还可根据药品的性质和数量，采用塑料薄膜等材料进行密封垛、密封货架、密封箱等形式防潮。应指出，我们能做到的只是相对密封，并不能完全隔绝潮气对药品的影响，故进行密封保管时，最好结合吸湿降潮或通风的方法，以取得最好的效果。

（3）吸湿降潮　在梅雨季节或阴雨天，当库内湿度过高、不适宜药品的储存，而库外湿度也过大、不宜进行通风散潮时，可以在密封库内用吸潮的方法降低库内湿度。比较好的方法用空气去湿机除去空气中的水分，以降低空气的相对湿度。还可以用吸潮剂吸湿降潮，常用的吸潮剂有生石灰、木炭、无水氯化钙、硅胶等。

（4）机械除湿　安装具有除湿功能的空调或增设除湿设备，当库内相对湿度超标时，即启用此类设备以达除湿目的。

2．防热

凡容易风化、挥发和遇热易变质的药品，温度升高可加速其变化，在储存时都要加强密闭，注意防热。一般可采取下列措施。

（1）通风降温　当库内温度高于库外时，可启开门窗通风降温。在夏季，对于不易吸潮的药品可以进行夜间通风，直到日出后气温回升再停止通风。应注意通风要结合湿度一起考虑，因为药品往往怕热也怕潮，只要库外温度和相对湿度低于库内就可以通风降温。

（2）遮光降温　在库房外搭天棚或在库顶上 30～40cm 外搭一席棚，并在日光曝晒的墙外也搭上席棚，减少日光的辐射热，使库内温度下降。

（3）加冰降温　选择密闭、隔热条件好的库房，加冰使室内温度降低。一般是将冰块或冰盐混合物盛于铁桶或木槽内，盛冰容器置于库内较高处（高度 1.5m 左右）便于冷空气下沉，或采用电扇对准冰块吹风以加速对流，提高降温效果。由于冰融化会使库内湿度增加，所以多不采用加冰降温的方法。

（4）安装空调　按仓库面积适当安装空调设备，当温度超标时，即启用空调降温。

（5）冷藏库或电冰箱　这种冰冻设备多数是利用压缩式制冷机来制冷，并用隔热箱或房间来保持低温；可以随意调节至所需要的温度，并能自动控制，不需专人管理。若药品数量较少并且不易潮解者，可置普通型的电冰箱内保存，其温度可控制在 2～10℃。

（6）地下室或地窖　在夏季，地下室或地窖温度较低，一般可以存放遇热易变质的药品。但地下室或地窖湿度较大，所以只适用于不怕潮湿的药品（如安瓿熔封的注射剂），或采取特别的密封防潮措施。

3．防冻

某些药品在低温或冻结后可能发生变质，或冻结后使容器破裂，故在冬季特别是严寒地区要采取保温防冻措施。

（1）保温库　在仓库顶棚、门窗添置保温装置（通常采用夹层窗户、门上悬挂棉门帘），并经常使门窗关闭严密。库房四周的墙用夹壁墙，内以稻糠、锯末等绝热物质填充。这种库房适用于不太冷的地区，能保持一定库温，受库外气温高低变化的影响较小，地下室、地窖、窑洞的温度在冬季常较地面略高，在洞口挂置棉门帘密闭，也可以作为保温库使用。

(2) 暖气库 在有暖气的地方，可在库内靠墙壁处安装暖气片，密闭门窗，使库内保持适当温度。暖气库具有散热均匀、温度容易调节、清洁、无火灾危险等优点。但应使药品离散热器有一定距离，并注意暖气管、暖气片有无漏水情况。

四、药品的保管方法

药品在储存期间的稳定性，除了与生产工艺、包装方式及药品本身的性质有关外，还与其储存条件的保管方法有密切的关系。如果储存保管不当，同样会使药品变质、失去疗效，贻误病情，甚至危及生命，有的还可能引起药品爆炸或燃烧，造成人员伤亡和财产的损失。因此为了保证药品质量和储存安全，必须加强保管工作。首先必须充分了解各种药品的理化性质以及剂型和包装特点，同时还要熟知外界因素对药品产生什么影响，然后提供正确的储存条件和采取科学的保管方法。现将药品的一般保管方法及特殊保管方法叙述如下，至于各种剂型的保管要求及各具体品种的保管方法可参考各论有关项如下。

(一) 药品的一般保管方法

① 一般药品都应按照药典"贮藏"项下规定的条件进行储存与保管，也可根据药品的性质、包装、出入库规律及仓库的具体条件等因地制宜进行，以保证药品质量正常、数量准确和储藏安全。

② 应按药品的性质、剂型并结合仓库的实际情况，采取"分区分类、货位编号"的方法加以妥善保管。

③ 堆码存放应符合药品保管的要求，同时应注意药品与非药品、内服药与外用药应分开存放；易串味的药品、中药材、中药饮片以及危险品等应与其他药品分开存放；名称容易混淆药品（如甘汞、升汞等）应分别存放。

④ 实行药品保管责任制度，建立保管账、保管卡，正确记载药品的进、出、存动态，经常检查，定期盘点，保证账、卡、货相符。

⑤ 库房的相对湿度应保持在45%～75%之间，并经常保持清洁卫生。采取有效措施，防止药品生霉、虫蛀或鼠咬。

⑥ 加强安全防护措施，确保仓库、药品和人身安全。

(二) 药品的特殊保管方法

1. 性质不稳定药品的保管方法

① 遇光易变质的药品应置于避光容器内，在阴凉干燥的暗处存放，防止日光照射。

② 受热易变质、易挥发的药品应注意密封在阴凉处保存，或置冷藏库防热保管。易风化药品也不宜储存于温度过高和过于干燥的地方，以免失去结晶水，影响剂量准确。

③ 怕冻药品在低温下易变质或冻裂容器，一般应在0℃以上仓库保存，防止冻结。

④ 易吸潮引湿的药品和易霉变、虫蛀的药品应在干燥的凉处保存，梅雨季节应注意采取防潮、防热措施。

⑤ 易串味的药品应储存于凉处，与一般药品特别是吸附性药品要隔离存放。易氧化和易吸收二氧化碳的药品应注意密封保存。

2. 特殊管理药品的保管方法

《药品管理法》将医疗用毒性药品、精神药品、麻醉药品及放射性药品列为特殊管理的药品，实行特殊的管理办法。管理办法由国务院有关部门制定，有关生产、经营、使用部门应严格遵守，加强管理。现将它们的保管方法叙述如下：

① 医疗用毒性药品、精神药品、麻醉药品、放射性药品绝不能与其他药品混合存放，应专库或专柜集中存放，各品种之间要有适当距离，设立专职人员保管，严格遵守专用账卡登记管理制度。

② 严格出入库手续，随时和定期盘点，要求数字准确，账货相符。

③ 结合药品性能考虑储藏条件，绝大多数毒、麻、精、放药物遇光易变质，故应注意避光保存。

④ 由于破损、变质、过期失效而不可供药用的医疗用毒性药品、精神药品和麻醉药品，应清理登记、列表上报、监督销毁，不得随便处理。

⑤ 放射性药品的储存应具有与放射剂量相适应的防护装置。放射性药品置放的铅容器应避免拖拉或撞击。

3. 危险药品的保管方法

危险药品是指受光、热、空气、水分、撞击等外界因素的影响可以引起燃烧、爆炸或具有腐蚀性、刺激性、剧毒性和放射性的药品。危险品按理化性质和危害性可划分为下述八类：爆炸品（如硝酸甘油）、氧化剂（如高锰酸钾）、压缩气体和液化气（如环氧乙烷）、易燃液体（如乙醚、乙醇）、易燃固体（如硫磺、樟脑）、毒害品（如醋酸苯汞、三氯甲烷）、腐蚀性药品（如盐酸、甲醛）、药用放射性同位素（如钴60、碘131）。

以上所述的危险药品具有爆炸、燃烧、中毒、腐蚀等特点，如果处理不当，在储藏、运输和使用过程中，就会酿成重大灾害，不仅使财产受损，而且能造成人畜中毒、伤亡或环境污染。因此，在保管危险品时，首先必须熟悉各种危险药品的特性，并且严格执行国务院《化学危险物品管理条例》中的各项有关规定，采取适当措施，预防险情的发生。

危险药品的储藏以防火、防爆、确保安全为关键，其保管方法如下。

① 危险药品应储存于危险品仓库内，按其理化性质、危险程度以及与消防方法是否有抵触，分区、分类和分堆保管，对互相接触能引起燃烧、爆炸或产生毒害气体的危险品，不得同库储存。基层单位如少量短期储存，应单独存放在与其他库房有一定距离的小库房内，隔绝火源，分类存放，并采取必要的安全措施。

② 危险药品中的毒害品、爆炸品、放射性药品，应严格实行双人双锁管理制度。

③ 危险药品库内堆垛应稳固，不宜过高、过密，一级危险品堆垛面积不得超过 $40m^2$；一般危险品不得超过 $80m^2$；堆垛之间和堆垛与墙壁之间应该留出一定的间距、通道和通风口，以减少隐患并便于搬运和检查。

④ 库内应有通风降温设备，可以利用门窗进行自然通风，或在适当高度装有通风管。炎热季节温度过高，尚应采取相应降温措施。

⑤ 放射性药品的储存应具有与放射剂量相适应的防护装置；置放放射药品的铅容器应避免拖拉或撞击。

⑥ 注意安全操作，搬运药品时应轻拿轻放，防止震动、撞击、摩擦、重压或倾倒。在室内禁止用铁器开箱或敲打，不得穿钉鞋在库内出入，金属容器避免拖拉或撞击。收发货时，另辟专室进行开箱、分装、打包等工作。

⑦ 经常检查包装容器是否严密，若发现封口不牢、渗漏或有破损等现象，应在指定安全地点进行整修，或及时与有关部门联系处理。

⑧ 严禁烟火，库房内不得安装火炉，库房门外应配置足够而适当的消防器材，以保证安全。

五、药品的在库检查

药品在库储存期间，由于经常受到外界环境因素的影响，随时都有可能出现各种质量变化现象。因此，除需采取适当的保管、养护措施外，还必须经常地和定期地进行在库检查，以便采取相应的防护措施，并验证所采取养护措施的成效。

（一）检查的时间和方法

应根据药品的性质及其变化规律，结合季节气候、储存环境和储存时间长短等因素掌握药品检查的时间和方法，大致可分以下三种。

1. 三三四检查

对进货达三个月以上的库存药品，于每个季度的第一个月检查30%，第二个月检查30%，第三个月检查40%，使库存药品每个季度能全面检查一次。

2. 定期检查

一般规定上、下半年对库存药品逐堆逐垛各进行一次全面检查。特别是对性质不稳定的药品要加强检查，对特殊管理的药品要重点检查。

3. 突击检查

一般是在汛期、雨季、梅雨季、高温期、严寒期或者发现有质量变化苗头的时候，临时组织力量进行全部或局部的检查。

（二）检查的内容和要求

药品检查的内容包括库房内的温湿度，药品储存条件及药品是否分类存放、货位编号、货垛堆码、上苫下垫、货垛间距离等是否符合规定要求，药品有无倒置侧放现象，外观性状是否正常，包装有无破损等。检查时要做详细记录，要求查一个品规记录一个，做到边检查、边整改，发现问题及时处理。检查完毕，还要对检查情况进行综合整理，写出质量小结，作为分析的依据和研究药品质量变化规律的资料。同时，还要结合检查工作不断总结经验，提高在库药品的保管养护工作水平。

第六节 药品的出库验发

药品出库是药品在流通领域中的一个重要环节，也是防止不合格药品进入市场的重要关卡。药品的出库验发是指对销售、调拨的药品出库前进行检查，以保证其数量准确、质量合格。药品出库一般有两个去向：一是发往医疗单位，直接供给临床使用，称为纯销或系统外销售；另一个是调往各地医药经营单位，称为内调或系统内调拨。系统外销售零件多，运输距离短，使用的时间快；系统内调拨整件多，运输距离长，许多药品要经过中途转运，而且不是在短时间内使用的。因此，发货时一定要根据客户的购销合同要求或双方签订的质量保证协议规定执行。

药品验发是一项细致而繁杂的工作，必须严格执行出库验发制度，具体要求做到以下三点。

一、坚持"三查六对"制度

药品出库验发，首先是将发票进行"三查"，即查核购销单位、发票印鉴、开票日期是否符合要求；然后将发票与实物进行"六对"，即对货号、品名、规格、单位、数量、包装是否相符。

二、掌握"四先出"和按批号发货的原则

"四先出"即先产先出、先进先出、易变先出、近期先出。具体要求如下。

（一）先产先出

先产先出指库存同一药品，对先生产的批号尽量先出库。药品出库采取"先产先出"，有利于库存药品不断更新，以确保其质量。

（二）先进先出

先进先出指同一药品的进货，按进库的先后顺序出库。医药商业部门进货频繁，渠道较多，同一品种不同厂牌的进货较为普通，加之库存量大，堆垛分散，如不掌握"先进先出"就有可能将后进库的药品发出，而先进库的药品未发，时间一长，存库较久的药品就易变质。只有坚持"先进先出"，才能使不同厂牌的相同品种都能做到"先产先出"，经常保持库存药品的轮换。

（三）易变先出

易变先出指库存的同一药品，不宜久储、易于变质的尽先出库。有的药品虽然后入库，但由于受到阳光、气温、湿气、空气等外界因素的影响，比先入库的药品易于变质。在这种情况下，药品出库时就不能机械地采用"先产先出"，而应根据药品的质量情况，将易霉、易坏、不宜久储的尽先出库。

（四）近期先出

近期先出指库存有"效期"的同一药品，对接近失效期的先行出库。对仓库来说，所谓"近失效期"，应包括给这些药品留有调运、供应和使用的时间，使其在失效之前进入市场并投入使用。某些药品虽然离失效期尚远，但因遭到意外事故不宜久储时，则应采取"易变先出"办法尽先调出，以免受到损失。

三、执行"十不出库"规定

凡质量可疑、过期失效、报废、霉变、虫蛀、鼠咬、包装和标签不符合规定及破损，国家食品药品监督管理局公布淘汰的与抽验不合格的药品一律不准出库，严禁作为正常药品验发出售。

第七节 药品的包装和运输

一、药品的包装

药品都需要包装。包装的目的在于使成品便于分发、应用、储藏，既能保证质量，又要美观牢固，并能耐受运输的撞击震动。药品的包装可以分为内包装和外包装。内包装是指直接与药品接触的包装材料，如玻璃瓶、塑料瓶、软锡管、安瓿、纸箱、纸盒、纸袋、牛皮纸、铁听等，另外还包括瓶盖、瓶塞、标签和瓶内填充物。外包装是内包装外面的包装物，如木箱、纤维板箱、纸箱、木桶、金属桶、麻袋、布袋等。内、外包装之间还装有一定的衬垫物，用来保护内容物免受碰撞挤压，常用的有纸屑、瓦楞纸、衬板、泡膜、塑料制品等。药品包装质量的优劣及包装容器的形式，与药品质量有密切关系。因此药品的包装必须完整

良好，应符合一定的要求。

(一) 药品包装的基本要求

根据药品的性质和运输保管的特点，药品包装应满足以下要求。

(1) 包装容器的材质、种类、封口应适合所装药品的理化性质和剂型的特点　由于药品剂型众多，性质复杂，对包装容器的材质、种类有不同的要求。如片剂、胶囊剂宜装于广口瓶中，瓶子内填充药棉或细纸条，瓶口以瓶塞塞紧或蜡纸封口，烫蜡后加盖，以防制剂受潮变质或破损，也可用铝塑包装。酊水糖浆剂类液体药品应采用小口瓶，以软木塞或橡皮塞衬玻璃纸紧塞或以塑料塞紧塞，再加盖，防止渗漏或霉变。注射剂应熔封或严封，装入有间隔的纸盒或纸箱内，能紧密夹持，不得松动，以免搬运时震动破损，如属需要避光的药品，盒内应覆盖黑纸。软膏剂可装在锡管、塑料管、广口瓶、扁形金属或塑料盒内，但含有与金属能发生作用的药品不应用金属容器盛装。易挥发、风化、碳酸化、串味及吸潮的药品，应采用密封包装，不得有漏气现象。怕光易氧化的药品应采用遮光容器，通常装于棕色的玻璃瓶中或在普通玻璃瓶外裹以黑纸。对软木塞有腐蚀的药品如矿酸、碘等，应盛装于带有磨口玻塞的玻璃瓶中，瓶塞以线绳与瓶口结扎牢实，并烫蜡封固。碱类液体药品如氨溶液等，不宜使用软木塞或玻璃塞，因它们能腐蚀软木塞，并可使玻璃塞无法启开，因此应以橡皮塞或塑料塞封口。此外，对于危险药品遵照"危险货物运输规则"的规定使用适宜的包装。一般要求包装牢固，木箱内填塞妥实。

(2) 包装容器应完整良好，有一定的强度及适当的衬垫物　药品的包装容器应有一定的强度，在内、外包装之间要有适当的衬垫物，使之能经受运输、储藏过程中正常的冲撞、震动、摩擦和挤压。衬垫物要清洁干燥，不应有发霉、虫蛀、鼠咬等现象，其弹性量可视物品的重量和脆弱程度而定。

(3) 包装材料应能使药品经受一定范围内温度的变化　由于我国地域广阔，在同一时间内各地气温可以相差很大，如一月份平均气温，广州为 13.4℃，上海为 3.3℃，而哈尔滨为 $-19.7℃$；七月份平均最高气温，武汉为 29℃，而乌鲁木齐为 14.7℃，因此有些药品在远距离运输时，也会受温度影响而发生一些变化，要求包装能适应此种变化。此外，我国在同时间内各地相对湿度相差也很大，如八月平均相对湿度，上海、广州为 82%～83%，兰州为 65%，而吐鲁番为 34%。所以药品包装的防潮措施应按相对湿度最大的地区考虑。一般要求包装具有一定防潮性能，纸箱本身应刷油，特别是对于怕潮的药品更应在箱内采用防潮材料衬垫，常用的有沥青纸、蜡纸、金属箔纸、聚乙烯薄膜及吸湿剂（如硅胶）等。

(4) 包装的重量、规格、形式应适应装卸堆码和销售使用的要求　药品每件包装的重量和体积应有规定，不能过重或过大，同一品种的包装重量和大小亦应一致，以便于装卸堆码；内包装的规格、大小、形式应适应销售使用的要求。

(5) 应有规定的包装标志　为了便于识别、计算、装卸、运输、保管、了解开启注意事项，在外包装上必须注明一定的包装标志。

① 药品标志　药品标志由制造单位直接印记在箱件上，如药品的名称、规格、单位、数量、批号、毛重、净重和尺码等，对拼箱药品还应在箱外明显位置注明"拼箱"字样。

② 发送标志　发送标志由发货单位在托运前以标签的形式贴于箱件上或直接书写在箱件上，其内容包括货件号、发货单位、发出地点、到达地点、收货单位等项。

③ 运输标志　各种药品的运输标志，应根据内装药品的要求，按照国家标准《运输包装指示标志》规定的式样印刷或粘贴。对于危险药品尚需加贴相应的"危险货物包装标志"，

如"爆炸品"、"氧化剂"、"毒害品"等字样和标志以示安全。

麻醉药品、精神药品、医疗用毒性药品、放射性药品和外用药品的包装标志应符合有关规定，非处方药的标签、使用说明书和包装应有非处方药的专有标志。

包装标志必须清楚、粘贴拴牢，不应因潮湿而造成模糊不清或脱落。

（二）出库药品的包装

发出药品的包装应完整，能保证药品质量和运输安全，凡包装破损、污染的药品须及时整理、调换，切实保证出库药品包装良好、牢固。

① 液体药品不能同固体药品混装；易挥发、易污染和易破碎的药品不应与一般药品混装。

② 麻醉药品、医疗用毒性药品、精神药品、放射性药品应分别包装，并应在外包装上注有明显标志。

③ 危险品必须按不同性质分开包装，特别是性质相抵触、混合后能引起燃烧爆炸的，应单独包装，并在外包装上注明或贴上危险品标志，以引起运输时的注意。

④ 任何药品包装都要牢固紧实，箱内衬垫物如纸条、隔板等均应无虫蛀和不洁之物。药品配装须准确无误，并附有装箱单。

⑤ 对易冻结需保温防冻的药品，冬季运往东北、西北等寒冷地区时，应加防寒包装，外包装上应有"防寒"标志。

⑥ 所发药品的包装上应加写鲜明的"标识"，注明收货单位，必要时还应注明"不要倒置"、"小心轻放"、"防潮"、"防热"等字样。有特殊携带要求的药品，须向提货人讲明注意事项、携带方法，确保药品和人身安全。

⑦ 药品每件包装的重量和体积应力求标准化，不应过重或过大，以便于装卸和堆码。

二、药品的运输

药品的运输工作，应根据"及时、准确、安全、经济"的原则，遵照国家有关药品运输的各项规定，合理地组织运输工作和运输力量，选择最快、最好、最省的运输办法，努力压缩待运期，把药品安全及时地运达目的地。

关于运输方面涉及的问题很多，有些是属于交通部门方面的，如车皮租用、集装箱、吨位的计算，可按照有关规定办理，这里主要介绍药品发运、装卸及安全运输方面应注意的问题。

（一）药品发运和装卸注意事项

① 药品发运前必须检查药品的名称、规格、单位、数量是否相符，有无液体、固体同拼一箱的情况，包装大小、重量等是否符合运输部门的规定。就厂直销药品未经质量验收的不得发运。

② 药品在装车前尚需按发运单核对发送标志和药品标志有无错漏，件数有无差错，运输标志选用是否正确，然后办好运输交接手续，做出详细记录，并向运输部门有关人员讲清该批药品的搬运装卸注意事项。

③ 药品的装卸搬运，应根据药品性质、包装的情况，进行安全操作。一般说来，药品包装多系玻璃容器，易碎，怕撞击、重压，故搬运装卸时必须轻拿轻放，防止重摔，液体药品不得倒置。如发现药品包装破损、污染或影响运输安全时，不得发运。

④ 各种药品在途运输和堆放站台时还必须防止日晒雨淋，以免药品受潮湿、光、热的

影响而变质。

(二) 怕热药品的运输

怕热药品系指受热易变质的药品。由于怕热药品对热不稳定，有的还要求冷藏（如胰岛素、人血丙种球蛋白、三磷酸腺苷针剂等需于 2～10℃ 保存），因此夏季炎热期间运输时，要充分考虑温度对药品的影响，并注意做好下列各项有关工作。

① 根据各地区夏季气温的情况，按照怕热药品对温度的要求，分别拟定具体品种和怕热药品发运期限。

② 在怕热药品发运期间，怕热药品应按先南方后北方、先高温地区后一般地区的原则尽可能提前安排调运。

③ 在怕热药品发运期间，对温度要求严格的怕热药品（如要求储藏在 15℃ 以下的品种）应暂停开单发运，如少量急需或特殊需要可发快件或空运，或在运输途中采取冷藏措施。

④ 在怕热药品发运期间，怕热药品的发货单上应注明"怕热药品"字样，并注意妥善装车（船），及时发运、快装快卸，尽量缩短途中运输时间。

(三) 怕冻药品的运输

怕冻药品系指在低温下容易冻结，冻结后易变质或冻裂容器的药品。怕冻药品的详细品种由各地根据药品的性质和包装等情况研究拟定，列出具体品种目录，确定每年发运的时限。

怕冻药品在冬季发往寒冷地区时，应注意做好下列各项有关工作。

① 拟定防寒发运期。由于我国地域广阔，各地气候很不相同，寒季时间的长短和起止日期亦不一致，所以应根据实际情况，拟定有关省、市的防寒发运期，以保证防冻药品的安全运输，减少运输防冻措施的费用。

② 在防寒运输期间，怕冻药品应按先北方后南方、先高寒地区后低寒地区的原则提前安排调运。

③ 在防寒发运期间，如不加防寒包装，怕冻药品的水运只发直达港，铁路以保温车为主。发运时应有押运员押运，注意安全措施。

④ 在防寒发运期间，怕冻药品的发货单及有关的运输单据上应注明"怕冻药品"字样。

(四) 特殊管理药品的运输

发运特殊管理的药品必须按照《麻醉药品管理办法》、《麻醉药品国内运输管理办法》、《精神药品管理办法》、《医疗用毒性药品管理办法》、《放射性药品管理办法》等规定办理，应尽量采用集装箱或快件方式，尽可能直达运输以减少中转环节。

麻醉药品、精神药品办理托运（包括邮寄），应在货物运单上写明具体名称，发货人在记事栏内加盖"麻醉药品专用章"或"精神药品专用章"，缩短在车站、码头、货场存放时间，铁路运输不得使用敞车，水路运输不得装在仓面，公路运输应当覆盖严密、捆扎牢固。运输途中如有丢失，必须认真查找，并立即报当地公安机关和药品监督管理部门。

(五) 危险药品的运输

危险药品除按一般药品运输要求办理外，还必须严格遵照《化学危险物品安全管理条例》、《危险货物运输规程》等规定办理，做好安全运输工作。运输化学危险物品时，必须持有公安部门核发的准运证。

① 危险药品发运前，应检查包装是否符合危险货物包装表的规定及品名表中的特殊要求，箱外有无危险标志，然后按规定办好托运、交付等工作。

② 装车、装船时，应严格按照"危险货物配装表"规定的要求办理。
③ 在装卸搬运过程中，要轻拿轻放，防止撞击、拖拉和倾倒。
④ 碰撞、互相接触容易引起燃烧、爆炸或造成其他危险的化学危险物品，以及化学性质或防护、灭火方法互相抵触的化学危险物品，不得违反配装限制和混合装运。
⑤ 遇热、遇潮容易燃烧、爆炸或产生有毒气体的化学危险物品，在装运时应当采取隔热、防潮措施。
⑥ 汽车运输必须按当地公安部门指定的路线、时间行驶，保持一定车距，严禁超速、超车和抢道行车。

第八节 安全消防

有些药品如麻醉乙醚、氯乙烷、乙醇及其制剂、松节油等很容易燃烧，有的还因受热、摩擦、震动、撞击或与其他物质接触可引起爆炸，同时药品的包装大多由纸或木材制成，亦容易着火，因此消防工作是药品仓库一项重要的安全措施。在消防工作中应贯彻"以防为主，以消为辅"的方针，严防火灾发生，确保仓库安全。

一、严防火灾

火灾无论大小，一旦不慎发生都会使国家财产遭受损失，若火势过大不能及时扑灭，将不仅造成经济上的严重损失，还会危及人民的生命安全，因此应该认真落实各项防火安全措施，防止火灾发生。

（一）严格控制各种火灾因素

发生火灾的因素很多，主要有下列几个方面必须注意。
① 严格管理火种、火源。仓库内生活区必须采用明火时，应经有关部门批准，同时采取严格的安全防护措施。
② 严格管理电源。仓库安装的电气照明和动力设备，应遵守电气安全规程；库房电气照明的开关、保险丝等应安装在库外，并装总电闸统一管理；电气设备应经常检查，发现可能引起火花、短路等情况立即检修；危险品库应采用防爆照明灯。
③ 仓库运输车辆及设备使用的汽油、柴油，必须按照储存和运输危险物品的规定加以管理。
④ 库房附近不得堆放各种易燃物品，库区内的杂草应及时清除干净，不准在库区内焚烧废纸及其他物品。

（二）建立消防组织和设置消防器材

① 根据仓库实际情况建立消防组织，分设指挥、灭火、破拆、抢救、警戒、联络、救护等组，每组有专人负责。
② 仓库应进行消防知识与消防技术的学习，定期组织消防演习，使仓库全体人员都会使用消防器材。
③ 各种消防器材要固定在适当位置，严加管理、定期检查、及时保养、禁止挪用，如有损失等须立即追查修补。

（三）严格执行仓库安全制度

仓库应根据实际情况制订防火制度，并要严格执行、经常检查、消灭引起火灾的一切隐患。

二、灭火的原理

要发生燃烧，必须同时具备以下三个条件。

（1）可燃物　不论固体、液体还是气体，凡能与空气中的氧或其他氧化剂起剧烈反应的物质一般都称为可燃物质。如木材、纸张、棉花、酒精、乙醚、松节油、硫磺、樟脑等。

（2）助燃物质　指空气（氧气）和氧化剂，若无空气（氧气）存在燃烧即立刻停止。

（3）着火源　明火、摩擦、撞击或静电产生的火星、化学能、聚焦的日光等使可燃物质的温度达到着火点，才能引起燃烧。

因此，要扑灭火灾就必须消除使燃烧继续进行的一个或全部条件。灭火方法基本有下述四种。

（1）隔离法　是将火与可燃物隔离；不使燃烧蔓延，从而使火熄灭。

（2）窒息法　是阻止空气流入燃烧区或用不燃物质冲淡空气，使燃烧物得不到足够的氧气而熄灭。通常用砂、泥土、泡沫灭火机（亦称酸碱灭火机）等，亦可用浸湿的草帘、棉被等覆盖。

（3）冷却法　冷却燃烧区的温度，使其降低到可燃物质的燃点以下则能停止燃烧。通常用水、酸碱灭火机、二氧化碳灭火机等。

（4）抑制法　也叫化学中断法，即用化学的方法抑制火焰，中断燃烧的连锁反应。通常用1211灭火机等。

三、常用的消防用具

（一）消防栓

消防栓是接于消防供水管道上的阀门装置，供给灭火用水。其形式有三种：栓式消防栓装于室外；壁式消防栓装于室内；地下式消防栓则装于室外地下。每个消防栓应配有数条合适的水龙带和消防水枪。水的灭火作用是冷却和窒息。但不适于油类及电气着火。

（二）砂箱

砂子适用于盖熄小量易燃液体及不能用水或液体灭火机来救火的物质。砂子应细小，不得有石子、乱纸和垃圾等，并应备有铁铲置砂箱旁。用砂土覆盖燃烧的灭火作用，一方面是冷却，一方面是隔绝空气。

（三）灭火机

根据存放药品的性质及业务操作情况，配备各种类型的灭火机，并置于使用便利而明显的地方。

1. 泡沫灭火机

泡沫灭火机亦称酸碱灭火机，其内分别装有硫酸铝有时用硫酸与碳酸氢钠（含有发泡剂）两种溶液，使用时将筒身倒转，两种溶液混合后发生化学作用，产生含有二氧化碳气体的浓厚泡沫，由喷嘴喷出。泡沫轻且富有黏性，喷出后覆盖在易燃液体表面。一方面夺取了液体的热量，使液体温度降低，蒸发速度减慢，另一方面泡沫之间还有一种黏着力，浮在易燃液体表面使其与空气隔绝，从而燃烧就会停止。

泡沫灭火机主要适用于扑救木材、棉花、纸张等火灾和油类、易燃液体的火灾，但电气着火不能使用，以免造成触电事故。

2. 二氧化碳灭火机

二氧化碳高压压缩，使其液化装于钢瓶内。用时旋转活塞，二氧化碳立即自动喷出，在其迅速气化作用中，吸收大量热而变成雪花状固体二氧化碳（即干冰）温度可降至 $-78.5℃$，故可起冷却和窒息作用，从而将火扑灭。

二氧化碳灭火机适用于贵重药品、易燃药品、精密仪器、油类、电气设备等的火灾；但不能用于扑救金属钾、钠、镁、铝等物质的火灾，因为这类物质性质活泼，能夺取二氧化碳中的氧，起化学反应而燃烧。

3. 四氯化碳灭火机

四氯化碳灭火机为圆形钢筒，内装四氯化碳液体，由于喷射方式不同，分泵式、气压式、高压式三种。使用时打开开关，四氯化碳液体因受筒内气压作用而从喷嘴喷出，一般射程为7m左右。四氯化碳落入火区后会十分迅速地蒸发，1kg四氯化碳可气化成145L蒸气，这种蒸气相对密度约为空气的5.5倍，可以覆盖在燃烧物上隔绝空气，断绝氧气供应，当空气中有7.5%四氯化碳蒸气时，即可阻止燃烧。

四氯化碳不导电，适用于扑救电器设备、油类及贵重物品的火灾。但应注意四氯化碳有毒，其蒸气毒性更大，当空气中含 $0.3g/m^3$ 时，人吸入就会有生命危险；同时，四氯化碳于250℃以上高温时，能与水蒸气作用而分解产生有剧毒性的光气和氯化氢气体，尤其是遇灼热的金属时，分解更为强烈。因此，在使用时要站在上风方向或较高的地方。如果在室内或空气不流通的地方使用，最好戴上防毒面具，如果没有防毒面具可用湿毛巾把嘴和鼻孔捂上，灭火后再立即通风。四氯化碳不能扑救金属钾、钠、镁、铝、乙炔、乙烷、二硫化碳等的火灾。

4. 干粉灭火机

干粉灭火机由盛干粉（由碳酸钠粉末加防潮剂和增滑剂配制而成）的铁筒和盛装压缩气体（二氧化碳）的钢瓶联合组成。使用时可提起圈环，在二氧化碳的压力下将干粉喷射到燃烧区，由于干粉颗粒细而且质轻，所以能覆盖在燃烧物体上隔绝火焰的辐射热，并析出不燃气体冲淡空气中的氧的含量，从而停止燃烧。

干粉灭火机灭火效率高、速度快、不导电、不腐蚀、毒性低，适用于扑救石油、石油产品、油漆、有机溶剂和电器设备等的火灾。

5. 1211灭火机

1211灭火机瓶内装有1211（二氟一氯一溴甲烷）。灭火原理主要是通过干扰、抑制火焰的连锁反应，并有适量的冷却、窒息效果，从而将火扑灭。

1211灭火机的特点是高效、低毒、腐蚀性小、灭火后不留痕迹，使用安全、方便、储存时间长，可适用于扑救各种油类、可燃气体和电气设备等初起的火灾。

（四）破拆工具

破拆工具主要是在灭火时用来破拆建筑物、门窗、地板、屋顶等，以便打开通路进行灭火、救人或疏散物质，或者防止火势蔓延。破拆工具主要有消防斧、铁锹、火钩等，应摆设在库外不受雨淋的固定位置，除消防外不得挪作他用。

四、药品仓库的安全灭火

当药品仓库不慎发生火灾时，除按一般消防措施和切断电源、搬移可燃物（特别是易燃物或爆炸物）等外，还必须根据药品的特性，采取相应的灭火方法。由于药品不同于一般商品，所以不能一概采用最普通的用水扑灭方法。有些易燃品或遇水能燃烧的药品，若错误地用水扑救，非但不能将火扑灭，反而会使火势扩大或燃烧更为剧烈。乙醚、松节油等不溶于水又比水轻的易燃液体，若用水扑救时，则水会沉在燃烧的液体下面，并能形成喷溅、漂流而扩大火灾，这时宜用砂土或泡沫灭火机、二氧化碳灭火机等扑救。酒精虽能与水任意混合，但仍以不使用水扑救为宜，若需用水，亦只能用雾状的水流。对干粉状易燃固体（如硫磺粉等）和氧化剂（如高锰酸钾）不得用加压水冲击，以防燃烧物飞溅使火势扩大，宜用雾状水扑灭，亦可用砂土灭火。贵重药品着火时，可用二氧化碳灭火机扑救，但应注意空气流通，防止窒息，以保证消防人员安全。一般说来，对于小型的火灾最好使用砂土、灭火机等抢救，不但安全可靠，也可以免除因大量用水而影响其他药品的包装和质量。

习　题

1. 药品养护的具体任务有哪些？
2. 试述温度和湿度对药物制剂稳定性的影响。
3. 简述药品验收时的注意事项。
4. 何谓药品的分区分类存放？如何进行货位编号？
5. 对货垛的间距有何要求？
6. 防潮、防热的措施有哪些？
7. 何谓"三三四"检查？何谓"四先出"？
8. 试述灭火的原理及灭火的方法。

（夏鸿林）

第四章 原料药

提要 本章通过简述原料药的概念和分类，常见的质量变异情况及原因，验收操作等，重点阐述了原料药的储存、保管养护方法和技巧；同时还对原料药外观性状变化的处理及常见易变原料药的保管储存作了介绍。

第一节 原料药简介

原料药系指用于配制各种制剂的药物，是一切制剂的基础。通常情况下，根据原料药存在的状态可以分为固体原料药和液体原料药。

原料药按其化学组成或成分基本上分为四类，即：

(1) 无机药品类　如氯化钠、氯化钙、硫酸亚铁、氢氧化铝、碘化钾、碳酸氢钠等；

(2) 有机药品类　如阿司匹林、安乃近、磺胺类药物、葡萄糖、盐酸氯丙嗪等；

(3) 生药类　如洋地黄叶粉、牛黄、鹿茸、人参、西洋参等；

(4) 生化药品及其他类　包括生物制品、脏器制品、激素类、抗生素等，如菌苗、疫苗、血清、胰岛素、青霉素等。

众所周知，原料药的种类繁多、性质各异。怎样才能做好原料药的储存和养护的工作呢？首先，必须了解各药物原有的理化性质以及生物特性；其次要研究它们受各种因素的影响而产生的多种质量变异的情况和特点，从而采取与之相适宜的储存和管理方法，以切实有效地保证药品在储运、经营、使用过程中的质量。

了解并熟悉原料药的质量性能及储存要求，掌握其科学的养护常识及相关技巧，不仅有利于开展其本身的保管养护工作，还能保管好它们的一些制剂药品。

第二节 原料药的质量变异及原因

原料药在储存过程中，如果保管养护不当，受各种因素的影响，可能会发生如下的质量变异情况。

一、风化

许多含有结晶水的原料药品在湿度过低的干燥空气中容易失去部分或全部结晶水而发生风化。如硫酸钠、硫酸阿托品、酒石酸锑、咖啡因、磷酸可待因等。风化后的药品其化学性质一般不变，但会因失去水分子使重量减少，影响使用剂量的准确性，特别是有毒和剧毒药品可能会造成超剂量给药而引起中毒。

二、潮解

有些原料药本身容易水解。如果包装封口不严密、包装容器质量差或者保管不妥，能逐渐吸收潮湿空气中的水分使药物吸湿变软、膨胀或粘连、稀释，使微生物易于生长而霉变失效。有些药品吸潮后本身药效不改变，但会影响其剂量使用的准确性，如氯化物、水合氯醛、枸橼酸钠、硫代硫酸钠、溴化物盐类等。还有些药品吸潮后容易变质，使效价（含量）下降甚至消失，使药物无法使用，如蛋白质、氨基酸、青霉素、胃蛋白酶、强心苷类等药品。

三、挥发

具有挥发性的原料药（如乙醇、乙醚、樟脑、薄荷脑、挥发油等）如果包装不善、封口不密或储存温度过高，会由固态或液态转变为气态，这就是挥发。挥发性随温度的增高而加强。有的原料药（如麻醉乙醚）还会因挥发引起燃烧、爆炸。

四、变色

很多遇光、热、氧气易氧化分解的原料药会变色。变色后往往降低或失去疗效，使不良反应加重，甚至产生和增加毒性。如甘汞变深灰色时对人体有剧毒；肾上腺素变棕色后即失去疗效；挥发油氧化颜色变深而变质；硫酸亚铁氧化变黄棕色而不可药用；维生素C被氧化变黄色而失效等。

五、异臭、异味

药品因储藏保管不善而发生化学变化常产生异臭或异味。如阿司匹林吸潮水解有醋酸味；氨茶碱遇光和空气分解有氨产生，具有刺激性氨臭；各种挥发油氧化变质产生臭味；含蛋白质的药品容易腐烂发臭；糖类药会发酵变酸等。

六、发霉、生虫

有些原料药，尤其是生药、生化类药品和生物制品、脏器类制品等受热受潮后极易发生霉变、生虫。如淀粉、蛋白质、胰岛素、糖类药品和很多生药粉末等。无机和有机原料药一般不容易发霉、生虫。

七、效价减失

有效期药品如抗生素、生化药品、生物制品等，久储或储运不当，或受外界多种因素的影响，随有效期临近其效价（含量）会逐渐下降乃至完全消失，或者会增加毒性。

第三节　原料药的验收

原料药在入库前必须根据具体情况抽取一定数量具有代表性的样品，按照国家药品质量标准对其进行外观性状、包装情况等全面的检查，最好按照批号逐批检查，以确保入库药品的质量。对装量有问题的可进行容量或重量抽查。

一、固体原料药的验收

（一）对易受潮药品检查

易吸潮的药品检查时可摇瓶振荡，观察药品是否黏结成块或者溶化，不能任意开启瓶塞。若必须开瓶，应在干燥环境下进行，开启后须立即密封。

（二）对易风化的药品检查

易风化的药品需观察其晶体表面是否变为粉末，是否晶莹透亮。

（三）色、臭、味检查

按国家规定的相关标准逐条检查各种原料药的外观性状，注意颜色、气味是否变化等。对毒品不应品尝；对呼吸道有刺激的药品通常不检查臭味。

（四）杂质检查

取少量样品平摊在洁净的白纸或白瓷盘上，观察有无灰尘、纸屑、木屑等杂质。

（五）重量检查

一般采用称毛重、估算皮重、算净重的办法抽样称量药品的重量，检查是否符合相关规格，必要时可以倒出称量。但对注射用药品，易吸潮，见光、遇氧气、遇热易发生分解、变色等质量变化的药品不宜倒出称量。

（六）其他检查

此外，还应检查药品是否有发霉、发臭、虫蛀、鼠咬等现象，包装是否完好无损、受潮、有无水渍等状况。

二、液体原料药的验收

（一）色、臭、味检查

按验收固体原料药的做法逐项检查，注意有无变色、酸败、异臭等现象。

（二）澄清度检查

澄清度要求较高的液体药品，要按药品质量标准，依照《中国药典》附录中关于"澄清度检查法"的规定检查。品种项下规定的"澄清"系指药品溶液的澄清度相同于所用溶剂，或未超过0.5号浊度标准液。

（三）容量检查

除有特殊要求外，容量检查应在室温下进行。检查时首先应弄清被检药品的性质。小容量的可用清洁干燥的计量工具检查装量是否合乎标准。容量大的可按固体原料药重量检查项目求出净重，再以该液体的相对密度计算即得容量。若检查一些具有强烈刺激性味道的药品、挥发性强的药品，必须密封储存且拆封后必须立即使用的药品，或能产生有害气体的药品，一般可根据容器的情况来估计装量的准确程度，必要时可在实验毒气柜中操作。

（四）其他检查

此外，还应检查包装封口是否严密，药品有无受潮、挥发、渗漏现象，特别是有机溶剂和易挥发的液体药品。验收时还应同时对药品的包装、标签、说明书以及有关要求的证明或文件进行逐一检查。

三、原料药验收的抽样

原料药验收时，应注意抽样的代表性。大包装的固体原料药可用特制的不锈钢抽样器插入容器从容器的中部、两侧分别取样。小包装药品可倒入干燥的瓷盘中，以药匙混匀后取样；液体原料药应振摇均匀后取样；遇空气易变质的药品应分上、中、下三层分别取样，混合均匀后观察。整个检查操作过程中应保持清洁卫生，一个抽样工具只许抽取一个品种批号的药，不得同时交叉使用，以免造成混药污染。

第四节 原料药的储存保管

一、原料药的储存保管

熟悉原料药质量性能及储存要求，按其不同的自然属性分类，按区、库、排、号进行科学储存，从而做好原料药的保管养护工作，能有效地保证药品在储运、经营、使用过程中的质量，不仅对原料药本身，而且对日后配制药品制剂的质量优劣具有重要意义。

通常情况下，原料药应该密闭储存，注意包装应完好无损，严防灰尘、细菌等异物的污染。对于易受外界因素影响、化学和物理性质不稳定的药品，还应根据药品的不同特点和性质考虑不同的保养方法。

（1）易挥发和易升华的药品　如挥发油、三氯甲烷、氨水、薄荷脑、樟脑、麝香草酚等应密封于阴凉处保存。因为温度过高会加快挥发和升华的速度，使药品减量，造成损失。

（2）易风化的药品　储存时应注意包装严密，不能放在过于干燥和通风的地方，如磷酸可待因、咖啡因等。硫酸钠除有风化外，温度较高时还会发生熔化现象，所以除密封外还应置于阴凉处保存。

（3）吸潮、易变质的药品　如阿司匹林、苯巴比妥钠、碳酸氢钠等能吸潮水解；蛋白质、氨基酸、葡萄糖易吸潮发霉；无水乙醇、甘油、乳酸等易吸水而被稀释，使浓度降低；药用炭受潮后吸附能力下降等。储存时应要求包装严密，于干燥处存储，注意防潮。

（4）易吸收二氧化碳的药品　如氧化镁、氧化锌、氨茶碱、磺胺类钠盐等，不能露置空气中，应密封、隔绝空气保存。

（5）对光敏感、易变质失效的药品　如肾上腺素遇光变玫瑰红色，维生素C遇光变黄棕色，双氧水遇光分解为水和氧气等，储存时要注意避光，置于深色遮光容器中，于阴暗处密闭保存。

（6）具有特殊异臭、异味的药品　具有挥发性或者挥发性的串味药，如碘、薄荷脑、樟脑等，必须与吸附性强的药品（如药用炭、乳糖、淀粉、葡萄糖、滑石粉、氢氧化铝等）隔离分柜存放，以防止药品间相互串味，影响药效。

（7）有效期规定的药品　如抗生素，其干燥品在室温下一般性质尚稳定，但吸潮受热后易分解失效。这类药品应按效期远近依次专码堆放，并置于干燥阴凉处保存，并注意"先产先出"和"近期先出"的原则。

（8）生物制品、脏器制品、疫苗血清制品　易受光、水分、微生物、温湿度等影响，引起腐败、霉变、生虫等，使药物有效成分破坏或发生异臭。这类药品应该密封，并置于阴凉避光处保存，必要时可置地下室或冰箱、冷藏库中储存；均应采取"先产先出"和"近期先出"的原则。

（9）特殊药品　特殊药品的存放应严格遵守相关规定，严格管理，预防险情发生。易燃易爆等危险药品（如硝酸甘油、环氧乙烷、麻醉乙醚、松节油、桉叶油、硫磺等）应标明标志，存放在远离一般库房的危险品专门库房中，放在阴凉地，并注意防火、防毒、防辐射。强氧化剂（如高锰酸钾等）、有机过氧化物（如过乙酸等）和强还原剂应分别远离存放。一类精神药品、麻醉药品、医疗用毒性药品应专库或专柜存放，双人双锁保管，专账记录，账物符合。腐蚀性药品（如盐酸、甲醛溶液、浓氨溶液等）要在专门货区、专门货架处保管。

(10) 药品与非药品、内服药与外用药、处方药与非处方药 均应分开储存；易串味的药品、中药材、中药饮片应与其他药品分开存放；品名和外包装容易混淆的品种要分区存放。

总之，影响药品质量的因素很多，不同的企业、部门储存和养护的条件不一样，所以在储存和养护中要综合考虑多个方面，可因地、因时制宜，采取相应的措施，妥善保管药品，以确保库存药品的质量。

二、原料药外观性状变化及处理意见

原料药在储存养护过程中易受空气、光线、温湿度以及微生物等多种因素的影响，会发生氧化、水解、变旋、聚合、光化分解等化学变化，还会引起吸湿、潮解、风化、挥发、凝固、沉淀、结块、熔化、变形、分层等物理变化，以及长霉、发酵、腐败、分解等生物学变化，从而导致原料药的外观性状变化，使其疗效降低，副作用增加或毒性增加，因而降低了用药的安全性。因此，如果药物发生了外观性状的变化（如变色、黏结、发霉、生虫，有异臭、异味，风化、挥发等）就不能供临床使用。

第五节 常见易变原料药举例

一、乙酰水杨酸（阿司匹林）

【性状】本品为白色结晶或结晶性粉末，无臭或微带醋酸臭，味微酸。

【稳定性】①空气中稳定，遇湿气即缓缓水解成水杨酸和醋酸，分解后有明显的醋酸臭。水溶液显酸性。②本品如包装严密，于普通库（10～30℃）条件下保存，3年之内质量无变化。

【类别】解热、消炎镇痛药。

【储存方法】①密封，在干燥处保存。②如有明显的醋酸臭或储存时间过久应送检其分解产物"游离水杨酸"是否符合药典规定，合格后方可出售。

二、麻醉乙醚

【性状】无色澄明、易流动的液体，有特臭，味灼烈，微甜。

【稳定性】①有极强的挥发性与燃烧性（温度稍高能自沸），蒸气与空气混合后，遇火能发生剧烈爆炸。②本品遇空气、潮湿和日光照射逐渐氧化变质，易生成醋酸、乙醛及有机过氧化物等有害物质，使刺激性和毒性增加。③能溶解有机物，对软木塞、火漆、蜂蜡等都能溶解或侵蚀而使药液污染。④为了避免麻醉乙醚氧化产生有毒物质侵害人体，可放入具有还原性的铁、锌或铜片，使氧化产物（过氧化物及醛）迅速被金属还原。

【类别】吸入性全麻药。

【储存方法】①本品应避光，几乎装满，严封或熔封，在阴凉避火处保存。②临用时开启容器，自容器内取出后，过24h就不适供麻醉用。③发现有包装不严、漏气减量等现象则不能再供药用。更不能自行更换容器或将剩余药液倒在一起作麻醉乙醚出售。④运输时应注意轻拿轻放，减少震动。进出货运输应避开高温时间，宜夜间或早晚凉爽时出入库。⑤本品为一级易燃液体，运输、储存应按危险品处理。⑥储存两年后，应重新检查，符合药典规定才

能使用。⑦消防用干粉灭火机、砂土、泡沫灭火机、二氧化碳灭火机或四氯化碳灭火机。

三、葡萄糖

【性状】无色结晶或白色结晶性或颗粒性粉末，无臭，味甜。

【稳定性】①含有1分子结晶水，在约83℃时溶于自身结晶水。②有吸湿性，在潮湿的空气中能吸潮结块、发霉、滋生微生物等。

【类别】营养药。

【储存方法】①密封保存。储存中应注意防鼠。②有口服葡萄糖和注射用葡萄糖两种规格，验收保管时应注意包装标签，分开保管，避免混淆出错。

四、碳酸氢钠

【性状】白色结晶性粉末，无臭，味咸。

【稳定性】①在潮湿空气中即缓缓分解，放出二氧化碳，生成碳酸钠。②遇热不稳定，约在50℃开始失去二氧化碳，100℃时变为 $Na_2CO_3 \cdot NaHCO_3 \cdot 2H_2O$ 组成的物质；在270～300℃约2h即可变成碳酸钠。③在冷水中溶解而不分解；水溶液放置稍久，或振摇，可放出二氧化碳；在60℃以上加温则急速分解变成碳酸钠。

【类别】抗酸药。

【储存方法】①密封、在干燥处储存。②本品有供口服用和注射用两种规格，注意区分，以免混淆出错。

五、盐酸吗啡

【性状】白色、有丝光的针状结晶或结晶性粉末，无臭。

【稳定性】遇光、空气易氧化变质、变色。

【类别】镇痛药。

【储存方法】①遮光，密封储存。②本品属于麻醉药，应该按国务院发布的《麻醉药品管理办法》的相关规定加强管理。

六、维生素C

【性状】白色结晶或结晶性粉末，无臭，味酸。易溶于水，略溶于乙醇，不溶于乙醚和三氯甲烷。

【稳定性】①具有强还原性，遇光、空气或受潮后易氧化变质。久置颜色逐渐变黄。铜、铁等金属离子可使它氧化变色。②在储存中有时在结晶表面会出现微黄或黄色斑点，这是由于药品中的杂质糠醛引起的。糠醛性质不稳定，在空气中经氧化、聚合反应，生成水溶性的有色氧化产物或聚合物，而使药品渐渐变色，色泽检查采用分光光度法。③本品的干燥品对热稳定，隔绝空气加热至120～140℃仍稳定。

【类别】维生素类药。

【储存方法】①遮光，密封储存。②若变为黄色、黄棕色则不可作为药用。③忌与金属容器接触。

七、含糖胃蛋白酶

本品为从猪、牛、羊等动物的胃黏膜中提取的胃蛋白酶，用乳糖、葡萄糖或蔗糖稀释而成。每克含糖胃蛋白酶中含蛋白酶活力不得少于120单位或1200单位。

【性状】白色或淡黄色粉末，味甜，无霉臭。

【稳定性】①有引湿性、吸潮、受热后易发生粘结或异臭霉败，并降低或失去消化蛋白质的能力。②干燥品对热尚稳定。③久储后蛋白消化力逐渐下降。

【类别】助消化药。

【储存方法】①密封，干燥处储存。②注意不同规格，以免混淆。

八、氯化钙

【性状】白色，硬的碎块或者颗粒，无臭，味微苦。

【稳定性】本品具有很强的吸湿性，空气中易受潮变质。

【类别】补钙药。

【储存方法】①密封，干燥处保存。②验收时可摇瓶，观察是否有粘结、溶化现象。不能随便开封，以免受潮。

习　题

1. 原料药的分类并举例。
2. 原料药可发生哪些质量变异情况？
3. 如何进行原料药（固体原料药和液体原料药）的验收工作？
4. 简述阿司匹林的保管养护方法。
5. 简述维生素C的稳定性及储存养护的方法。

（刘　瑾）

第五章　散剂（附：颗粒剂）

提要　本章对散剂的特点、分类作了简介。重点对散剂的质量变异及原因，散剂的验收内容、操作方法和判断标准，散剂的储存保管等内容作详细介绍。同时还对常见易变散剂的储存养护及与颗粒剂有关内容作了简介。

第一节　散剂简介

散剂系指药物或与适宜的辅料经粉碎、均匀混合制成的干燥粉末状制剂。供口服和局部使用。

口服散剂一般溶于水或分散于水或其他液体中服用，也可直接用水送服。

局部用散剂可供皮肤、口腔、咽喉、腔道等处应用；专供治疗预防和润滑皮肤为目的散剂也可称为撒布剂或撒粉。

一、散剂的特点

（一）散剂优点

① 制法简便，剂量易于控制，便于小儿服用。
② 易分散，奏效迅速。
③ 外用覆盖面大，具保护收敛等作用。
④ 储存、运输、携带比较方便。

（二）散剂缺点

① 剂量较大的散剂服用不如丸剂、片剂方便。
② 表面积增大，故其臭味、刺激性、吸湿性及化学活性等亦相应地增加。

二、散剂的分类

散剂一般按其用途、药物性质、药物组成和剂量进行分类。

（一）按用途分类

（1）局部用散剂　包括治疗皮肤或黏膜创伤的撒布剂，吹入腔道使用的吹入剂，治疗皮内炎症的调敷剂等。如复方氯己定撒粉、口腔溃疡散、红棉散等。

（2）口服制剂　包括可直接吞服、冲服或调服的吞服剂和需用布袋包煎后服用的煎散剂。如口服补液散、头痛粉、胃痛散等。

（二）按药物性质分类

（1）含毒剧药散剂　如六一散类。
（2）含液体成分散剂　如蛇胆川贝散等。
（3）含共熔组分散剂　如痱子粉等。
（4）含浸膏散剂　如复方颠茄散等。

（三）按药物组成分类

（1）单散剂　系只由一种药物成分组成。如法莫替丁散、阿司匹林散等。

（2）复方散剂　系由两种或两种以上药物成分所组成。如婴儿素、复方颠茄氢氧化铝散等。

（四）按剂量分类

（1）分剂量散剂　系将散剂分成每次使用量而由病人直接按包取服，每包作为一个剂量。多数口服散剂属于此类。

（2）不分剂量散剂　系指不分成每次使用量的散剂，以多次使用量发出，由病人使用时按医嘱自取。多数局部用散剂属于此类。

三、散剂质量要求

① 供制散剂的成分均应粉碎成细粉。除另有规定外，口服散剂应为细粉，局部用散剂应为最细粉。

② 散剂应干燥、疏松、混合均匀、色泽一致。制备含有毒性药物或药物剂量小的散剂时，应采用配研法混匀并过筛。

③ 散剂中可含有或不含辅料，根据需要可加入矫味剂、芳香剂和着色剂等。

④ 散剂可单剂量包装也可多剂量包（分）装。多剂量包装者应附分剂量的用具。

⑤ 除另有规定外，散剂应密闭储存，含挥发性药物或含易吸潮药物的散剂应密封储存。

第二节　散剂的质量变异及原因

一、吸潮

由于药物粉碎后表面积增大，因此散剂的吸湿性一般比原料药大，特别是复方散剂更容易吸潮。因包装问题或保管不妥，散剂中药物粉末吸潮后可发生多种变化，如湿润、失去流动性、结块等物理变化，从而造成剂量不准或称取混合有困难；有的因吸潮发生变色、分解或效价降低等化学变化以及发生微生物污染等生物学变化。

二、变色

有些散剂因包装及保管不当，遇光、热、空气或吸潮易氧化分解变色。如磺胺类药物散剂（外用消炎粉等）在光照的情况下会逐渐变黄色。

三、异臭、异味

有些散剂因其主药含有生物制品成分，吸潮、受热后可产生霉味和异臭，如复方胰酶散、鞣酸蛋白散等。有些散剂主药性质不稳定，吸潮受热后发生分解产生相应的臭气和异味，如含有乙酰水杨酸的散剂吸潮后由于乙酰水杨酸的水解而产生醋酸臭；含氨茶碱的散剂遇热或空气氧化，放出强烈氨臭。

四、霉变、虫蛀

含有蛋白质、淀粉、胶质、糖类或生化药品的散剂，吸潮后除发生结块变色外，尚可发生霉变、生虫或产生异臭。中药散剂吸潮后尤易发霉生虫。

五、挥发、分层

有些散剂内含有挥发性成分（如薄荷脑、冰片、薄荷油、樟脑等），久储或受热后易挥发，使药物含量减少而影响其药效；一些复方散剂若装量不满时，容器中空隙较大，在运输过程中由于各成分密度不同，受震动的影响，使密度不同的成分发生流动，密度大的下沉从而发生分层现象，破坏了散剂的均匀性，造成用药剂量不准。

六、微生物污染

散剂在制造、包装、储存过程中，杂菌和霉菌的污染情况往往比其他制剂容易发生且严重，尤其是中药散剂染菌更为突出，有时每克散剂中含杂菌可高达数千万个至几亿个。微生物污染除造成散剂质量问题外，还可对患者造成严重危害。

第三节 散剂的验收

散剂应干燥，疏松，必须粉碎恰当、混合均匀、色泽一致、装量准确、质量稳定，肉眼检查应无色点，更不允许有其他异物。根据散剂可能出现的问题，在入库验收时应注意做以下各项检查。

一、外观均匀度检查

取供试品适量置光滑纸上，平铺约 $5cm^2$，将其表面压平，在亮处观察，应呈现均匀的色泽，无变色现象，无花纹与色斑。

二、吸潮检查

袋装散剂用手摸，瓶装散剂上下翻转，应干燥疏松、无吸潮结块、溶化等现象。干燥失重按《中国药典》（2005年版）规定，在105℃干燥至恒重，减失重量不得超过2.0%。

三、装量差异检查

单剂量包装的散剂，按照下述方法检查应符合规定，即取散剂10包（瓶），除去包装，分别精密称定每包（瓶）内容物的重量，求出平均装量，每包（瓶）装量与平均装量（凡无含量测定的散剂，每包装量应与标示量比较）相比应符合表5-1规定，超出装量差异限度的散剂不得多于2包（瓶），并不得有1包（瓶）超出装量差异限度1倍。

表5-1 散剂装量差异限度表

平均装量或标示装量/g	装量差异限度/%	平均装量或标示装量/g	装量差异限度/%
0.1或0.1以下	±15	1.5以上至6.0	±7
0.1以上至0.5	±10	6.0以上	±5
0.5以上至1.5	±8		

四、包装检查

包装应完整，无生霉、虫蛀、破漏或湿润出现的痕迹。取纸袋或塑料袋包装的样品10

袋，将药袋平放，用两手指横敲数下，不得有药粉喷出。1袋有微量漏粉判为合格，超过1袋加倍复验，复验结果应符合规定。

五、异臭检查

散剂粉末应无异常臭味，无发霉生虫现象，此项检查可按下法进行。

取袋装散剂拆开封口，瓶装散剂开启瓶盖瓶塞后，用手扇动空气不得有异臭（麻、毒药品不检查此项）。药粉平铺纸上观察不应有霉点、生虫现象出现。

此外，散剂在验收时应将口服、局部用散剂分开进行检查，以免彼此混淆或污染，造成事故。一般局部用散剂只要包装完整清洁，无可疑之处，不需开包检验；口服散剂亦只能抽样检查，以尽量减少开封为宜，以免损坏包装，影响销售。

第四节 散剂的储存保管

一、散剂的储存保管

散剂在储存过程中，空气、温度、湿度、光线及微生物等对其质量都是有一定的影响，其中以湿度影响最大。因为散剂的分散度比一般原料药大得多，其吸湿性也比较显著，吸潮后散剂可发生湿润、失去流动性、结块等物理变化，或变色、变质、效价降低等化学变化，或微生物污染等生物变化。因此在散剂的储存保管中防潮是关键。

一般散剂均应在干燥处密闭保存，同时还要结合药物的性质、散剂的包装特点等来综合考虑具体保管方法。

（一）防潮

散剂分散度较大，吸湿性能较强，吸潮后常使药物结块，包装上有痕印，特别是加糖的散剂更易吸湿，要特别注意防潮。

（二）避光

有些散剂含有不稳定成分，遇光易氧化分解变色变质，如含磺胺类药物的散剂遇光线照射后逐渐变色失效。应避光、密封，在干燥处保存。

（三）防热

含糖粉散剂、中草药散剂或生化药品散剂，吸潮受热易发生虫蛀、生霉现象。含挥发性药物及含结晶水药物成分的散剂受热后更容易挥发散失，造成药效降低。这些药物应特别注意防热，应密封在容器中置干燥阴凉处保存。

（四）隔离存放

有特殊臭味的散剂应与其他药品隔开存放，以防串味。口服散剂与局部用散剂应分区、分库或远离存放。特殊管理药品的散剂应专柜、专库存放。此外在散剂的储存过程中应避免重压、撞击，以防包装破裂，造成漏粉，并注意防虫蛀鼠咬。在储存中还要对引湿性强的散剂经常作重点检查，对吸潮剂也须定期检查，并及时更换。

二、散剂外观性状变化及处理意见

散剂在储存过程中常发生变色、异臭异味、结块等变化。当散剂外观性状变化有下述变异情况之一者，不可再供药用。

① 明显变色。
② 产生异臭异味。
③ 明显吸潮结块或发霉生虫。
④ 包装严重破损、漏粉。

附：颗 粒 剂

一、颗粒剂简介

颗粒剂是指药物与适宜的辅料制成具有一定粒度的干燥颗粒状的制剂。颗粒剂可分为可溶颗粒、泡腾颗粒、肠溶颗粒、缓释颗粒和控释颗粒等。供口服用。

颗粒剂可分散或溶解在水中或其他适宜的液体中服用。颗粒剂分单方制剂和复方制剂，可单剂量包装或多剂量包装。多剂量包装颗粒剂应有确切的分剂量方法并在标签上加以说明。

二、颗粒剂质量要求

颗粒剂在生产与储存期间应符合下列有关规定。

① 药物与辅料应均匀混合；凡属挥发性药物或遇热不稳定的药物在制备过程中应注意控制适宜的温度条件，凡遇光不稳定的药物应遮光操作。
② 颗粒剂应干燥，色泽一致，无吸潮、结块、潮解等现象。
③ 根据需要可加入适宜的矫味剂、芳香剂、着色剂、分散剂和防腐剂等添加剂。
④ 颗粒剂的溶出度、释放度、含量均匀度、微生物限度等应符合要求。必要时，包衣颗粒剂应检查残留溶剂。
⑤ 除另有规定外，颗粒剂应密封，置于干燥处储存，防止受潮。
⑥ 单剂量包装的颗粒剂在标签上要标明每袋（瓶）中活性成分的名称和重量。多剂量包装的颗粒剂除应有确切的分剂量方法外，在标签上要标明颗粒中活性成分的名称和重量。

三、颗粒剂的验收

1. 外观及包装检查

颗粒剂应干燥，粒径应均一，色泽一致，无吸潮、软化、结块、潮解等现象。包装封口要严封，袋装的颗粒剂应无破裂、漏药。

2. 粒度检查

除另有规定外，按照《中国药典》（2005年版）规定的方法检查，不能通过一号筛（2000μm）与能通过五号筛（180μm）的总和不得超过供试量的15%。

3. 干燥失重检查

除另有规定外，按《中国药典》（2005年版）规定的方法测定，于105℃干燥至恒重，含糖颗粒应在80℃减压干燥，减失重量不得过2.0%。

4. 溶化性检查

除另有规定外，可溶颗粒和泡腾颗粒照下述方法检查，溶化性应符合规定。

(1) 可溶颗粒检查法　取供试品10g，加热水200mL，搅拌5min，可溶颗粒应全部溶化或轻微浑浊，但不得有异物。

(2) 泡腾颗粒检查法　取单剂量包装的泡腾颗粒6袋，分别置盛有200mL水的烧杯中，水温为15～25℃，应迅速产生气体而成泡腾状，5min内6袋颗粒均应完全分散或溶解在水中。凡规定检查溶出度或释放度的颗粒可不检查溶化性。

5. 装量差异检查

取单剂量包装的颗粒剂 10 袋（瓶），除去包装，分别精密称定每袋（瓶）内容物的重量，求出每袋（瓶）内容物的装量与平均装量。每袋（瓶）装量与平均装量相比较［凡无含量测定的颗粒剂，每袋（瓶）装量应与标示量相比较］，超出装量差异限度的颗粒剂不得多于 2 袋（瓶），并不得有 1 袋（瓶）超出装量差异限度 1 倍。单剂量包装的颗粒剂的装量差异限度应符合表 5-2 规定。

表 5-2 颗粒剂装量差异限度表

标示装量/g	装量差异限度/%	标示装量/g	装量差异限度/%
1.0 或者 1.0 以下	±10	1.50 以上或 6.0	±7
1.0 以上至 1.50	±8	6.0 以上	±5

6. 装量检查

多剂量包装的颗粒剂，按照《中国药典》（2005 年版）规定的方法检查，应符合规定。

四、颗粒剂的质量变异及保管养护

颗粒剂均易吸潮，一般都用塑料薄袋包装。若包装封口不严，包装袋过薄透湿或在潮热条件下储存可发生吸潮结块、软化、发霉甚至生虫等变异现象。

颗粒剂保管储存和散剂大致相似，首先应注意防潮，也要进行防热和避光保存。

第五节 常见易变散剂（颗粒剂）储存保管举例

一、阿咖酚散

【规格】每包含乙酰水杨酸 230mg、对乙酰氨基酚 126mg、咖啡因 30mg。

【性状】白色结晶性粉末，味微酸。

【稳定性】本品中乙酰水杨酸遇潮湿空气即缓慢水解生成水杨酸和醋酸，水解后有明显的醋酸臭，水解产物水杨酸对胃黏膜有刺激性。

【类别】解热镇痛、抗风湿药。

【储存方法】①应密封在干燥处保管。②不宜久存，如发现吸潮、有醋酸臭或久储产品，应做"游离水杨酸"检查，合格后方可使用。

二、复方胰酶散

【规格】每包内含淀粉酶 100mg、胰酶 100mg、乳酶生 100mg。

【性状】淡黄色粉末，有微臭。

【稳定性】本品吸湿性较强，其中淀粉酶、胰酶吸潮受热后易粘瓶结块，生霉腐败，逐渐降低或失去消化力；乳酶生中的乳酸菌在温度高、湿度大时亦大量死亡，而使效力降低或丧失。

【类别】助消化药。

【储存方法】①密封在干燥凉处保存。②梅雨季节加强养护和检查，严防受潮。

三、口服补液盐

【规格】每包重 14.75g（大袋葡萄糖 11g、氯化钠 1.75g、小袋氯化钾 0.75g、碳酸氢钠

1.25g)。

【性状】本品为白色结晶性粉末。
【稳定性】本品中所含葡萄糖有吸湿性易吸潮、结块霉变。
【类别】电解质补充药。
【储存方法】①密封在干燥处保存。②不宜久存。

四、复方十一烯酸锌散

【性状】白色粉末，具有十一烯酸特殊臭味和桂皮油、丁香油的芳香清凉感。
【稳定性】本品中十一烯酸有特臭，桂皮油丁香油遇热易挥发失去清凉作用。
【类别】抗霉菌药，外用撒布散。
【储存方法】①密封存于干燥处。②本品为外用药且有特殊气味，应与内服药分开存放。

五、痱子粉

【性状】白色细腻润滑带有清凉香气的细粉。
【稳定性】本品中挥发性成分较多，遇热易挥发致使失去清凉作用。
【类别】吸湿、止痒、收敛药。
【储存方法】①密封，在凉处保存。②不宜久存以免有效成分逐渐挥发而失去清凉作用。

六、头孢拉定颗粒

【规格】按头孢拉定计：①0.125g；②0.25g。
【性状】本品为加矫味剂的颗粒；气芳香，味甜。
【稳定性】本品所含主药头孢拉定性质极不稳定，遇空气、光线、潮湿、受热均能使其效价迅速降低甚至失效。
【类别】抗生素类药。
【储存方法】密封，在凉暗处保存。

七、维生素 C 颗粒

【规格】2g（含维生素 C 100mg）
【性状】本品为黄色可溶性颗粒剂，味甜。
【稳定性】本品主药维生素 C 具强还原性，遇空气、光线、潮湿后易氧化变质。铜、铁等金属离子可加速其氧化过程。
【类别】维生素类药。
【储存方法】①遮光，密封，在干燥处保存。②忌与金属容器接触，且不宜久存。

八、头孢羟氨苄颗粒

【规格】0.125g（按 $C_{16}H_{17}N_3O_5S$ 计算）。
【性状】本品为加矫味剂的可溶性颗粒，味甜。
【稳定性】①本品主药头孢羟氨苄在干燥状态下较稳定。对酸稳定，但遇潮湿、光线、受热易分解破坏使效价降低甚至失效。②本品易吸潮软化、结块。
【类别】抗生素类药。

【储存方法】密封，在阴凉处保存。

九、枸橼酸铋钾颗粒

【规格】①每袋1.0g：110mg铋。②每袋1.2g：110mg铋。

【性状】本品为白色或淡黄色颗粒，味微甜。

【稳定性】①本品易吸潮软化，结块霉变。②本品主药枸橼酸铋钾有潮解性，遇光易变质。

【类别】抗溃疡药。

【储存方法】遮光、密封，在干燥处保存。

习　题

1. 散剂的特点是什么？
2. 简述散剂的分类。
3. 散剂常出现的质量变异现象有哪些？
4. 散剂在入库验收时，应做哪些项目的检查？
5. 如何进行散剂的装量检查？
6. 散剂储存保管的关键是什么？为什么？
7. 如何做颗粒剂的溶化性检查？
8. 简述头孢羟氨苄颗粒的储存养护。

（卢　静）

第六章 片　　剂

提要　本章简述了片剂的概念、特点和分类。重点介绍了一般压制片和包衣片的质量变异及原因；一般压制片和包衣片验收内容、检查方法、判断标准以及片剂的储存养护方法。同时还对片剂外观性状变化的处理，常见易变片剂的储存养护作了简单的介绍。

第一节　片剂简介

片剂是指药物与适宜的辅料混匀压制而成的圆片状或异形片状的固体制剂。主要供口服用。片剂以口服普通片为主，另有含片、舌下片、口腔贴片、咀嚼片、分散片、可溶片、泡腾片、阴道片、阴道泡腾片、缓释片、控释片和肠溶片等。

片剂不仅在药剂方面，而且在工业的其他方面也广泛使用，如分析用标准液、照相用冲洗液、染色用染料液等均可将定量原料压制成片剂用时加水溶解。很多食品如糖、糖精、香精、脱水食物等亦可制成不同形式和大小的片剂。

一、片剂的特点

(一) 片剂优点

(1) 剂量准确　每片药物的含量差异小，病人按片服用剂量准确。
(2) 质量稳定　片剂为干燥固体，外界空气、光线、水分、灰尘等对其影响较小。
(3) 使用方便　片剂中无溶剂、体积小，所以片剂携带、运输、服用都较方便。
(4) 便于识别　片面上可压上主药名称和含量的标记，也可将片剂做成不同颜色，便于识别。
(5) 成本低廉　生产过程中机械化程度高，片剂的生产产量大，包装简便，卫生标准也易达到，成本低廉。

(二) 片剂缺点

(1) 儿童及昏迷病人不易吞服。
(2) 生物利用度较差　片剂需经胃肠道吸收，并受消化酶影响，且在体内需经过一个较长的崩解过程，当片剂储存和制备不当时会逐渐变质，以致在肠道内不易崩解或不易溶解，造成生物利用度较差。
(3) 含挥发性成分的片剂久储后含量会下降。

二、片剂的分类

药典和习惯上所称的都是指压制片而言。压制片按制备和使用方法与作用的不同可分以下几种。

(一) 普通压制片

普通压制片是指药物与辅料混合均匀后压制而成的片剂。其外观有圆形，也有异形的（如长胶囊形等）。一般不包衣的片剂多属此类，应用最为广泛，其重量一般为 0.1～0.5g。

（二）多层片

多层片是指药物与辅料混合后经两次或两次以上压制而成的片剂。由两层或多层组成，各层含有不同的药物或同种药物不同辅料使药片在体内呈现不同的疗效。如复方长效氨茶碱片、胃仙-U 片即为双层片。

（三）泡腾片

泡腾片是指含有碳酸氢钠和有机酸，遇水可放出大量二氧化碳而呈泡腾状的内服或外用片剂。泡腾片中的药物应是易溶性的。有机酸一般用枸橼酸、酒石酸、富马酸等。泡腾片按需要可加入矫味剂、芳香剂和着色剂。

（四）包衣片

包衣片是指在片心的外面包上一层衣膜的片剂。衣膜层常染以不同的颜色。按照包衣方法与包衣材料或作用不同，包衣片又可分为如下几种。

1. 糖衣片

以蔗糖为主要包衣材料而制得的片剂。对具有不适的臭和味、易潮解、易氧化或遇光易变质的药品，为便于服用或提高药品的稳定性，可制成糖衣片。如盐酸小檗碱片、硫酸亚铁片、对氨基水杨酸钠片、部分中药片剂等。

2. 薄膜衣片

由羟丙甲基纤维素等高分子成膜材料为主要包衣材料制得的片剂，如 21-金维他片等。薄膜衣片的包衣能抗热、防潮、遮光，并有良好的机械强度等。

3. 肠溶衣片

以在胃中不溶但在肠中可溶的物质为主要包衣材料而制得的片剂。肠溶衣片可安全通过胃部进入小肠，故凡遇胃酸易破坏、刺激胃黏膜或需要在肠内释放的药品适宜做成肠溶衣片。如胰酶片、红霉素肠溶衣片、乙酰水杨酸肠溶衣片等。

（五）缓释片

缓释片是指在水中或规定的释放介质中缓慢地非恒速释放药物的片剂。如对乙酰氨基酚缓释片、维生素 B_6 缓释片等。

（六）控释片

控释片是指在水中或规定的释放介质中缓慢地恒速或接近恒速释放药物的片剂。如氨茶碱控释片、硫酸沙丁胺醇控释片等。

（七）咀嚼片

咀嚼片是指在口腔中嚼碎或吮服使片剂溶化后吞服，在胃肠道中发挥作用或经胃肠道吸收发挥全身作用的片剂。崩解困难的药物如氢氧化铝等制成咀嚼片还可加速崩解，提高疗效。

（八）含片

含片是指含于口腔中，药物缓慢溶解产生持久局部作用的片剂。口含片往往比一般片剂大，而硬度也大，但臭、味适宜，多用于口腔及咽喉疾病的治疗，可在局部产生较大的药物浓度从而发挥较好的治疗效果，如常用的复方草珊瑚含片、西瓜霜含片等。

（九）舌下片

舌下片是指置于舌下能迅速溶化，药物经舌下黏膜吸收发挥全身作用的片剂。如硝酸甘油舌下片用于心绞痛的治疗，作用迅速、疗效好。

(十) 阴道片与阴道泡腾片

阴道片与阴道泡腾片系指置于阴道内应用的片剂，多呈卵圆形或梨形，常制成泡腾片的形式以增加药物的作用面积，治疗阴道内的局部疾患。如甲硝唑阴道泡腾片、制霉素阴道泡腾片等。

(十一) 可溶片

可溶片指临用前能溶解于水的非包衣片或薄膜包衣片剂。可供口服、外用、含漱等用。

第二节 片剂的质量变异及原因

一、一般压制片

在压制片的制造工艺过程中，除主药以外常需加入各种辅料，如淀粉、糊精、糖粉等，这些辅料的选择和使用对片剂的质量关系很大。另外，片剂的容器包装、运输过程、储存条件等也可影响片剂质量。一般压制片常发生的质量变异及原因如下。

(一) 裂片

片剂受到振动或经放置后，从腰间开裂或顶部脱落一层的现象称裂片，又称顶裂。

检查方法：取数片置小瓶中振摇，不应产生裂片；或取 20～30 片放在手掌中，两手相合，用力振摇数次检查是否有裂片。

产生裂片的主要原因：黏合剂或湿润剂选择不当或用量不足，使颗粒细粉过多或过细；颗粒中油类成分较多而减弱了颗粒的黏合力；药物本身的特性，如富有弹性的纤维性药物；颗粒过分干燥；压力过大，压片车床车速过快，冲模不符合要求等原因都会使片剂发生裂片现象。

(二) 松片

松片是指片剂的硬度不够，受振动易松散成粉末的现象。松片的检查方法是将片剂置于中指和食指间，用拇指轻轻加压看其是否碎裂。

产生松片的主要原因：黏合剂或湿润剂选择不当或用量不足，颗粒质松、细粉多；颗粒中含水量不当；药物粉碎细度不够，纤维性或富有弹性的药物或油类成分含量较多而混合不匀；压片机冲头长短不齐，造成药片受压不均匀或模孔颗粒填充不足等均可造成松片。另外，片剂包装储存不善，造成吸潮膨胀，也会造成松片。

(三) 麻面

片剂表面粗糙不平或有凹陷的现象称麻面。压片机冲头冲模表面粗糙或冲头刻字太深有棱角或使用中不慎遭到损坏以及冲头上有防锈油或润滑油；颗粒太潮、含有引湿性的药物，操作室湿度过高；润滑剂用量不足或混合不匀等致使压片时发生粘冲现象而导致麻面。另外包装或分装时筛取操作不仔细也能使片面磨损而出现麻面。

(四) 崩解迟缓

崩解迟缓是指片剂崩解时限超过药典规定的要求。由于黏合剂黏性太强或用量过多，使颗粒过硬、过粗；崩解剂选择不当、用量不足或干燥不够，或疏水性强的润滑剂用量太多；压片时压力过大、片剂过于坚硬等因素都可引起片剂崩解迟缓而影响药效。另外，片剂的储存不当往往也能引起崩解迟缓。

(五) 片重差异超限

片重差异超限是指片剂超出药典规定的片重差异的允许范围。造成片重差异超限的原因主要有颗粒的流动性不好。颗粒的细粉太多或颗粒的粗细相差悬殊以及加料斗内的颗粒时多时少等造成流入冲模的颗粒时多时少引起片重差异超限；冲头与冲模吻合性不好也可造成片重差异超限。

(六) 溶出超限

片剂在规定的时间内未能溶出规定量的药物，即为溶出超限或称为溶出度不合格，这将使片剂难以发挥其应有的疗效。一般来说，影响片剂崩解的因素也都影响片剂的溶出。

(七) 片剂含量不均匀

所有造成片重差异过大的因素，皆可造成片剂中药物含量的不均匀。此外，对于小剂量的药物来说，混合不均匀或可溶性成分的迁移是片剂含量均匀度不合格的两个主要因素。

(八) 飞边

药片的边缘高于片面而突出，形成不整齐的薄边称为"飞边"。压片机冲模使用过久，冲头和模圈有较大的空隙或颗粒太潮、压力过大等均可产生飞边现象。

(九) 毛边

药片的边沿不整齐、有缺口称为毛边。由于原料变脆，黏合剂不足或混合不匀，淀粉用量过大以及包装不实，运输不当等均可造成毛边现象。

(十) 变色或表面斑点

颗粒过硬或有色片剂的颗粒松紧不匀；润滑剂色泽不好；片剂中含较大的结晶性药粉；复方制剂（特别是中草药片剂）中原辅料颜色差别很大等均使片面出现花斑。压片机上的刮粉器、冲头、模圈等因摩擦后脱落金属屑、机油、灰尘或其他杂质混入颗粒中可使片剂表面出现异物斑点。易引湿的药品如三溴片、碘化钾片、乙酰水杨酸片等在潮湿情况下与金属接触则容易变色。

(十一) 析出结晶

含有挥发性药物的片剂，受热后药物易挥发，挥发出来的蒸气遇冷又变成结晶析出，黏附在片剂的表面或瓶壁上，如含有薄荷脑、冰片的片剂。有些药物的片剂，在储存过程中发生了化学变化产生了新的物质也可析出结晶。如含乙酰水杨酸的片剂，吸潮后易水解成醋酸和水杨酸，水解后析出的水杨酸针状结晶吸附在片剂表面或瓶壁上。

(十二) 粘连溶（熔）化

含有吸潮性或受热易熔化的药物的片剂，在吸潮或受热后易发生粘连溶（熔）化现象。如复方甘草片吸潮后颜色逐渐变深，并粘连成团。含较多糖分的片剂，吸潮受热后易溶（熔）化粘连，如三溴片极易吸潮部分溶化等。

(十三) 细菌污染

片剂由于制造时操作污染或包装容器不洁、瓶内填充物消毒不彻底等，常易引起严重的细菌污染，而外观一般不显变化。中草药片剂染菌现象往往较化学药品严重。

(十四) 发霉、虫蛀

片剂的包装不善或储存不当，吸潮、受热后常引起微生物繁殖而霉坏，霉坏并不限于含有营养物质的片剂，即使是化学药品的片剂因制造时添加有淀粉、糊精、糖等辅料受潮后也可生霉。即使抗生素、磺胺类等药片因对霉菌无抑制作用，亦可发霉。此外，含有生药、动物脏器以及蛋白质类成分的药物片剂，吸潮后除易发生松片、霉变外，还会生虫和产生异臭。

二、包衣片

包衣片在制造时较一般片剂操作复杂，需先压片心然后包衣。在制造过程中对操作工艺和原辅料要求均较严格。如操作不慎或原辅料使用不当可直接影响包衣片的质量，同时储存条件对包衣片质量的影响也比较明显。包衣片常发生的质量变异及原因如下。

（一）褪色

包衣片的褪色现象较为常见，制造时片心及包衣片层不够干燥，或包衣片受潮以及长时间暴露于光线下，均能引起片面色泽减褪。

（二）花斑或色泽不均

在制造时包衣不匀或片面粗糙，有色糖浆调配不匀，用量不当；或温度过高，干燥过快，糖浆在片面上析出过快使片面粗糙；包衣层未经适当干燥即加蜡打光等，会使片面出现花斑及色泽不均。

（三）龟裂与爆裂

包糖衣时糖浆与滑石粉用量不当、温度过高、干燥太快，析出粗糖结晶，使片面留有裂缝，或糖的质量不符合要求或糖衣过分干燥，均可使片面发生裂纹甚至部分包衣开裂。

（四）露边与麻面

制造过程中包衣物料用量不当，温度过高或吹风过早，干燥过快，均能影响包衣片面的平滑，甚至发生露边现象。

（五）起泡、皱皮与脱落

薄膜衣片在制备过程中因固化条件不当，干燥速度过快，或成膜剂的影响；不同片剂表面与衣料特性影响了黏着性，两次包衣之间的加料间隔过短以及包衣物料的浓度不当等，均可引起薄膜衣片的起泡、皱皮甚至包衣脱落。

（六）片面不够光亮

包衣片受潮或制造时进行打光的包衣片片面干燥不当、粗糙以及打光不充分，都会使片面色泽不够光亮。

（七）溶（熔）化粘连及霉变

包衣片由于包装不够严密、储存不当，吸潮、受热后可发生包衣失去光泽、褪色，严重者可出现溶（熔）化粘连甚至霉变。

（八）片心变色

某些药物性质不稳定，如制造、储存不当，可使片心逐渐发生氧化变色，而药片表面无变化。如硫酸亚铁片片心变棕黄色、对氨基水杨酸钠片片心可变红褐色，致使不可供药用。

（九）不能安全通过胃部

肠溶衣片制造过程中由于包衣物料选择和塑性脆性量配比不当，衣层与药物结合强度低或衣层厚度不够均匀等，均使肠溶衣片不能安全通过胃部。

（十）不易崩解或出现排片

包衣片在制造过程中制造不当造成物料与片心结合较强，或衣层过厚，以及久储等都能使崩解时限超过药典规定，甚至不崩解，出现排片现象。

第三节 片剂的验收

由于片剂在制造、包装、运输、储存过程中能发生多种变异,所以验收应根据具体情况对片剂的质量进行抽样检查。一般可根据药品的性质,并结合片剂的剂型与包装特点进行验收。

一、一般压制片

(一) 检查内容

主要检查内容一是外观及包装检查,包括色泽、斑点、异物、麻面、粘连、发霉、结晶析出、边缘不整、松片、装量及包装等;含生药、脏器、蛋白质类药物的制剂还应检查有无虫蛀、异臭等。二是物理量化检查,包括装量检查、重量差异检查、崩解时限检查等。三是微生物方面检查。

(二) 检查方法及判断标准

1. 外观检查

取样品 100 片,平铺于白纸或白瓷盘上,在距片剂 25cm 自然光处以肉眼观察 30s,压制片只看一面,检查结果应符合下列规定。

(1) 片面应完整光洁,薄厚形状一致,带字片字迹应清晰,压印缩写字样应符合有关规定。如复方磺胺甲基异噁唑,压印缩写字样为 SMZ。

(2) 色泽应均匀一致,无变色现象,不得有明显的暗斑(中草药片除外);片面不得有结晶析出或附着在瓶壁上。

(3) 黑点、色点、异物最大直径在 $200\mu m$ 以下不计,直径在 $200\mu m$ 以上的黑点不得超过 5%,色点不得超过 3%,不得有直径在 $500\mu m$ 以上的黑点、色点、异物等。

(4) 麻面不得超过 5%,中草药片的麻面不得超过 10%;边缘不整(毛边、飞边等)总数不超过 5%;碎片、松片不得超过 3%。

(5) 不得有粘连、溶化、发霉现象,含生药、脏器及蛋白质类药物的制剂不得有虫蛀及异臭。

以上各项检查结果超过规定时应加倍复验,复验结果未超过规定时,仍按合格判断。(3)、(4) 两项中如各项均在限度内,总数不得超过 8%。

2. 包装检查

应检查外包装的名称、批号、包装数量等是否与内容物相符,封口是否严密。包装瓶封口应严密,瓶内填充物应清洁,不得松动。铝塑、热合及塑料袋包装,包装压封应严密、圆整、无破坏、无缝隙。印字应清晰、端正。

3. 装量检查

装量应符合标签所示的包装数量,对于贵重的片剂,还应特别注意抽查瓶(盒)内的装量是否足数。

4. 重量差异检查

片剂重量差异限度应符合表 6-1 中的有关规定。

表 6-1 片剂重量差异限度表

平均重量/g	重量差异限度/%
0.30 以下	±7.5
0.30 或 0.30 以上	±5

检查方法：取药片20片，精密称定总重量，求得平均片重后，再分别精密称定各片的重量。每片重量与平均片重相比较（凡无含量测定的片剂，每片重量应与标示片重比较），超出重量差异限度的药片不得多于2片，并不得有1片超出限度的1倍。

糖衣片的片心应检查重量差异并符合规定，包糖衣后不再检查重量差异。薄膜衣片应在包薄膜衣后检查重量差异并符合规定。

凡规定检查含量均匀度的片剂，可不进行重量差异的检查。

5. 崩解时限检查

片剂的崩解时限应符合表6-2的有关规定。

表6-2 片剂的崩解时限表

片 剂	崩解时限/min
压制片	15
糖衣片	60
薄膜衣片	30
泡腾片	5
肠溶衣片	人工胃液2h不得有裂缝、崩解软化等，人工肠液1h全部溶散、崩解并通过筛网

（1）检查装置　采用升降式崩解仪，主要结构为一般升降的金属支架与下端镶有筛网的吊篮并附有挡板。详见《中国药典》2005年版（二部）附录。

（2）检查方法　将吊篮通过上端的不锈钢轴悬挂于金属支架上，浸入1000mL烧杯中，并调节吊篮位置使其下降时筛距烧杯底部25mm，烧杯内盛有温度37℃±1℃的水，调节水位高度使吊篮上升时筛网在水面下15cm处。

除另有规定外，取药片6片，分别置上述吊篮的玻璃管中，启动崩解仪进行检查，各片均应在15min内全部崩解。如有1片崩解不完全，应另取6片，按上述方法复试，均应符合规定。薄膜衣片按上述装置及方法检查，并可改在盐酸（9→1000）中进行检查，应在30min内全部崩解，如有1片不能完全崩解，应另取6片，按上述方法复试，均应符合规定。

糖衣片，按上述装置与方法检查，应在1h内全部崩解。如有1片不能完全崩解，应另取6片，按上法复试，均应符合规定。

肠溶衣片，按上述装置与方法，先在盐酸溶液（9→1000）中检查2h，每片均不得有裂缝、崩解或软化现象；继而将吊篮取出，用少量水洗涤后，每管各加入挡板1块，再按上法在磷酸盐缓冲液（pH6.8）中进行检查，1h内应全部崩解。如有1片不能完全崩解，应另取6片按上述方法复试，均应符合规定。

泡腾片，取1片置250mL烧杯中，烧杯内盛有200mL水，水温为15～25℃，有许多气泡放出，当片剂或碎片周围的气体停止逸出时，片剂应崩解、溶解或分散在水中，无聚集的颗粒剩留。除另有规定外，按上述方法检查6片，各片均应在5min内崩解。

凡检查溶出度的片剂，不再进行崩解时限的检查。

6. 硬度检查

片剂的硬度对主药溶出速度具有影响，过小的硬度也对片剂的生产、运输和储存带来诸多不便。片剂需要经得住包装运输等震动及储存所给予的影响。因此片剂的结合强度要求是控制片剂质量的传统标准。常用的经验方法是将片剂置中指与食指中间，以拇指轻压，根据片剂的抗压能力，判断它的硬度。

用适当的仪器测定片剂的硬度可以得到定量的结果，具体检查方法如下。

使用装置：《中国药典》2005年版（二部）附录规定装置。

检查方法：片重为0.65g或以下者取若干片，使其总重约为6.5g；片重大于0.65g者取10片。用吹风机吹去脱落的粉末，精密称重，置圆筒中，转动100次。取出，同法吹去粉末，精密称重，减失重量不得超过1%，且不得出现断裂、龟裂及粉碎的药片。本试验一般仅作1次。如减失重量超过1%，可复检2次，3次的平均减失重量不得超过1%，并不得检出断裂、龟裂及粉碎的片。

如供试品的形状或大小使片剂在圆筒中形成不规则滚动时，可调节圆筒底垫，使与桌面成约10°的角，试验时片剂不再聚集，能顺利下落。

对泡腾片及咀嚼片等易吸水的制剂，操作时应注意防止吸潮（通常控制相对湿度小于40%）。

7. 微生物检查

为了提高药品质量，保证人民用药安全，国家制定了药品微生物限度检查标准。规定中药或化学药物的片剂，每克不得检出大肠杆菌、致病菌、活螨及螨卵；杂菌不得超过1000个/g，霉菌不得超过100个/g。其检查方法见《中国药典》2005年版二部附录。

二、包衣片

（一）检查内容

包衣片主要检查内容一是外观及包装检查，包括色泽、黑点、斑点、异物、花斑、瘪片、异形片、龟裂、爆裂、脱壳、掉皮、膨胀、溶化、粘连、霉变、片心变色、变软及包装等；二是物理化学方面检查，包括片心检查和装量检查；三是微生物方面的检查。

（二）检查方法及判断标准

1. 外观检查

取样品100片，平铺于白纸或白瓷盘上，在距包衣片25cm自然光亮处以肉眼观察30s。在规定的时间内将盘倾斜，使包衣片侧立，以检查边缘，应符合下列要求。

（1）色泽　表面应光洁美观，同一批号颜色应均匀，不得有明显区别，不得有褪色现象。

（2）黑点　斑点异物直径在200μm以下不计，大于200μm总数不得超过5%，不得有大于500μm者；花斑不得超过5%；小珠头（直径为2～3mm）总数不得超过2%；瘪片（包括凹凸不平）、异形片总数不超过2%；龟裂、爆裂各不得超过3%，脱壳不得超过2%，掉皮（肠溶衣不得有掉皮）不超过2%，且爆裂、龟裂、脱壳、掉皮四项总和不得超过5%。

（3）不得有粘连、溶化、膨胀、吸潮、发霉、生虫等现象。

2. 片心检查

对主药性质不稳定、易氧化变色的包衣片及中药浸膏的包衣片，必要时须抽取适当数量样品用小刀切开，观察片心断面，不应有变色、出现色斑及软化现象。

3. 装量检查同一般压制片

以上各项检查结果超过规定时应加倍复验,结果不超过规定时,仍按合格判断。

4. 包装检查

包装检查同一般压制片。

5. 片重差异检查、崩解度检查、微生物限度检查

以上各项检查按《中国药典》2005年版二部附录有关规定进行。

片剂验收在开封检查时,应用清洁干燥的药匙将药片取出,平铺于干净、光洁的白纸上或白色瓷盘内用肉眼逐片观察检查。注意片剂不能在空气中露置过久,以免影响药片的色泽或受到污染。经验收检查后的样品装回容器后,需要重新封口或贴上封签。

第四节 片剂的储存保管

一、片剂的储存保管

片剂除含主药外,尚含有淀粉等赋形剂,在湿度较大时,淀粉等辅料易吸收水分,可使片剂发生质量变异,因此湿度对片剂质量影响最大;其次是温度、光线,它们亦可促使某些片剂变质失效。所以片剂保管养护工作,不但要考虑片剂所含主药的性质,而且要结合片剂的剂型、辅料及包装等特点综合加以考虑。现根据其主要保管要求分述如下。

(一) 防潮

① 一般压制片吸潮后即可发生松片、破碎、发霉、变质等现象,因此均需密封在干燥处保存。一般储存片剂的库房湿度要求较严格,以相对湿度在45%~70%为宜,不得超过75%,如遇梅雨季节或相对湿度超过75%时,应注意通风或采取其他防潮措施。基层单位如果条件不允许,可选择地势较高、地面有隔潮层的库房存放片剂。如果仓库系楼房,应将片剂存放在底层以外的楼层。

② 包衣片(糖衣片、肠溶衣片)吸潮受热后,包衣褪色、褪光、溶化、粘连、片面产生花斑甚至膨胀、脱壳、霉变等,因此保管要求较一般片剂严,需置干燥、凉处密封保存。有生药、脏器和蛋白质类片剂,如洋地黄片、干酵母片、胃蛋白酶片等,吸潮后除产生片剂松散、霉变外,还会生虫、产生异臭,需特别注意在干燥处保存。

③ 某些吸潮后易变色、变质及易潮解、溶化粘连的片剂,如三溴片、乙酰水杨酸片、碘化钾片等,需特别注意在干燥处保存。

④ 含糖片剂除一般辅料外并掺有多量糖粉,如各种钙糖片、口含片等吸潮受热后易溶化粘连及变形,应密封置干燥凉处保存。

(二) 避光

凡药物对光敏感的片剂,如磺胺类药物片剂、维生素C片、硫酸亚铁片、对氨基水杨酸钠片、环磷酰胺片、盐酸苯海拉明片等,均需装于避光容器内在干燥凉处保存。

(三) 防热

含有挥发性药物的片剂,受热后能使药物挥发,成分损失,有效成分含量下降,影响药物的疗效。如西瓜霜含片、薄荷喉症片、人丹等应注意防热,置干燥凉处保存。

(四) 隔离存放

内服片剂、外用片剂、环境卫生消毒用片剂等,均须分开储存,以免混淆错发;有特殊

臭味的片剂，也应与其他片剂分开存放，以免串味。

（五）其他

① 抗生素类、某些生化制剂等一些性质不稳定的片剂，应严格按照规定的储存条件保管，掌握"先产先出，近期先出"的原则，以免过期失效。

② 片剂在储存期间，由于生产工艺、包装、空气、光线、湿、热等影响，随时都有可能出现各种质量变异现象，因此，除采取适当的养护措施外，还需经常和定期地进行库存质量检查，了解掌握质量变化规律，采取相应的措施及时处理所发生的质量问题。

二、片剂的外观性状变化及处理意见

片剂在储存中常会出现变色、异臭、异味、霉变、粘连、松片、裂片等现象。如有下列情形之一者即不可供药用。

① 明显变色。

② 异臭、异味、发霉、生虫。

③ 吸潮、粘连。

④ 析出结晶。

⑤ 松散、破裂。

第五节 常见易变片剂储存保管举例

一、异烟肼片

【规格】100mg。

【性状】白色片，味先微甜后转苦。

【稳定性】受潮湿、光、热、重金属等影响可发生氧化反应而使色泽变深，遇二氧化碳也会变质。

【类别】抗结核病药。

【储存方法】①避光，密闭，干燥处保存。②变色后不可供药用。

二、硫酸亚铁片

【规格】300mg。

【性状】糖衣片，片呈淡蓝绿色，味咸涩。

【稳定性】受潮、遇热极易被氧化生成黄棕色碱式硫酸铁，糖衣遇湿热易褪色、熔化、粘连。

【类别】抗贫血药。

【储存方法】①应避光、密闭，在干燥处保存。②变色者不可供药用。

三、对氨基水杨酸钠肠溶片

【规格】0.5g。

【性状】本品为肠溶衣片，除去肠衣后显白色或类白色。

【稳定性】①本品中对氨基水杨酸钠极易氧化变色，逐渐变黄色、棕黄色或棕红色。见光、受潮、受热能促进其变色。②本品储存时间稍长能出现花斑和片内变黄。③本品易发生裂片现象可能是由于制片时对氨基水杨酸钠的结晶太大、颗粒太松或烘干时温度过高而失去结晶水所致。

【类别】抗结核病药。
【储存方法】应装在遮光容器内，密封保存。

四、枸橼酸喷托维林片

【规格】25mg。
【性状】本品为糖衣片，除去糖衣后显白色。
【稳定性】本品有吸潮性，吸潮后糖衣变色、粘连、溶化或生霉。
【类别】镇咳药。
【储存方法】密封，在干燥处保存。

五、阿司匹林片

【规格】①0.3g。②0.5g
【性状】本品为白色片。
【稳定性】本品中阿司匹林在湿热情况下，易分解成醋酸和水杨酸，产生明显的醋酸臭或片剂表面析出针状结晶（水杨酸）。避湿、冷藏可使稳定性增加。
【类别】解热镇痛、抗炎抗风湿药。
【储存方法】①密封在干燥凉处保存，严防受潮。②本品分解后产生的水杨酸对胃黏膜的刺激性增加，故片面析出针状结晶者不可供药用。③本品如出现明显的醋酸臭或储存时间过久，应检验分解产物游离水杨酸是否符合药典规定。

六、复方甘草片

【规格】每片含甘草浸膏（粉末）0.1125g、阿片粉0.004g、樟脑0.002g、苯甲酸钠0.002g、八角茴香油0.002mL。
【性状】棕色片，微有均匀的花斑。气香、味甜。
【稳定性】本品含有浸膏粉末，有吸潮性，吸潮后色泽变深、片形膨胀、软化变形、粘连、溶化。
【类别】祛痰镇咳药。
【储存方法】①应密封在干燥处保存。②梅雨季节或湿热地区应注意防潮。

七、氨茶碱片

【规格】①0.1g。②0.2g。
【性状】本品为白色或微黄色片。
【稳定性】①氨茶碱在空气中即吸收二氧化碳，并分解成茶碱。②遇湿热或久存，可发生不同程度的变色，先变成淡黄色，渐变为棕色，并放出强烈氨臭。变色亦可能由于空气的氧化或与铜铁等金属接触引起。
【类别】平滑肌松弛药及利尿药。
【储存方法】①应装在遮光容器内，密封保存。②梅雨季节加强养护和检查。③本品易变色，南方潮热地区尤应注意，不宜久储。

八、维生素 C 片

【规格】①25mg。②50mg。③100mg。
【性状】本品为白色或略带淡黄色片。
【稳定性】本品遇光、受潮极易氧化变黄色或黄棕色，含量下降。
【类别】维生素类药。
【储存方法】①遮光、密封保存。②梅雨季节加强养护和检查，严防受潮。③本品易变色，南方潮热地区应注意不宜久储。④忌与金属器具接触。

九、硝酸甘油片

【规格】0.5mg。
【性状】本品为白色片。
【稳定性】①遇光、空气、潮湿可缓缓水解，含量下降。②过效期外观不变，但含量往往已下降。
【类别】血管扩张药。
【储存方法】①避光、密封在阴凉处保存。②验收及保管中，如无可疑之处，不作开瓶检查。

习　题

1. 简述片剂的优点和不足。
2. 按制备和使用方法与作用的不同，片剂可分为哪几种？
3. 什么是松片？松片的检查方法是什么？产生松片的主要原因有哪些？
4. 哪些药物的片剂易析出结晶？为什么？
5. 简述一般压制片常出现的质量变异现象。
6. 简述包衣片常出现的质量变异现象。
7. 一般压制片入库验收的内容有哪些？
8. 如何进行一般压制片的外观检查？检查结果应符合哪些规定？
9. 如何进行包衣片的外观检查，检查结果应符合哪些要求？
10. 一般压制片应如何储存养护？
11. 需避光储存的片剂有哪些？
12. 需防热的片剂有哪些？
13. 简述阿司匹林片的储存养护方法。
14. 简述维生素 C 片的储存与养护方法。
15. 简述对氨基水杨酸钠肠溶衣片的储存与养护方法。

（卢　静）

第七章 胶囊剂

提要 本章对胶囊剂的概念、特点、分类、质量要求作了简介。重点介绍了胶囊剂的质量变异及原因；胶囊剂的验收内容、验收方法及判断标准；胶囊剂的储存保管方法等。同时还对胶囊剂的外观性状变化的处理及常见易变胶囊剂的储存保管作了简单介绍。

第一节 胶囊剂简介

胶囊剂系指将药物或添加辅料填充于空心胶囊或密封于软质囊材中所制成的固体制剂，主要供内服。填充的药物可为固体粉末或颗粒、液体或半固体。空胶囊的主要原料为明胶，近年来也有用甲基纤维素、淀粉等高分子材料制备胶囊的，以改变胶囊的溶解、释药性能。

随着科学技术的快速发展和生产设备自动化程度的不断提高，胶囊剂的品种和产量逐年增加，在临床得到广泛的应用，已成为世界各国药典收载品种数仅次于注射剂和片剂而居第三位的剂型。《中国药典》1990年版收载28个胶囊剂品种，1995年版收载78个品种，2000年版收载109个品种，2005年版收载178个品种。

一、胶囊剂的特点

（一）胶囊剂的优点

1. 可提高病人用药的依从性

胶囊剂可掩盖药物的不良臭味，如鱼肝油的腥味、氯霉素和诺氟沙星的苦味等；可有各种颜色且可印字，外观整洁、美观，便于识别，方便携带，易于服用。

2. 可提高药物的生物利用度

胶囊剂与片剂、丸剂等相比在胃肠道分散快、吸收好、奏效快，生物利用度高。

3. 可提高药物的稳定性

对光敏感、遇湿热不稳定的药物，如抗生素、维生素等，可填装入不透光的胶囊中，以防止湿气、空气、光线对药物的影响。

4. 可延缓药物的释放和定位释放药物

将药物先制成不同释放速度的缓释颗粒，按所需比例将颗粒均匀混合，装入空胶囊中即可达到缓释延效的目的；根据药物的性质，可制成定位于小肠、结肠、直肠、阴道内释放药物的胶囊剂，以满足临床治疗的需要。

5. 可弥补其他固体剂型的不足

含油量高或液态的药物不宜制成片剂或丸剂时可制成胶囊剂，或者主药的剂量小、难溶于水、在消化道内不易吸收的药物可将其溶于适宜的油中，制成胶囊剂以利吸收。

（二）胶囊剂的缺点

1. 一般不宜制成胶囊剂的药物

（1）药物的水溶液或稀乙醇溶液 因能使胶囊壁溶化，不宜制成胶囊剂。

(2) 易溶性的刺激性药物　因胶囊剂在胃中溶化时，局部浓度过高，会刺激胃黏膜，故不宜制成胶囊剂。

(3) 易风化的药物　因易风化的药物可使胶囊壁软化甚至粘连，故不宜制成胶囊剂。

(4) 易潮解、吸湿的药物　因易潮解、吸湿的药物可使胶囊壁过分干燥变脆甚至漏粉、漏油，故不宜制成胶囊剂。

2. 胶囊剂一般不适用于儿童。

二、胶囊剂的分类

按囊材的性质，胶囊剂可分为硬胶囊、软胶囊（亦称胶丸）、缓释胶囊、控释胶囊和肠溶胶囊。

1. 硬胶囊

硬胶囊系采用适宜的制剂技术，将药物或加辅料制成均匀的粉末、颗粒、小片或小丸等填充于空心胶囊中制成的胶囊剂。硬胶囊囊壳坚硬、具脆性、含水量低。硬胶囊呈圆筒形，由大小不同的两节紧密套合而成，其大小有8种规格，用号码表示，按000、00、0、1、2、3、4、5依次减小，可根据药物的剂量和性质选用。随着科学技术的发展，近年已有将液体和半固体药物填充于空胶囊中制成硬胶囊。

2. 软胶囊

软胶囊系指将一定量的液体药物直接包封，或将固体药物溶解或分散在适宜的赋形剂中制备成溶液、混悬液、乳浊液或半固体状物，密封于球形或椭圆形的软质囊材中制成的胶囊剂。软胶囊囊壳柔软，有弹性、含水量高。软胶囊可用滴制法或压制法制备。

3. 缓释胶囊

缓释胶囊系指在水中或规定的释放介质中缓慢地非恒速释放药物的胶囊剂。

4. 控释胶囊

控释胶囊系指在水中或规定的释放介质中缓慢地恒速或接近恒速释放药物的胶囊剂。

5. 肠溶胶囊

肠溶胶囊系指硬胶囊或软胶囊用适宜的肠溶材料制备而得，或用经肠溶材料包衣的颗粒或小丸填充于胶囊而制成的胶囊剂。肠溶胶囊不溶于胃液，但能在肠液中崩解而释放活性成分。

按囊材的释药特性、药物的释放部位、胶囊的给药途径的不同，还可将药物制成结肠靶向胶囊剂、植入胶囊剂、气雾胶囊剂、直肠胶囊剂和阴道胶囊剂等，以适应医疗上的不同需要。

三、胶囊剂的质量要求

① 胶囊剂的内容物不论其活性成分或辅料，均不应造成胶囊壳的变质。

② 胶囊剂应整洁，不得有黏结、变形、渗漏或囊壳破裂的现象，并无异臭。

③ 胶囊剂应密封储藏，其存放环境温度不高于30℃，湿度应适宜，防止受潮、发霉、变质。

④ 胶囊剂的溶出度、释放度、含量均匀度、微生物限度等应符合药典规定。

第二节 胶囊剂的质量变异及原因

胶囊壳的主要原料是明胶,如制造不当或储存、运输不当,温度和湿度的影响,可出现下列变化。

一、漏粉

硬胶囊在制备及储存过程中过于干燥,导致囊壳含水量下降,脆性增加,容易引起脆裂;生产空心胶囊挑选不严,造成次品混入;胶囊内充填药物过多,装瓶时填充物过多,加塞时压力过大,或填充不严实,运输时发生震动等,均可造成胶囊破裂而漏粉。

二、漏液

胶丸如制造不当,留有缝隙,囊内液体可发生溢漏而出现漏液现象。漏液的胶丸易受污染、氧化而发霉、酸败。

三、黏软变形、霉变生虫

硬胶囊或胶丸剂如包装不严或储存不当,可因吸潮、受热而发生黏软、发胖、变形,甚至生霉变质。装有生药或脏器制剂、含有营养物质的胶囊吸潮受热后还易霉变、生虫、产生异臭。

第三节 胶囊剂的验收

胶囊剂的验收可按批号抽样,开封检查,根据情况需要,可拆开或切开胶囊检查内含药物的质量。

一、检查内容

胶囊剂的主要检查内容是外观和包装检查,包括色泽、漏药、破裂、变形、粘连、异臭、霉变、生虫、软胶囊气泡和畸形及包装等。

二、检查方法及判断标准

(一) 外观检查

取胶囊 100 粒,平铺于白纸或白瓷盘上,距 25cm 自然光处检视 0.5min。

1. 硬胶囊

① 硬胶囊应光亮整洁,大小相等,长短一致,无斑点、膨胀、发黏、变硬、变形、发霉、异臭及异物黏着等现象。

② 带色硬胶囊颜色应均匀一致,不得有褪色、变色现象。

③ 硬胶囊应无砂眼、虫眼,无破裂、漏粉等现象。

④ 生药或动物脏器制剂的硬胶囊应特别注意有无生霉、虫蛀、异臭等现象,胶囊内容物有无结块、霉变等异常现象。

⑤ 贵重药品的硬胶囊还可抽查其装量是否准确。

2. 软胶囊（胶丸）

① 胶丸颗粒大小应均匀一致，光亮整洁，无软化粘连、粘瓶（经振摇即散者除外）、异臭、变形、破裂、漏液等现象。

② 胶丸中有气泡、畸形丸各不得超过3%，胶丸污物、偏心带尾等之和不得超过3%，且气泡、畸形丸、胶丸污物、偏心带尾等总和不得超过5%。如检查结果超过规定时，应加倍复检，结果应符合规定。

（二）包装检查

胶囊剂外包装的名称、批号、包装数量等应与内容物相符，封口应严密，印字应清晰、端正。瓶装胶囊剂封口应严密，瓶内填充物应清洁、无松动。铝塑、热合及塑袋包装胶囊剂压封应严密、圆整，无破裂、缝隙。

第四节　胶囊剂的储存保管

一、胶囊剂的储存保管

根据胶囊剂的囊壳及其性质对剂型稳定性的影响，对胶囊剂保管应以防潮、防热为主，同时结合主药的特性，考虑具体的保管方法。

（一）防潮、防热

① 一般胶囊剂都应密封，储存于干燥凉处，注意防潮、防热。但也不宜过分干燥，以免胶囊中的水分过少、脆性增加而发生脆裂漏粉。

② 具有颜色的胶囊剂在受热、吸湿后除发生软化、粘连、变形、膨胀外，还能出现颜色不均、褪色、变色、表面浑浊失去光泽等现象，应特别注意防潮、防热，将其放置干燥凉处保存。

③ 装有生药或脏器制剂的胶囊剂如羚羊角胶囊、蜂王浆胶囊等吸潮、受热后，易发霉、生虫、发臭，因此更要特别注意防潮、防热，将其密封于干燥的凉处保存。

④ 抗生素类的胶囊如头孢氨苄胶囊、头孢地尼胶囊等吸潮、受热后易使效价下降，更应特别注意防潮、防热，将其密封，置于干燥凉暗处。

（二）避光

凡主药对光线敏感的胶囊剂，如维生素 AD 胶丸、辅酶 Q_{10} 胶囊等，遇光有效成分易被氧化，颜色变深而失效，故应避光保存。

二、胶囊剂的挑选整理

（一）硬胶囊漏粉的整理

将漏粉的胶囊剔除后，用干净消毒的纱布包裹其他外部粘有药粉而完整的胶囊，轻轻用手搓滚，以拭去胶囊外黏附的药粉，再用喷有液状石蜡的纱布包起轻轻揉搓，使之光亮，最后装瓶加塞，密封保存。

（二）软胶囊漏液的整理

将软胶囊置于干净消毒的干纱布上，轻轻搓滚，亦可将软胶囊放入消毒纱布袋中轻轻来回摇动，以除去表面油渍，然后将漏液丸剔去，立即装瓶。如漏油情况比较严重，则先用干纱布揩拭干净，剔去漏液丸，再用喷有药用乙醇、乙醚或二者的混合液（乙醇：乙醚=5:1）

的纱布，将胶丸擦拭一次以除去丸外油渍，然后吹干液体置干燥器内干燥，最后装瓶加塞，密封保存。

（三）胶囊剂吸潮的处理

胶囊剂若轻微吸潮，内装药物尚未变质时，可用干燥剂吸潮的办法处理。具体操作如下：将瓶盖打开，开启瓶塞，将瓶子放入盛有干燥剂（硅胶、生石灰或无水氯化钙）的干燥器内，密闭，吸去潮气。此外还应根据受潮的程度掌握干燥的时间和药瓶与干燥剂的距离，若放置时间太久，距离太近，会使胶囊发生脆裂，对于已干燥适当达到要求的胶囊剂应立即取出加塞密封保存。经整理过的胶囊剂，应与其他胶囊剂分开存放，尽快发货使用，不宜久储。

三、胶囊剂外观性状变化及处理意见

胶囊剂囊壳的主要材料为明胶，故其易吸潮，易滋生微生物而发生明显的外观性状变化。当胶囊剂出现下列外观性状变化时，不得供药用。

① 胶囊剂吸潮、粘连、变形、褪色、变色。

② 胶囊剂特别是含有生药粉末、脏器制品、生化药品等药品的胶囊剂发霉、生虫，有明显异臭。

第五节 常见易变胶囊剂储存保管举例

一、吲哚美辛胶囊

【规格】吲哚美辛 25mg/粒。

【性状】本品内容物为白色粉末。

【稳定性】①本品主药系吲哚衍生物，其干燥品在室温下较稳定，但对光线敏感，易氧化变色。吸潮后药物的水解产物可进一步氧化，色泽加深，变成黄色至棕色。②本品吸潮、受热后能发生黏软变形，甚至生霉变质。

【类别】解热镇痛非甾体抗炎药。

【储存方法】应置遮光容器中，密封，在凉处保存。

二、头孢氨苄胶囊

【规格】①头孢氨苄 0.125g/粒。②头孢氨苄 0.25g/粒。

【性状】本品内容物为白色至微黄色结晶性粉末，微臭。

【稳定性】①本品主药头孢氨苄干燥品室温下稳定，受潮、热影响易水解失效，光照能加快其反应速度。②胶囊受潮、受热后能发生黏软、变形，甚至生霉变质。

【类别】β-内酰胺类抗生素，头孢菌素类。

【储存方法】置遮光容器内，密封，在凉暗处保存。

三、维生素 AD 胶丸

【规格】①维生素 A 3000 单位与维生素 D 300 单位/粒。②维生素 A 10000 单位与维生素 D 1000 单位/粒。

【性状】本品内容物为黄色至深黄色油状液。

【稳定性】①本品中的维生素 A 与维生素 D 遇空气、光线照射或受热易发生氧化而变质使生物活性降低，甚至毒性增加。②胶丸受潮、受热易发软、粘连甚至生霉。③如有漏油现象易发生酸败或生霉变质。

【类别】维生素类药。

【储存方法】①应置遮光容器内，密封，在阴凉干燥处保存。②本品在梅雨季节或南方潮热地区易生霉，应严格做好防潮、防热工作，并不得久储。③本品有浓、淡两种规格，验收保管中应注意分开存放，防止错收错发。④如有漏油现象，应进行挑选整理方可销售。

四、维生素 E 胶丸

【规格】①维生素 E 5mg/粒。②维生素 E 50mg/粒。③维生素 E 100mg/粒。

【性状】本品内容物为淡黄色至黄色的油状液体。

【稳定性】①本品主药维生素 E 性质不稳定，极易氧化而导致活性降低，遇光能使反应加快，颜色变深。②胶丸吸潮、受热易发软、粘连甚至发霉变质。③胶丸如有漏油现象，易发生酸败变质。

【类别】维生素类药。

【储存方法】①置遮光容器内，密封，在干燥处保存。②梅雨季节及潮热地区应加强防潮、防热措施，并不宜久存。③如有漏油现象，应及时挑选整理。

五、阿司匹林肠溶胶囊

【规格】阿司匹林 0.1g/粒。

【性状】本品内容物为白色颗粒。

【稳定性】①本品主药阿司匹林性质不稳定，易分解成醋酸和水杨酸，产生明显的醋酸臭或析出水杨酸的针状结晶。②本品吸潮、受热后，易发生黏软变形，甚至发霉变质。

【类别】解热镇痛非甾体抗炎药，抗血小板聚集药。

【储存方法】置遮光容器内，密封，在干燥处保存。

习 题

1. 简述胶囊剂的优、缺点及分类。
2. 胶囊剂的质量要求是什么？
3. 造成硬胶囊漏粉的原因是什么？
4. 湿热会对胶囊剂产生哪些影响？
5. 硬胶囊入库验收外观检查的内容和判断标准是什么？
6. 软胶囊入库验收外观检查的内容和判断标准是什么？
7. 简述胶囊剂的储存保管方法。
8. 简述胶囊剂外观性状变化的处理。
9. 简述维生素 AD 胶丸的储存与养护方法。
10. 简述头孢氨苄胶囊的储存与养护方法。

（董建慧）

第八章 注 射 剂

提要 本章对注射剂的特点、分类及质量要求作了简介；重点对注射剂的质量变异及原因，水针剂、粉针剂、油针剂、混悬针剂等入库检查内容、检查方法及判断标准，注射剂的储存保管等内容作了详细的讨论；同时对注射剂的外观性状的改变处理和常见易变注射剂的储存保管作了简单的介绍。

第一节 注射剂简介

注射剂系指药物制成的供注入体内的灭菌溶液、乳状液或混悬液及供用前配成溶液或混悬液的无菌粉末或浓溶液。

一、注射剂的特点

（一）注射剂的优点

① 吸收快，作用迅速可靠，剂量准确，易于控制 因药液直接注入组织或血管，所以吸收快作用迅速，尤其是静脉注射，往往注射结束血药浓度已达最高，故特别适用于抢救危重病人或提供能量之用。注射剂由于不经过胃肠道故不受消化液、食物及肝脏首关效应影响，作用可靠，易于控制。

② 适用于不宜口服药物的给药 某些药物口服不易吸收（如硫酸庆大霉素）、被胃肠道消化液破坏（如青霉素、胰岛素等）或口服易引起呕吐（如酒石酸锑钾）等，这些药制成注射剂后可避免以上不利因素，充分发挥应有的药效。

③ 适用于不宜口服给药的病人 如不能吞咽、昏迷、严重口腔疾病或严重呕吐不能进食的患者。

④ 能使药物发挥局部定位作用 如局部麻醉、关节腔注射、穴位注射等。

⑤ 具有延长药效、诊断疾病作用。

（二）注射剂的缺点

注射剂的主要缺点为使用不便且注射疼痛，给药方法和制造工艺复杂，成本高，价格较贵；药品的稳定性较差，不宜久储；药品变质或使用不当时危害性较大，储存、运输过程中易发生破损等。

二、注射剂的分类

注射剂可按分散系统分类或按用药途径分类。

（一）按分散系统分类

1. 溶液型注射剂

对易溶于溶剂形成溶液且在溶液中稳定的药物可制成为溶液型注射剂。绝大多数注射剂以水为溶剂，如氯化钠注射液、葡萄糖注射液、维生素C注射液等。对不溶于水而溶于油、乙醇或复合溶剂的药物可做成以油、乙醇或复合溶剂为溶剂的注射剂。如癸氟奋乃静注射液、苯丙酸诺龙注射液为油溶液型注射液，氢化可的松注射液为氢化可的松的乙醇溶液注射剂等。

2. 混悬型注射剂

在水中溶解度小的药物或注射后要求延长药效作用的药物，可制成水或油的混悬液，供肌内注射，如醋酸地塞米松注射液、精蛋白重组人胰岛素注射液等。

3. 乳剂型注射剂

水不溶性液体药物，可根据医疗需要制成乳剂型注射液。如静脉注射脂肪乳剂等。

4. 注射用无菌粉末

注射用无菌粉末亦称粉针（剂），系将药用灭菌粉末分装在安瓿或其他适宜的容器中，临用前以适当的灭菌注射用溶剂溶解或使其混悬使用的制剂。凡制成溶液或混悬液等不稳定的药物均可根据需要制成粉针。如遇水不稳定的青霉素钠、苯巴比妥钠等。

（二）按用药途径分类

1. 肌内注射剂

注射于肌肉内，一次注射量在5mL以下，水溶液、乳浊液、油剂、混悬液等剂型的各类药物几乎均可肌内注射。是应用最多的注射剂。

2. 静脉注射剂

静脉注射剂又分为静脉滴注和静脉推注两类。前者用药量大，一次用量在100mL至数千毫升，后者用药量较小，一般一次用量在50mL以下。静脉注射剂不得添加抑菌剂，W/O（油包水）型乳浊液、油溶液型和混悬型注射剂不能作静脉注射，可产生溶血或使血浆蛋白沉淀的药物也不能静脉给药。静脉注射剂直接注入血管，起效最快，常作急救、补充体液和营养之用。

3. 脊椎腔注射剂

供注入脊椎蛛网膜下腔内的药液。一般仅限于与脊椎液等渗的水溶液，一次注射量在10mL以下。脊椎腔注射剂不得添加抑菌剂。

4. 皮下注射剂

供注射于真皮与肌肉之间松软组织内的药液，一般为水溶液，一次注射量为1.0～2.0mL，药物吸收速度稍慢，如胰岛素注射液、疫苗等。

除以上4种外，注射剂尚可分为皮内注射剂、动脉内注射剂、穴位注射剂、心内注射剂等。

三、注射剂质量要求

因注射剂直接注入人体内部，质量问题对人体造成的危害性也较大，所以必须确保注射剂的质量。注射剂所用的原料、辅料、溶剂、容器以及注射剂的储存保管等均应符合药典或有关质量标准的规定。具体质量要求主要有以下几方面。

1. 无菌

成品中不应含有任何活的微生物，应达到药典无菌检查的规定。

2. 无热原

无热原是注射剂的重要质量指标，特别是供静脉及椎管腔注射的注射剂，必须做热原检查，应符合药典规定。

3. 可见异物

在规定的条件下检查，不得有肉眼可见的浑浊或异物。鉴于人们对微粒引入人体造成的危害认识的加深，对可见异物要求也更加严格。静脉注射剂还应检查不溶性微粒，检查结果应符合《中国药典》2005 年版（二部）附录有关规定。

4. 注射用混悬液药物的细度

注射用混悬药物的细度应控制在 $15\mu m$ 以下，$15\sim20\mu m$（间有个别 $20\sim50\mu m$）不应超过 10%。注射用混悬液不得用于静脉注射和椎管注射。

5. 渗透压

注射剂渗透压要与血浆渗透压相等或接近。渗透压略高的注射剂仍允许静脉滴注，但低渗透压一般是不适宜的，特别是输液不能配成低渗透压溶液。

6. pH 值

注射剂的 pH 值要求与血液的 pH 值（7.4）相接近，一般应控制在 pH4~9 范围内。过酸或过碱的药液，若大量静脉注射可能引起酸中毒或碱中毒，若肌内注射会引起疼痛或局部坏死。另外，还可能影响药物的稳定性。

7. 安全性

注射剂不应对组织引起刺激或引起毒性反应，特别是非水溶剂及一些附加剂必须经过动物试验，如溶血试验、过敏试验和毒性试验等，以确保用药安全。

8. 稳定性

注射剂多为液态，其稳定性问题较其他剂型突出，故要求其具有必要的物理稳定性和化学稳定性，以确保产品在储存期间安全有效。

9. 降压物质

有些注射剂的降压物质必须符合规定，以确保用药安全有效。

10. 其他

含量、色泽、装量等是衡量注射剂质量的重要指标，这些均应符合药典及有关标准的规定。

第二节 注射剂的质量变异及原因

注射剂是密封于容器中的无菌制剂，但在生产和储存过程中，由于操作不当，使用原辅料及容器质量不佳或保管储存不善等各种原因易发生下列质量变异。

一、变色

注射剂受氧气、光线、温度、微量重金属等的影响，易发生氧化或分解等作用而引起变色，变色是注射剂变质的一个重要标志。某些主药不稳定的注射剂（如维生素 C 注射液、盐酸普鲁卡因注射液、盐酸肾上腺素注射液等）在生产中往往加入抗氧剂或金属络合剂以及在安瓿中充入氮气等惰性气体，以使制剂稳定。但由于操作不慎，生产中通惰性气体量不足使空气排除未尽，灭菌时受热不均匀或储存养护不当，仍可使注射剂逐渐氧化分解而发生变色现象，或出现同一批号的产品有时出现色泽深浅不一的现象。

二、生霉

液体注射剂由于灭菌不彻底、安瓿熔封不严、存有毛细孔或静脉注射液铝盖松动等原因，在储藏过程中常常会出现絮状沉淀或悬浮物，这是霉菌生长的现象。尤其是营养成分含量较高、本身又无抑菌作用的药品（如葡萄糖注射液、右旋糖酐注射液、甘露醇注射液等）更易发生生霉现象。

三、析出结晶或沉淀

有些注射液（如磺胺嘧啶钠注射液、甘露醇注射液及油溶性注射剂）遇冷后易析出结晶，但如果在热水中加热仍可溶解澄明，冷却至室温也不再析出结晶者，则仍可供注射用。如果注射液由于药品分解变质而出现析出结晶或出现沉淀者，则不可再供药用。

四、脱片

安瓿玻璃质量差，耐碱或耐蚀性不强，在装入磺胺嘧啶钠、葡萄糖酸钙等碱性较强的药物或氯化钙、枸橼酸钠等钙、钠盐类的注射液，往往在灭菌后或长期储存时，由于药液对玻璃的侵蚀作用而发生"脱片"（即药液中出现闪光的玻璃屑）及浑浊现象。温度愈高，腐蚀作用愈强。因此灌装这类药品的注射液应使用耐碱性能较好的含钡或含锆的硬质中性玻璃安瓿，避免出现脱片现象。

五、产生白点、白块

注射液在生产过程中如过滤不清、安瓿未洗净或吸收了空气中的二氧化碳等，药液中常会出现小白点、小白块。某些注射液在出厂时澄明度检查合格，但在储存一段时间后也会出现白点、白块，并且会逐渐增多，甚至使药液浑浊，产生沉淀。产生这种变化的原因比较复杂，主要是受原料、溶剂和安瓿质量的影响。如钙盐、钠盐注射液在储存期就较易产生白点；安瓿玻璃的碱度过高使药液酸碱度发生变化亦能产生白点或白块。

六、冻结

水溶液注射剂、水混悬型注射剂、乳浊型注射剂等，因溶剂是水或含水，在低温时易于冻结。一般讲，浓度低的注射液较易冻结，浓度高的较不易冻结。如5%的葡萄糖注射液在$-5\sim-4℃$即冻结，而25%的葡萄糖注射液则在$-13\sim-11℃$左右才冻结；若浓度相同则体积大的较不易冻结。水溶液注射剂冻结后可出现下列三种情况。

（一）冻结解冻后药液质量无变化

大多数注射液在$-5\sim-4℃$发生冻结，解冻后药液一般无质量变化。如常用的氯化钠、维生素C、盐酸普鲁卡因等注射液经过冷冻试验，在解冻后留样半年以上，同时进行必要的实验室检验质量均无变化。某些品种（如复方奎宁、盐酸麻黄素、安钠咖等）注射液解冻后虽一度有结晶析出，但温度升高后能逐渐完全溶解。

（二）容器破裂，造成药液污染或损失

这是因为玻璃受冻后脆性增加，体积缩小，而药液受冻后体积膨胀，易将玻璃瓶或安瓿胀破。即使未破，轻微碰撞也会将容器振裂。试验结果表明，容积大的容器易冻裂，容积小的容器不易冻裂。这可能是由于大容积容器单位面积受到压力大，碰撞机会多，碰撞时振动力大的缘故。因此大输液剂受冻后应尽量保持静止不动，以减少破裂产生。此外，容器的质量以及包装好坏，也是影响产生破损多少不等的因素。

（三）受冻后发生变质，不可供药用

某些注射液受冻后可发生变质致使不可供注射用，如胰岛素注射液受冻后蛋白质变性；

葡萄糖酸钙注射液是过饱和溶液，受冻后析出大量沉淀，即使加热处理也不易完全溶解；混悬针剂受冻后分散系统破坏，解冻后不能均匀混悬等。

七、结块、萎缩

粉针剂可因容器干燥不彻底，封口不严以及受光线、热等因素的影响而发生粘瓶、结块或变色现象。冻干型粉针有时还会出现剂型溶化萎缩等变质现象。

八、其他

注射剂尚可因药物内因及各种外部因素的影响而发生水解、氧化、变旋、差向异构、聚合等内在质量变化变质失效而外观性状却不一定有明显的变化。

第三节 注射剂的验收

一、验收内容

注射剂验收内容主要是外观及包装检查，包括色泽、结晶析出、浑浊沉淀、长霉、可见异物、冷爆、裂瓶、封口漏气、瓶盖松动及安瓿印字等；一些物理化学的检查，包括装量检查及不溶性微粒检查等。

二、验收检查方法

(一) 外观及包装检查

每批取检品 20 支（瓶），置自然光亮处检视。

① 溶液色泽，按质量标准规定进行比色，不得有变色现象。

② 不得有结晶析出（特殊品种经加温溶解除外）、浑浊、沉淀、长霉等现象。

③ 安瓿应洁净，封头圆整。泡头、弯头、缩头现象总和不得超过 5%，焦头和冷爆现象总和不得超过 2%。

④ 不得有裂瓶、封口漏气、瓶盖松动及漏液现象。印字应清晰，品名、规格、批号不得缺项。

瓶盖松动检查方法：一手按瓶，一手用大拇指、食指、中指卡住瓶盖边缘呈三角直立，向一方轻扭，瓶盖不得松动。

(二) 可见异物检查

可见异物检查亦称灯检或异物检查，是控制注射剂质量的一项重要指标。

药厂在注射剂出厂时，按规定每批逐支进行了可见异物检查，并且合格后才能出厂。但是在生产或灌装过程中仍然有某些异物混入其中。经过周转运输和储藏存放，仍然有可能发生可见异物的变化，因而在验收、保管养护中仍应按规定比例作可见异物检查。

1. 检查异物的分类及来源

(1) 异物的分类

白点或白块：肉眼能观察到的呈平面或有棱角的白色物，称为白点或白块。

异物：包括玻璃屑、纤维、色点、色块及其他外来异物。

特殊异物：包括金属屑及明显可见的玻璃屑、玻璃块、玻璃砂、硬毛或粗纤维等异物。有一面闪光者即是金属屑，有闪烁性或有棱角的透明物即是玻璃屑。

浑浊：白点、玻璃屑及浑浊三类较难区分，故凡沉降快且有闪光的异物统称"玻璃屑"；不闪光的白色异物（有时沉降也快）统称为"白点"或"白块"。药液本身澄明但有多量白点，以致难以计数或药液本身已呈乳浊者统称"浑浊"。

微量白点：50mL及50mL以下注射液，在规定的检查时间内，仅见到了3个或3个以下的白点者作为微量白点；100mL或100mL以上注射液，在规定检查时间内，仅见到5个或5个以下的白点时，作为微量白点。

少量白点：药液澄明、白点数量比微量白点较多，在规定时间内较难准确计数者。

微量沉积物：某些生化制剂或高分子化合物制剂静置后有微小的质点沉积，轻轻倒转时有烟雾状细线浮起，轻摇即散失者。

(2) 异物的来源

玻璃屑：系因注射剂生产时洗瓶、灌注及封口等过程中操作不慎，造成玻璃屑脱落所致；有时因安瓿耐蚀性差也会发生"脱片"。因安瓿玻璃脱片所产生的玻璃屑，经储存后数量可能会逐渐增多。

纤维：大多是由工作衣帽、毛发、空气中的纤维混入药液所致。

白点、白块：产生原因如质量变异中所述。通常白点、白块过多会形成浑浊。

色点、色块：最常见的有橡皮屑、灰尘、炭化物等。前两者主要由于操作不慎混入，而炭化物则是由于灌注不慎、药液黏附瓶颈，在用火封口时焦化所致。

2. 检查装置、检查人员条件及检查方法

检查装置：注射液可见异物检查采用伞棚式装置，其光源为日光灯，背景为不反光黑色。在背部右侧和底部为不反光的白色（供检查有色异物）。

检查人员条件：检查人员远距离和近距离视力测验，均应4.9或4.9以上（矫正后视力应为5.0或5.0以上），应无色盲。新任检查员应先熟练操作，并经统一判别标准的实习，能正确辨别各种异物后方可作为检查人员。检查人员应每半年检查一次视力。医药商业部门验收、药检部门检验，通常都采用抽样的办法进行，于需要抽验的该批药品中，抽取有代表性的样品。除另有规定外，取供试品20支（瓶），除去容器标签，擦净容器外壁，轻轻旋转和翻转容器，使药液中存在的可见异物悬浮（注意不使药液产生气泡），必要时将药液转移至洁净透明的专用玻璃容器内；置供试品于遮光板边缘，在明视距离（指供试品至人眼的距离，通常为25cm），分别在黑色和白色背景下，手持供试品颈部使药液轻轻翻转，用目检视。

无色注射液或滴眼剂的检查，光照度应为1000～1500lx；透明塑料容器或有色溶液注射液或滴眼剂的检查，光照度应为2000～3000lx；混悬型注射液和混悬型滴眼剂，光照度应为4000lx，仅检查色块、纤维等可见异物。

抽样代表性可参考表8-1。

20箱以上每增加10箱多抽一箱，不足10箱者以10箱计。

表 8-1 抽样表

每批的总箱数/箱	抽取样品数/箱	每批的总箱数/箱	抽取样品数/箱
1～3	1	11～20	3
4～10	2		

三、结果判断

溶液型静脉用注射液、注射用浓溶液和滴眼剂 20 支（瓶）供试品中，均不得检出可见异物。如检出可见异物的供试品不超过 1 支（瓶），应另取 20 支（瓶）同法检查，均不得检出。

混悬型注射液和混悬型滴眼剂 20 支（瓶）供试品中，均不得检出色块、纤维等可见异物。

溶液型非静脉用注射液、注射用无菌粉末和供注射用无菌原料药，按国务院药品监督管理部门的有关规定执行。

进口针剂药品的判断标准参照上述规定进行。

四、装量检查

（一）水针剂装量差异检查

水针剂装量差异检查限度，应符合表 8-2 中的有关规定。

表 8-2 水针剂装量差异限度表

标示装量/mL	取检品数量/支	装量差异限度
2 或 2 以下	5	不得少于标示量
2～50	3	不得少于标示量

检查方法：开启时注意避免损失，将内容物分别用相应体积的干燥注射器及注射针头抽尽，然后注入经标准化的量具内，在室温下检示，每支注射剂的装量均不得少于标示量。

注射液的标示装量为 50mL 以上的注射液及注射用浓溶液照最低装量检查法《中国药典》2005 年版（二部）附录检查，应符合表 8-3 规定。

表 8-3 注射液装量规定表

标示装量	液　体		黏稠液体	
	平均装量	每支装量	平均装量	每支装量
50mL 以上	不少于标示装量	不少于标示装量的 97%	不少于标示装量的 95%	不少于标示装量的 93%

检查法：除另有规定外，取供试品 3 个，开启时注意避免损失，将内容物分别用干燥并预先经标准化的注射器抽尽（50mL 以上者可倾入预先经标准化的干燥量筒中），黏稠液体倾出后，将容器倒置 15min，尽量倾净。读出每个容器内容物的装量，并求其平均装量，均应符合规定。如有 1 个容器装量不符合规定，则另取 3 支复试，应全部符合规定。

（二）注射用无菌粉末装量差异检查

取供试品 5 瓶（支），除去标签、铝盖，容器外壁用乙醇擦净、干燥，开启时注意避免玻璃屑等异物落入容器中，分别迅速精密称定，倾出内容物。容器用水或乙醇洗净，在适宜的条件下干燥后，再分别精密称定每一容器的重量，求出每瓶（支）的装量与平均装量。每瓶（支）的装量与平均装量相比较，应符合表 8-4 的规定。如有 1 瓶（支）不符合规定，应另取 10 瓶（支）复试，应符合规定。

表 8-4 注射用无菌粉末装量差异限度表

平均装量/g	装量差异限度/%	平均装量/g	装量差异限度/%
0.05 及 0.05 以下	±15	0.15 以上至 0.50	±7
0.05 以上至 0.15	±10	0.50 以上	±5

(三) 油针剂装量检查

取样数量同水针。检查方法：先将安瓿加温摇匀，用干燥注射器及注射针头抽净后，同注射液操作，放冷至室温检视，每支的装量均不得少于其标示量。

(四) 混悬型注射剂装量检查

装量检查同油针。除另有规定外，药物的细度应控制在 $15\mu m$ 以下，$15\sim20\mu m$（间有个别 $20\sim25\mu m$）者不得超过 10%。

第四节 注射剂的储存保管

一、注射剂的储存保管

注射剂在储存期的稳定性除了与药品本身的理化性质、生产工艺和包装方式有关外，还与储存条件和保管方法有密切的关系。因此注射剂在储存期间的保管养护，应根据其药品的理化性质、使用溶剂和包装方式，结合外界因素对药品的影响加以综合考虑，提供良好的储存条件和方法，以确保注射剂质量。

(一) 避光

一般注射剂应避光储存，并应按药典规定的条件保管。光线对一些化学活性强的药物影响尤为突出，易引起变色、变质、产生沉淀等，如肾上腺素、盐酸氯丙嗪、对氨基水杨酸钠、维生素类等注射剂遇光均易变色变质，在储存保管中要注意采取各种遮光措施，以防紫外线照射。

油溶液注射剂（包括油混悬液注射剂）、乳浊型注射剂，由于溶剂是/或含植物油，内含不饱和脂肪酸，遇光、空气或储存温度过高均能使其氧化酸败，其颜色会逐渐变深。因此油溶液注射剂一般都应避光、避热保存。

(二) 防热

脏器或酶类注射剂（如垂体后叶注射液、催产素注射液、注射用辅酶 A）易受温度的影响，温度较高易引起蛋白质变性，光线亦可使其失去活性，因此一般均需在凉暗处避光保存。有些对热特别不稳定（如三磷酸腺苷钠、细胞色素 C、胰岛素等）的注射液则应在 $2\sim10℃$ 保存。一般来说这类注射剂低温保存能增加其稳定性，但温度过低也会发生冻结变性而使药效降低。

生物制品，如精制破伤风抗毒素、白蛋白、丙种球蛋白、冻干人血浆等，从化学成分上看具有蛋白质性质，温度过高或过低均易使蛋白质变性，故最佳保存条件应为 $2\sim10℃$ 的暗处。除冻干品外，一般储存温度不能低于 $0℃$ 否则会因冻结而造成蛋白质变性，融化后可能出现振摇不散的絮状沉淀，致使不可再供药用。

抗生素类注射剂一般性质都不够稳定，遇热后能够促使分解，效价降低，故一般应置凉处避光保存，并注意"先产先出，近期先出"。如为胶塞铝盖小瓶包装的粉针剂，还应注意防潮，置干燥的凉处保存。

(三) 防冻

水溶液注射剂，包括水混悬注射剂、乳浊型注射剂，因以水为溶剂，故在低温下易冻结，冻结后体积膨胀，往往会使容器破裂；少数注射剂受冻后，即使容器没有破裂，也会发生质量变异，致使不可供药用。因此水溶液注射剂在冬季应注意防冻，库房温度一般应保持在 $0℃$ 以上。

油溶液注射剂、其他溶剂注射剂低温对其影响不大，无需考虑防冻。

（四）防潮

注射用粉针剂目前有两种包装，一种为小瓶装，另一种为安瓿装。小瓶装的封口为橡胶塞外轧铝盖再烫蜡。从外观看封口很严密，但并不能保证完全不漏气、不受潮，因压盖、储存、运输等原因，尤其在南方湿热地区，易发生吸潮粘瓶、结块变色等变质现象。因此小瓶装的注射用粉针剂在保管过程中应特别注意防潮，且不得倒置，以防止药物和橡胶塞长期接触而影响药物质量。安瓿装的注射用粉针剂的封口严密，不易受潮，故一般比小瓶装的稳定，主要根据药物的理化性质进行保管，但应检查安瓿有无裂纹冷爆现象。

（五）正确存放、及时出库

大输液剂、代血浆等为大体积注射剂，冬季除应注意防冻外，在储存过程中切不可横卧、倒置。因横卧或倒置，会使药液长时间与橡胶塞接触，橡胶塞中的一些杂质会进入药液，形成小白点，储存时间越长，澄明度变化越大。另外，在储存和搬动过程中，不可扭动、挤压和碰撞瓶塞，以免漏气造成污染。又因输液瓶能被药液浸蚀，其表面的硅酸盐在药液中可分解成偏硅酸盐沉淀。所以在保管中不得倒置，并应分批号按出厂先后次序有条理地储存和发出，尽快周转使用。

钙、钠盐类注射液，如氯化钠、乳酸钠、枸橼酸钠、碘化钠、碳酸氢钠及氯化钙、溴化钙、葡萄糖酸钙等注射液，久储药液能浸蚀玻璃尤其质量较差的安瓿玻璃，能产生脱片及浑浊（多量小白点）现象，这类注射液在保管时也要注意"先产先出"，不宜久储，并加强澄明度检查。

注射剂在储存期间，由于受多种因素的影响，随时都有可能出现质量变异现象，因此，除采取适当的保管养护措施外，还必须经常和定期进行库存质量检查，了解掌握质量变化规律，采取相应的措施，及时处理所发生的质量问题。

二、注射剂的外观性状变化及处理

注射剂在储存过程中常发生变色、生霉、沉淀、结块等变化，当注射剂发生下列外观性状改变时，即不可再供药用。

① 明显变色。

② 生霉。

③ 产生多量白点、白块、浑浊及沉淀。

④ 明显结块、萎缩。

第五节 常见易变注射剂储存保管举例

一、盐酸普鲁卡因注射液

【规格】①2mL：40mg。②10mL：100mg。③20mL：50mg。④20mL：100mg。

【性状】本品为无色的澄明液体。

【稳定性】①本品为芳香酯类药物，其水溶液易发生水解、氧化反应使颜色逐步加深而失去麻醉作用。②光线、温度、空气、铜与铁等金属离子均能加快其分解、氧化变质速度。

【类别】局部麻醉药。

【储存方法】①避光保存，冬季要注意防冻。②久储应检查色泽，并测定"对氨基苯甲酸"是否符合药典规定。颜色变黄者预示已变质，不可再供药用。

二、注射用青霉素钠

【规格】①0.12g（20万单位）。②0.24g（40万单位）。③0.48g（80万单位）。④0.6g（100万单位）。⑤0.96g（160万单位）。⑥2.4g（400万单位）。

【稳定性】①本品性质很不稳定，易被水、醇、酸、碱等分解而失去抗菌作用。铜、铅、汞、银等金属离子，温度以及氧化剂可加速其分解。②本品有强吸湿性，如封口不严，容易吸潮而发生粘瓶、结块、分解变色现象。③本品干燥品对热稳定，受潮或含水分较多时抗热性差，易分解失效。其水溶液极不稳定，易分解变质。

【类别】抗生素类药。

【储存方法】①严封、在凉暗干燥处保存。②本品粉末外观仅有部分结团、粘瓶者，可送当地药检部门复检，按检验结果处理。如严重粘瓶、结块、变色则不可供药用。

三、葡萄糖注射液

【规格】①10mL：2g。②20mL：5g。③20mL：10g。④100mL：5g。⑤100mL：10g。⑥250mL：12.5g。⑦250mL：25g。⑧500mL：25g。

【性状】本品为无色或几乎无色的澄明液体，味甜。

【稳定性】①本品经高温灭菌或久储可出现颜色变黄和pH值下降。②因葡萄糖原料中含有微量的糊精及蛋白质类杂质，加热灭菌后可产生胶体絮状沉淀或小白点导致澄明度不合格情况。③储存期间有时因封口不严、瓶有裂缝、受霉菌污染，瓶中出现云雾状或絮状沉淀。④如为塑料输液袋包装，可造成少量水分的透失，致使含量逐渐升高。

【类别】营养药。

【储存方法】①密闭保存，浓度为5%、10%的冬季应注意防冻。②在储存运输过程中不得横卧、倒置。③如发现瓶塞松动、瓶有裂缝或瓶内有白块、生霉等现象即不可供注射用。

四、中性胰岛素注射液

【规格】①10mL：400单位。②10mL：800单位。

【性状】本品为无色或几乎无色的澄明液体。

【稳定性】①本品为蛋白质制剂，久储可变性、效价降低。②热、光可促进本品分解变性，冰冻亦可使其变性而使生物活性降低。③通常效价降低而外观不变，但也有在有效期发生浑浊和沉淀的。

【类别】激素类药。

【储存方法】①在2～10℃避光保存。避免冰冻。②澄明度检查，如发现仅带有短小纤维状物，仍可供注射用。

五、葡萄糖酸钙注射液

【规格】10mL：1g。

【性状】本品为无色澄明液体。

【稳定性】①本品久储易产生白点白块、影响澄明度。②本品易受霉菌污染，储存期间因封口不严或瓶有裂缝，会出现絮状沉淀。

【类别】体液补充药。

【储存方法】①避光保存，冬季防冻。②本品在运输储存过程中不得横卧、倒置。应加强验收及保管过程中的检查，如有瓶口松动、瓶有裂缝或药液澄明度不合格、生霉等现象，不可再供药用。

习 题

1. 简述注射剂的分类及质量要求。
2. 注射剂产生白点、白块的原因是什么？
3. 注射剂为什么能够生霉变色？
4. 冰冻对注射剂的质量能产生哪些影响？
5. 水针剂的入库验收内容有哪些？
6. 简述水针剂的外观检查内容和判断标准。
7. 简述水针剂中常见的异物及其来源。
8. 简述粉针剂的外观检查内容及判断标准。
9. 简述粉针剂的储存保管方法。
10. 需防热储存的注射剂有哪几类？举例说明。
11. 大输液剂、代血浆应如何储存养护，为什么？
12. 简述盐酸普鲁卡因的储存与养护方法。
13. 简述注射用青霉素钠的储存与养护方法。

（卢 静）

第九章　水剂类药品

提要　本章简述了一般水剂类药品的分类和特点，常见的质量变异情况及原因，以及验收操作；重点阐述了一般水剂类药品的储存和保管养护方法和技巧；同时还对一般水剂类药品的外观性状变化的处理及常见易变水剂类的保管储存作了介绍。

第一节　水剂类药品简介

水剂类药品指以水为溶剂，或药物混悬于水中而制成的各种制剂。它是液体制剂中应用比较广泛的剂型，与固体药剂相比，水剂类药品主要有以下优点。

① 药物的分散度大，吸收快，药效发挥迅速。
② 能减少某些药品对胃肠道等的局部刺激性和毒副作用。
③ 能增加某些药品的稳定性和安全性。
④ 剂量大小容易控制，便于使用，可内服也可外用。

但水剂类药品也有许多缺点，如储存、携带不方便；稳定性较差，易引起化学降解，易霉败；化学性质不稳定的药物制剂不易储存；包装材料要求很高；配伍使用时易产生配伍禁忌等。

通常对水剂类药品的质量要求如下。

① 溶液型药剂应澄明；混悬型和乳浊型药剂的分散相粒子要小而均匀，在振摇时易均匀分散。
② 有效成分的浓度应准确、稳定。
③ 内服制剂应适口，无刺激性。
④ 制剂应具有一定的防腐能力，符合国家规定的药品卫生标准。
⑤ 包装容器应严密，便于使用。

一、溶液剂

溶液剂一般指化学药物的内服或外用的澄明溶液，以分子或离子状态分散。其溶质一般为无挥发性的化学药物（但也有例外，如浓氨溶液），溶剂大多为水，少数为醇或油，如硝酸甘油溶液等。可供内服、外用或环境卫生用。

溶液剂应用时以量取代替了称取，具有服用方便、剂量准确、作用迅速等优点，特别对小剂量药物更为合适。有些药物目前只能是以溶液为最好的供应形式，利于安全储存和方便使用，高浓度的储备液（又称倍液）就是如此，如过氧化氢溶液、氨溶液等。

大多数药物制成溶液剂后稳定性较差，易氧化、水解、霉变、沉淀等，因此对其包装材料的要求比固体制剂严格。

溶液剂中的大多数药物为一般性药，也有毒药和剧药，以及数种药物的配伍。配置内服溶液剂时，需注意剂量的准确性，适当改善其色、香、味；配制外用溶液剂时，应注意浓度和使用部位的特点。

二、芳香水剂

芳香水剂指芳香挥发性药物（多为挥发油）的饱和或近饱和的澄明水溶液。其特点是含挥发油的浓度低、体积大，常作矫味剂、芳香分散剂用，如氯仿水、薄荷水等。缺点是易挥发分解、霉败变质，常因挥发性物质盐析而呈浑浊。

芳香性植物药材用水蒸馏法制成的含芳香性成分的澄明馏出液，称为露剂或药露。如金银花露等。

三、混悬剂

混悬剂指难溶性固体药物粉末，以 $0.5\sim50\mu m$ 大小的质点分散在液体分散剂中，所制成的非均相分散系的液体药剂。

凡是药物难溶或溶解度达不到治疗要求的浓度，或味道不适、难于吞服的药物，以及为达到比较长效的目的或为提高在水溶液中稳定性药物，都可以考虑制成混悬剂。但剂量小的药物和毒药不应制成混悬剂，以免服用剂量不准确或超剂量致使中毒现象的发生。

混悬剂在口服、外用、注射、滴眼、气雾以及控释等长效制剂中均有应用。混悬剂具有以下特点。

① 本身的理化性质稳定，使用期间含量符合要求。

② 混合颗粒细腻、均匀，下沉缓慢，下沉的颗粒不结块、易摇匀，储存期颗粒大小基本不变，不影响制剂质量。

③ 黏稠度适当，便于倾倒，不粘瓶壁，能准确量取。

④ 色形美观、味道可口，并具有一定的防腐能力。

⑤ 外用混悬剂易于涂布，不易流散，干后能形成保护膜。

四、乳剂

乳剂系指两种不相混溶的液体经过乳化构成不均匀的分散系，其中一种液体以小液滴分散在另一液体中，前者称为分散相，后者称为分散剂。两者互不相溶，通常称为油相和水相。

乳剂有两种类型。

（一）"水包油乳剂"

即以油为分散相，水为分散剂，水包于油滴之外。这种乳剂能用水稀释，大多数为内服，如乳白鱼肝油等。

（二）"油包水乳剂"

即以水为分散相，以油为分散剂，油包于水滴之外。这种乳剂可用油稀释，大多数外用。外用乳剂一般也称搽剂，如松节油搽剂（水包油型）、石灰搽剂（油包水型）等。

乳剂可供内服、外用、注射等，它具有以下特点。

① 油类药物与水不能混溶，但若制成乳剂，就能保证分剂量的准确性，而且使用方便。

② 分散相（液滴）分散很细，能使药物较快地被吸收而发挥药效。
③ 水为分散相的乳剂能遮盖油性药物的不良臭味，还可加芳香矫味剂，便于服用。
④ 能改善药物对皮肤、黏膜的渗透性，促使药物吸收（如搽剂）。

五、合剂

合剂系指含有一种或一种以上的可溶性药物或不溶性固体粉末的药物澄明液或混悬液。在临床上除滴剂外，所有的内服液体制剂都属于合剂。合剂中的药物可以是化学药物也可以是中药材提取物。合剂主要以水为溶剂，有时为了溶解药物可加少量的乙醇。

按分散系统的不同，合剂可分为溶液型合剂（如三溴合剂）、胶体液型合剂（如胃蛋白酶合剂）、混悬液型合剂（如复方甘草合剂）。

合剂具有以下特点。
① 混悬型合剂易发生沉淀，会影响使用剂量的准确性，故使用时，应摇匀。
② 内服合剂易被霉菌污染，宜新鲜配制，大量配制时需加防腐剂，必要时也可加入稳定剂以防变质。

六、滴眼剂

滴眼剂系指将药物制成供滴眼用的澄明溶液或混悬液。通常以水为溶剂，极少使用油。一般作为消炎杀菌、收敛、散瞳缩瞳、降低眼压、诊断或局部麻醉之用，也有用作润滑或代替泪液的。滴眼剂种类有真溶液、胶体溶液混悬液、乳浊液等，其中以真溶液为主，如氯霉素滴眼液等，也有个别混悬液型，如醋酸可的松滴眼液。

一般来讲，滴眼剂应在无菌环境下配制，各种用具及容器均需用适当的方法清洗、灭菌，在整个操作过程中要避免污染，必要时可添加抑菌剂等附加剂，但是容器不应与药物或附加剂发生理化作用；容器壁要有一定厚度而且均匀，其透明度能使滴眼剂进行可见异物检查并易观察到不溶性异物。此外，滴眼剂要与泪液等渗（透压），pH值控制在5.5~7.8之间。如为混悬液，混悬的颗粒应易于摇匀，其最大颗粒直径不得超过$50\mu m$，并应按规定进行颗粒细度检查。

七、滴鼻剂和滴耳剂

滴鼻剂是专供滴入鼻腔内使用的液体药剂，可发挥局部治疗和全身性治疗作用。滴鼻剂以蒸馏水、丙二醇、液状石蜡、植物油为溶剂，多制成溶液剂。滴鼻剂的pH值应为5.5~7.5，应与鼻黏膜等渗，主药应完全溶解，避免有沉淀堵塞于鼻孔毛囊间，引起呼吸不畅。若为混悬液或乳浊液，其制成品必须均匀细腻。如复方强的松龙滴鼻剂。

滴耳剂是指将药物制成供滴入耳腔内的外用液体药剂。常用溶剂为水、甘油、稀乙醇，也可用丙二醇、聚乙二醇等。滴耳剂一般具有消毒、止痒、收敛、消炎、润滑等作用。常用的滴耳剂有复方硼酸滴耳液、复方新霉素滴耳剂、氯霉素滴耳剂等。

除上述各剂型外，还有洗剂、凝胶剂等。凝胶剂是一种较为稠厚的液体制剂，含有分散度较高的无机药物，用于内服，如氢氧化铝凝胶、镁乳等。

洗剂是专供涂抹、敷于皮肤的外用液体制剂，分散介质一般为水和乙醇。如硫磺洗剂等是用水作分散媒制成的剂型，为皮肤用药。洗剂有消毒、消炎、止痒、收敛、保护等局部作用。

第二节 水剂类药品的质量变异及原因

一般水剂类药品都以水为主要溶剂，因此在储存中如果保管养护不当，受各种因素的影响，会发生质量变异。但质量变异情况很类似，一般有如下几种。

一、发霉

水剂类药品明显的特点是稳定性弱，防腐能力较差。若包装密封不严又有适宜的温度则易受霉菌的污染、发霉、发臭，特别是芳香水剂、凝胶剂、乳剂、合剂。滴眼剂也会因容器帽盖不严密而生霉；某些抗菌药物的混悬剂，如磺胺类药物乳剂，由于抗菌谱的范围受限，仍可被不敏感的微生物污染而发生霉变。

二、沉淀

某些溶液剂、滴眼剂、合剂、芳香水剂等久储后易产生沉淀，其主要原因是药物在水溶液中容易发生水解、氧化等化学反应，或吸收空气中的二氧化碳产生不溶性沉淀。空气、温度、光以及玻璃容器的耐酸、耐碱性也能促进此类现象发生。中草药液体制剂久储也易产生沉淀，主要是生产过程中没能将其杂质滤清或沉淀不完全而在储存中逐渐析出的缘故。

三、变色

有些药物在水剂中受空气、温度、光的影响，易氧化分解而失色，如磺胺类滴眼剂遇光颜色变黄变深；而盐酸肾上腺素溶液受光和空气影响极易氧化，从粉红色变成棕色再变成棕褐色并产生沉淀。

四、冻结

水剂类药品在过低温度下或严寒气候时易发生冻结。由于体积膨胀，还会冻裂容器。乳剂、凝胶剂冻结后还会破坏剂型引起分层，解冻后往往不能摇匀恢复原状。

此外，在储存中某些水剂中所含的药物成分易挥发、氧化、水解，从而减效、变质和失效，如芳香水剂的主要成分、过氧化氢中的氧、氨溶液中的氨等。乳剂发生油水分层、界面膜破坏、油脂酸败等。滴眼剂、滴鼻剂发生澄明度的变化。

第三节 水剂类药品的验收

一、液体剂型的一般验收项目

（一）封口检查

检查封口是否严密，容器有无破损，是否有渗漏。

（二）药液检查

检查药液内是否有杂质、异物，是否浑浊、沉淀、变色，有无异味、异臭、霉变现象。

（三）装量检查

检查装量是否准确无误。

(四) 标签检查

检查所贴标签是否符合规定。

二、各种剂型的检查项目

(一) 溶液剂、芳香水剂

溶液应澄明、不浑浊，无沉淀，没有杂质、异物；不得有变色、异臭、酸败、霉变等不良现象。

(二) 混悬剂

检查微粒大小是否符合要求，是否均匀一致、下沉缓慢，振摇后能否均匀分散，有无结块现象；不得有变色、异味、酸败、霉变等现象。

(三) 乳剂

检查有无酸败、异臭、异味、分层等现象。若有分层，振摇后能否再次均匀混合。

(四) 合剂

溶液型合剂应检查是否澄清，无变色、沉淀、结晶、颗粒和异物；混悬型合剂应先进行振摇，看能否混悬均匀，数分钟后有无分层现象；胶体型合剂应无凝聚、结块等现象。

(五) 滴眼剂、滴鼻剂和滴耳剂

一般按注射剂的检查方法作可见异物的检查，溶液应澄明，不得有结晶、较大絮状物沉淀、色块、玻璃屑等异物，色泽应均匀一致，不得有变色、异味异臭、霉变等不良现象。

若包装容器不易用目检视时，可抽样转至透明洁净容器中检查（注意：检查后的样品不能再装入容器中使用）。混悬型滴眼液应作可见异物检查，不得检出色块、纤维等异物。

总之，水剂类的检查验收一般采用肉眼观察的方法，非必要时不宜开启瓶盖。若检查时必须开启瓶盖，检查后须立即固封，以防污染。装量检查一般采取与同规格、包装相同的药品进行比较，若有疑问，再抽样转至洁净量筒中测量。滴眼剂系无菌制剂，不作装量检查，验收时不能破坏其包装的完整，要注意清洁卫生，防止细菌等微生物污染。

第四节 水剂类药品的储存保管

一、水剂类药品的储存保管

水剂类药品一般含药量较低，溶剂为水，因此其防腐能力差，多不稳定，容易发霉变质，有时还会变色、变味、沉淀、分层、挥发、分解等，严冬还会冻结等。所以该类药品应密封储于阴凉处，严防污染；发货时应掌握"先产先出"，周转迅速，防止久储变质，冬季还要防冻。由于玻璃包装容器易碎，储运时应注意轻拿轻放，以免破裂损坏。

此外，该类药品还应根据各自剂型的特点，采取适当的保管方式，具体如下所述。

(一) 溶液剂的保管养护

很多溶液剂药品的稳定性较差，易氧化、分解、沉淀、变色、霉变和产生异臭等，所以其保管要根据不同的药品而选择恰当的方法。如含挥发性成分的溶液剂应避热；遇光易分解的药物应避光，储存于阴凉处；易滋生微生物的药物应严密封口，放于干燥阴凉处；有特臭、刺激性气味的药物应避免与吸附性很强的药品混放，以防串味。对人体有害的各种防腐、消毒药品应与内服药分隔存放。

(二) 芳香水剂的保管养护

多数芳香水剂性质不稳定，易挥发、霉败、变臭、分解变质等，尤其是含萜烯结构的挥发油更容易氧化，不但氧化后失去原味，而且产生的树脂性黏稠物质易粘着于瓶口。光、温度、空气等均可影响其质量。高温能使芳香成分挥发，冰冻能使挥发性成分游离出来，封口不严可使其霉败变味或滋生微生物；长期光照会加速芳香物及对光敏感物质等的光化降解反应。因此，芳香水剂一般都应密封，并避光保存在凉处；冬季需防冻，并注意"先产先出"，不宜久储。

(三) 合剂的保管养护

合剂的保管养护方法同于一般水剂类，应密闭保存在阴凉处。某些药品遇光会变质，降低药效（如复方甘草合剂）应避光保存。合剂一般不宜久存，要注意"先产先出"。

(四) 混悬剂的保管养护

温度对混悬剂的储存很重要，它能影响混悬剂分散媒的黏度从而影响药物微粒的沉降速度，因此，除按一般水剂类的要求外，特别要注意气温变化情况和地区温度差异的影响。

(五) 乳剂的保管养护

乳剂的性质不稳定，易分层（乳析）、破裂、油类酸败等。最初的分层振摇后仍可恢复原来的均匀状态；若分层进一步发展，往往会引起乳剂的破裂，即乳剂的分散相合并而形成油水两层的分离现象，此时，虽经振摇也不能恢复原有乳剂的状态。

温度对乳剂的储存也很重要，它是影响乳剂稳定性的主要因素。过高的温度可使乳剂黏度下降而促使其发生分层；温度过低可使乳剂析出结晶而破坏乳化层。空气、光线对乳剂也有影响，含植物油的乳剂若包装不严，在遇光受热过久的情况下易酸败。此外，乳剂还易被微生物污染而霉变、发酵或有乳剂破坏等现象。因此，该类药在保存时应严密封口，存于阴凉避光处。冬季还应注意防冻。

(六) 滴眼剂的保管养护

滴眼剂是无菌制剂，以水溶液或水混悬液居多，大多不稳定，易受空气、二氧化碳、光、温度等影响而分解变质。若包装容器的封口不严或储存环境不清洁卫生，还易引起绿脓杆菌、霉菌、金黄色葡萄球菌等致病微生物的污染，若再用于病人眼中会引起严重危害。因此，滴眼剂应密闭保存在避光阴凉处，注意有效期，掌握"先产先出，近期先出"的原则，不宜久储，冬季还应防冻。

此外，还应根据滴眼剂的包装不同，采取不同的保管方法。

1. 玻璃滴眼瓶

此包装不很严密，其橡胶帽（大、小帽头）易脱落，缝隙处易出现结晶物，有时有生霉现象。储存时应尖头向下，直立存放，以减少药液和橡胶帽接触。冬季需防冻。此外玻璃瓶宜轻拿轻放，否则易碎。近年来已很少采用此类包装。

2. 塑料滴眼瓶

此包装封口熔封，较为密封，受外界影响较小，且不易破碎，能避光。但验收、保管时不易作澄明度检查。储存时瓶口向上。

3. 带滴管立式玻璃滴眼瓶

此包装用铝盖封圈，比较严密。使用、携带都较方便。储存时不要倒置，冬季要注意防冻，且保护滴管不被污染。

（七）滴鼻剂、滴耳剂的保管养护

方法同滴眼剂。

二、水剂类药品外观性状变化及处理意见

水剂类药品的稳定性较差，易受光、空气、温度、微生物等因素的影响发生外观性状的变化而变质失效，甚至产生有害人体的物质。若发生如下外观性状变化时不可使用。

① 变色。
② 霉变。
③ 挥发。
④ 异臭、异味。
⑤ 沉淀。

第五节 常见易变水剂类药品举例

一、复方甘草合剂

【规格】每 100mL 内含有甘草流浸膏 12mL、酒石酸锑钾 0.024g、复方樟脑酊 12mL、甘油 12mL。

【性状】棕色或棕黑色液体，稍具甜味。

【稳定性】①本品久存后可能发生少量沉淀，低温时更易发生，一般不影响使用，可摇匀后服用。②本品组分复方樟脑酊中含有阿片酊，而其主要生物碱吗啡遇空气、光易分解变质，久存后含量下降。③遇低温易冻结，解冻后产生大量沉淀，温暖后沉淀大量消失，一般不影响质量。

【类别】镇咳、祛痰药。

【储存方法】①放于遮光容器中，密闭、避光保存；注意防冻。②不易久储。

二、氯霉素滴眼液

【规格】含量 0.25%（g/mL）。

【性状】无色澄明液体

【稳定性】本品性质不稳定，主要易水解，遇光、热或久储后会分解、降价失效。

【类别】抗生素类药。

【储存方法】塑料滴眼瓶应熔封，遮光密闭保存。

三、甲醛溶液（福尔马林）

【规格】含量 36%（g/g）以上，并含 10%～20%甲醇，防止聚合。

【性状】无色或几乎无色澄明液体，有刺激性臭。

【稳定性】①本品性质不稳定，易挥发。②遇碱易分解，遇氧化剂易氧化成甲酸；可与蛋白质、明胶或淀粉直接化合。③冷处久置，甲醛易发生聚合反应，使溶液浑浊或沉淀。

【类别】消毒防腐药。

【储存方法】①密封、防冻保存，温度以 10～30℃为宜。②人体应注意防护，因为本品

能刺激鼻、咽、喉黏膜，使皮肤发白，造成蛋白质变性。

四、牙痛水

【规格】每100mL内含樟脑15g、丁香粉1.5g、水合氯醛10g、乙醇（95%）适量。

【性状】无色或微黄色液体，有樟脑特臭。

【稳定性】本品所含成分具有挥发性，水合氯醛遇热或久储后易分解。

【类别】牙痛止痛药。

【储存方法】①密封、避光、阴凉处保存。②检查有无挥发、漏渗现象，注意封口是否严密。③乙醇含量高，不必防冻。

五、氢氧化铝凝胶

本品为氢氧化铝的水混悬液。含氢氧化铝按 Al_2O_3 计算，应为3.6%～4.4%（g/g）。

【性状】本品为白色黏稠的混悬液；薄层半透明，静置能析出少量的水分。

【稳定性】本品易受温度影响，温度较高时容易发生霉变；遇低温冻结后胶体被破坏，使氢氧化铝沉积在瓶底，丧失混悬力。

【类别】抗酸药。

【储存方法】密封、防冻保存。如有酸败味或溶液中产生网状霉块则不能再供药用。

六、醋酸氢化可的松滴眼液

【规格】3mL：15mg。

【性状】本品为微细颗粒的混悬液，静置后微细颗粒下沉，振摇后成均匀的乳白色混悬液。

【稳定性】本品pH值按规定应为4.5～7.0，储存期间较稳定。但在pH8以上，遇空气可分解。

【类别】激素类药。

【储存方法】密闭、避光保存。本品采用平底立式滴眼瓶包装，储存时注意不要倒置。

习　题

1. 简述各类水剂类药的特点及质量要求。
2. 简述水剂类药品常见的质量变异情况和产生原因。
3. 如何对水剂类药品进行检查验收？
4. 如何具体进行水剂类药品的保管养护工作？
5. 简述芳香水剂的保管养护方法。
6. 简述眼用制剂的保管养护方法。

（刘　瑾）

第十章 糖浆剂

提要 本章对糖浆剂的概念、特点、分类、质量要求作了简介。重点介绍了糖浆剂的质量变异及原因；糖浆剂的验收内容、验收方法及判断标准；糖浆剂的储存保管方法等。同时还对糖浆剂的外观性状变化的处理及常见易变糖浆剂的储存保管作了简单介绍。

第一节 糖浆剂简介

糖浆剂是指含有药物、药材提取物或芳香物质的浓蔗糖水溶液，供口服应用。单纯蔗糖的近饱和水溶液称为单糖浆。蔗糖的饱和溶液浓度为85%(g/mL)，因含糖量高，渗透压大，微生物不易生长，故本身就有防腐作用。但蔗糖浓度过高，在低温储存时，容易析出糖的结晶，使糖浆成糊状，甚至结成硬块。浓度低的糖浆，如中药糖浆镇咳宁糖浆含糖量在60%(g/mL)，容易增殖微生物，如霉菌、酵母菌等，致使糖浆败坏（变酸、显浑浊、糖分解等）。所以，根据需要可在糖浆剂中添加适宜的防腐剂，以防止或延缓微生物的增殖，如可用苯甲酸及苯甲酸钠（其用量不得多于0.3%）、对羟基苯甲酸酯类（其用量不得多于0.05%）、八羟基喹啉硫酸盐（0.001%）、桂皮醛（0.01%~0.1%）。若以苯甲酸为防腐剂，应在含糖量低的糖浆剂中添加枸橼酸或醋酸调节pH值至酸性，就能抑制霉菌和酵母菌的生长，对其他微生物亦有抑制作用。防腐剂的合用能增强防腐剂的防腐效能，必要时可添加乙醇、甘油或其他多元醇作稳定剂，也可加入色素。

一、糖浆剂的特点

（1）糖浆剂味甜、芳香可口，能掩盖药物的苦味、咸味等不适味道，使药物易于服用，特别受儿童患者欢迎。

（2）糖浆剂中含有少部分的蔗糖转化成葡萄糖，具有还原性，能防止糖浆内易氧化药物的变质。

二、糖浆剂的分类

糖浆剂按所含成分和用途不同，可分为如下几种。

1. 单糖浆

单糖浆为蔗糖的饱和水溶液，浓度为85%（g/mL）或64.7%（g/g），不含任何药物，除供制备含药糖浆外，一般用做矫味剂或作混悬液的助悬剂等。

2. 药用糖浆

药用糖浆为含有药物的浓蔗糖水溶液，有一定的治疗作用。如枸橼酸哌嗪糖浆、磷酸可待因糖浆等。

3. 芳香糖浆

芳香糖浆为含有芳香性物质或果汁的浓蔗糖水溶液，主要用于矫味剂。如桂皮糖浆、橙皮糖浆等。

三、糖浆剂的质量要求

① 糖浆剂含糖量应符合规定，含蔗糖量应不低于 45%（g/mL）。

② 除另有规定外，糖浆剂应澄清，在储藏中不得有发霉、酸败、产生气体、异臭或其他变质现象，微生物限度应符合药典的规定。

③ 含有药材提取物的糖浆剂，允许有少量轻摇易散的沉淀。

④ 糖浆剂应密封，在不超过 30℃ 处储存。

第二节 糖浆剂的质量变异及原因

一、霉败

霉败即指糖浆剂被微生物污染后生霉和发酵，以致引起糖浆的变质。霉败的主要原因如下。

1. 药材不纯净

一般药材，尤其是新鲜中草药煎煮时杂质较多，如煎煮前未加处理（如洗净、炮炙等），或水煎出液中含有许多水溶性易霉杂质未去除，则制成糖浆后易霉坏变质。

2. 蔗糖质量不好

制备糖浆剂用的蔗糖应是精制的无色或白色干燥结晶。蔗糖中的转化糖（蔗糖水解转化成葡萄糖和果糖的混合物称转化糖）含量超过规定；不纯的蔗糖易吸潮，在晶体表面形成一薄层水溶液，均容易使微生物增殖，又易引起糖的变质。

3. 制备不当、环境不洁、包装不严

糖浆剂生产过程中用具处理不当，防范微生物污染的措施不够或空气中的霉菌、酵母菌及其他微生物带入制剂中，均可造成糖浆剂的霉败；溶解蔗糖时加热的温度过高或时间过长，蔗糖中的转化糖含量增多使溶液的渗透压下降，微生物容易滋生，使糖浆剂易生霉发酵；防腐剂的选择和用量不适当或添加防腐剂时未对糖浆剂的 pH 值加以调节，导致防腐剂不能有效防止生霉发酵；分装时未将热糖浆充分冷却就灌封，瓶装糖浆剂直立存放，其上部的水蒸气冷却后凝结为水滴，以致糖浆上层被稀释，亦可引起霉败；供包装的瓶子及塞子干燥不够、消毒不净，或封口不严接触空气，糖浆亦能被稀释或污染而引起生霉、发酵。

4. 含糖浓度较低

接近饱和浓度的蔗糖溶液很稳定，含糖量高，渗透压高，能吸取菌体内的水分，微生物不易生长，故其本身具有防腐作用；浓度低的蔗糖溶液为细菌良好的培养基，容易滋生微生物，致使糖浆霉败。

5. 温度、光线的影响

储存温度过高，糖浆剂中的水分蒸发，冷后水蒸气凝结为水而留于糖浆上部，致使表面浓度降低，而易生霉、发酵；储存温度过低，糖浆析出结晶，致使表面含糖量降低，也易使微生物生长繁殖。此外，光线能促进蔗糖水解而加速其变质。

二、沉淀

糖浆剂在储存过程中，有时会出现浑浊或沉淀，其产生的主要原因如下。

1. 糖的质量差

糖浆剂若用质量不好的糖为原料生产时,由于大量可溶性杂质的混入,并且能与黏度较大的糖液共同通过滤器。但在储存过程中,高分子的胶态杂质粒子逐渐积聚,形成固体粒子而呈现浑浊或沉淀。多见于长时间储存的糖浆剂。

2. 含浸出制剂

制备含药糖浆所用的浸出浓缩物,如流浸膏、浸膏和酊剂等,一般都是用乙醇或水为溶剂浸制的。这些浸出物中都有不同程度的高分子杂质,呈不稳定的胶体状态存在,所以在浓糖溶液中,由于溶剂的改变杂质会逐渐析出。

3. 糖浆败坏

含糖浓度低的糖浆容易繁殖微生物,其新陈代谢的产物把糖逐渐分解,致使糖浆酸败,出现浑浊、变酸等现象。

4. 配伍不当

糖浆剂的处方组成中,有时因配伍变化,药物的理化性质发生改变,亦会出现沉淀。

三、变色

变色多出现于有着色剂的糖浆,这主要是由于色素遇还原性药物或在光线作用下逐渐褪色。此外,糖浆剂(特别是酸性糖浆)在制备时加热过久或储存温度过高,由于转化糖量的增加,亦会使糖浆颜色变深变暗。

第三节 糖浆剂的验收

糖浆剂的验收以整瓶肉眼观察为主,非必要时尽量不开启封口,以免污染,非开启不可者,检查后立即严封。

一、检查内容

糖浆剂主要检查内容:外观及包装的检查,包括澄清度、浑浊、沉淀、结晶析出、异物、异臭、发酵、产气、酸败、霉变、渗漏及包装等。

二、检查方法及判断标准

(一) 外观检查

取糖浆剂10瓶,在自然光亮处直立、倒立、平视三步法旋转检视。

① 糖浆剂应澄清、无浑浊、沉淀或结晶析出,不得有异物。含有药材提取物的糖浆,允许有少量轻摇易散的沉淀。

② 糖浆剂不得有异臭、发酵、产气、酸败、霉变等现象。

③ 糖浆剂应色泽一致,无变色、褪色等现象。

(二) 包装检查

① 糖浆剂外包装的名称、批号、包装数量等应与内容物相符,封口应严密,印字应清晰、端正。糖浆剂内包装封口应严密,瓶塞、瓶盖应配套,瓶外无糖浆痕迹,瓶口无生霉现象。

② 渗漏检查,取糖浆剂一箱,将原包装倒置25min后,启箱观察,渗漏瓶数不得超

过 3%。

第四节 糖浆剂的储存保管

一、糖浆剂的储存保管

(一) 糖浆剂的一般保管方法

糖浆剂如制备及储存不当,易产生霉败、沉淀和变色等质量变异。热、光线均能促进糖浆剂发生变化。因此,糖浆剂在保管时,应注意密闭,并在30℃以下避光保存。

(二) 糖浆剂的防霉措施

糖浆剂中糖的浓度较高,本身具有良好的防腐作用。含糖浓度低的糖浆剂一般亦加有防腐剂。但是在储存保管期间,如糖浆剂包装不严、受热或污染,则仍然会出现生霉、发酵甚至变酸、发臭现象。有时发酵产生的二氧化碳气体较多,受热膨胀,可使容器爆破。在南方湿热地区,这种情况尤易发生。

因此糖浆剂的保管养护,关键在于防止糖浆霉败,其主要措施应以防热、防污染为主。如炎热季节温度较高,应置阴凉通风处保存,或采取降温措施;梅雨季节需加强养护和检查,发现封口不严,应予以密封,瓶塞上面或瓶盖内纸垫出现生霉,应用消毒棉蘸酒精(70%)拭净,以防蔓延;南方湿热地区则更应掌握"先产先出",加速流通,不宜久储。

(三) 糖浆剂的防冻问题

糖浆剂为水性溶液,一般含糖浓度较高,故不像水剂类易于冻结,但冬季在特冷的地区,有些含糖量较低的糖浆亦会发生冻结。根据初步试验,含糖量在60% (g/mL)以上的药物糖浆在-21.5℃的低温下一般不冻结,主要因为药用糖浆除含糖外,还含有流浸膏、酊剂或其他化学药物,有的还含有乙醇、甘油或其他多元醇、防腐剂等作稳定剂,这些都是降低冰点的重要因素,所以它们的冰点远远低于含糖量60% (g/mL)的单纯蔗糖溶液。含糖量在60% (g/mL)以上的药用糖浆虽然多数在-25℃的低温情况下发生冻结,但一般仅呈凝冻状态,质地松软,亦没有包装破裂现象,放置室温中即可全部自行解冻,和留样对比没有显著区别和变化,亦无蔗糖析出的不溶现象。

因此,药用糖浆剂含糖量在60% (g/mL)以上的,一般可不防冻,个别特冷地区可根据情况确定;含糖60% (g/mL)以下的制剂,则应根据处方及各地气温情况,考虑是否需要防冻。若糖浆剂遇冷受冻,一般可置室温中自行解冻,受冻严重者可置温水中缓缓融化,解冻后恢复澄清者仍可供药用。

(四) 糖浆剂浑浊、沉淀问题

含浸出制剂的糖浆剂,在储存过程中往往会出现浑浊或沉淀。可通过具体分析后进行处理。

① 如含少量沉淀,摇匀后能均匀分散者,则仍可供药用。

② 如经确定沉淀系无效物或对患者服用不利时,可以过滤除去,但操作中应注意清洁卫生,严防微生物污染。

③ 因糖浆剂败坏而产生的浑浊、沉淀则无需处理,不可再供药用。

二、糖浆剂的外观性状变化及处理

糖浆剂应澄清,无浑浊、沉淀及结晶析出,不得有异物。如有下列情况之一者即不可供药用。

① 糖浆剂发霉、酸败。
② 糖浆剂出现浑浊、沉淀，有杂质异物，且沉淀系无效物或对病人服用不利的。
③ 糖浆剂包装出现渗漏现象，瓶外有糖浆痕迹者。

第五节 常见易变糖浆剂储存保管举例

一、杏仁止咳糖浆

【规格】100mL/瓶。每100mL内含：甘草流浸膏1.5mL、杏仁水4.0mL、桔梗流浸膏2.0mL、陈皮流浸膏1.5mL、百部流浸膏2.0mL、远志流浸膏2.25mL。

【性状】本品为淡棕色至红棕色液体；具杏仁香气，味甜而带苦涩。

【稳定性】①本品含糖量25%（g/mL）左右，储存不当可引起生霉、发酵。②不加防冻包装，在-21.5℃的冷库冷冻3天，受冻后质量亦无变化。

【类别】化痰止咳药。

【储存方法】①应密封，置阴凉干燥处保存。②梅雨、炎热季节加强养护和检查，防止生霉、发酵。③冬季一般不必防冻，严寒地区可根据气温情况决定。

二、单糖浆

【规格】85%（g/mL）；500mL/瓶。

【性状】本品为微黄色或黄白色澄清浓厚液体，味甜。

【稳定性】①本品为蔗糖的近饱和溶液，因蔗糖浓度大，渗透压大，具有良好的防腐作用，不易霉败，性质比较稳定。但如封口不严、受热或被微生物污染，在其液面仍有可能生霉或发酸变质。②本品含糖量85%（g/mL），在-20℃的低温冰箱中放置不发生冻结，受冻后质量也无变化。

【类别】药用辅料类。

【储存方法】①置遮光容器内，密封，在30℃以下保存。②梅雨、炎热季节应加强养护和检查，防止生霉、发酵。③冬季一般不必防冻，严寒地区可根据气温情况决定。

三、远志糖浆

【规格】100mL/瓶。每100mL内含：远志流浸膏20mL、浓氨溶液0.4mL。

【性状】本品为黄棕色的浓厚液体，微有氨臭，呈碱性反应。

【稳定性】①远志的有效成分远志皂素是皂苷类物质，遇光、受热皂苷易水解，使疗效降低。②远志皂素能于溶液中缓慢水解产生沉淀，因本品中加有氨水呈碱性，故在储存过程中能防止沉淀的析出。有时糖浆中出现胶状悬浮物，但轻摇后即不易见，则不影响使用。③储存不当可引起生霉、发酵。④含糖量约67%，在-25℃的冰箱中冷冻82h以上，未发生冻结，受冻后质量亦无变化。

【类别】祛痰药类。

【储存方法】①置遮光容器内，密封，在凉处保存。②梅雨、炎热季节应加强养护和检查，防止生霉、发酵。③冬季一般不必防冻，严寒地区可根据气温情况决定。

四、消咳喘糖浆

【规格】①50mL/瓶。②100mL/瓶。每100mL内含：满山红20g。

【性状】本品为红褐色的液体；气香，味甜、辛、苦。

【稳定性】①本品为中草药糖浆，含糖量较低，为35％（g/mL），储存不当容易生霉变质。②本品含醇量为20％～28％，包装不严或受热，溶剂易挥发，引起浑浊、沉淀。

【类别】止咳、祛痰、平喘药。

【储存方法】①容器应密封，在凉处保存。②梅雨、炎热季节应加强养护和检查，防止生霉、发酵。③冬季各地可根据气温情况考虑防冻，发运寒冷地区时应注意防冻。

五、镇咳宁糖浆

【规格】100mL/瓶。每100mL内含：甘草流浸膏4mL、桔梗8g、桑白皮2g、盐酸麻黄碱0.08g、酒石酸锑钾0.01g。

【性状】本品为深褐色的黏稠液体，气芳香，味甜。

【稳定性】①本品为中草药糖浆，含糖量为60％（g/mL），储存不当容易生霉变质。②本品含有以乙醇浸制的流浸膏、酊剂，在浓糖溶液中易析出沉淀。

【类别】止咳、祛痰、平喘药。

【储存方法】①容器应密封，在凉处保存。②梅雨、炎热季节应加强养护和检查，防止生霉、发酵。③冬季一般不必防冻，严寒地区可根据气温情况决定。

六、枸橼酸哌嗪糖浆

【规格】100mL/瓶。每100mL内含枸橼酸哌嗪16g。

【性状】本品为澄清的浓厚液体，带调味剂的芳香气味。

【稳定性】①本品为无色或微黄色，储存过程中易变黄色、黄棕色，加有着色剂的本品，遇光渐渐褪色或变色。②本品含糖量65％（g/mL），储存不当可引起生霉、发酵。

【类别】抗蠕虫药。

【储存方法】置遮光容器内、密封保存。

七、夜宁糖浆

【规格】①200mL/瓶。②300mL/瓶。每100mL内含：合欢皮10.5g、灵芝5g、首乌藤10.5g、大枣7.5g、女贞子10.5g、甘草3g、浮小麦30g。

【性状】本品为棕褐色的黏稠液体，气微，味甜、微苦。

【稳定性】①本品含糖量为83％（g/mL），一般不易霉变，但如储存不当，仍有可能生霉、发酵。②在-20℃的低温冰箱中放置不发生冻结，受冻后质量也无变化。

【类别】养血安神药。

【储存方法】①容器应密闭，置阴凉处保存。②梅雨、炎热季节应加强养护和检查，防止生霉、发酵。③冬季一般不必防冻，严寒地区可根据气温情况决定。

八、布洛芬糖浆

【规格】①布洛芬0.2g/10mL。②布洛芬1.8g/90mL。

【性状】本品为淡黄棕色澄清的黏稠液体，有芳香气味。

【稳定性】本品主药为白色结晶性粉末，固体干品性质稳定，但受热或被微生物污染易发酵变质，遇光易氧化分解。

【类别】解热镇痛非甾体抗炎药。

【储存方法】置遮光容器内，密封保存。

九、磷酸可待因糖浆

【规格】①磷酸可待因 0.05g/10mL。②磷酸可待因 0.5g/100mL。

【性状】本品为无色至淡黄色的浓厚液体，味先甜而后苦。

【稳定性】①本品主药为白色细微的针状结晶性粉末，在空气中迅速风化，遇光易变质。②本品含糖量为 65%（g/mL），储存不当可引起生霉、发酵。

【类别】镇痛药，镇咳药。

【储存方法】①置遮光容器内，密封，在阴凉处保存。②本品为麻醉药品，应按国家有关规定专库专柜、双人双锁储存保管。

十、葡萄糖酸亚铁糖浆

【规格】①葡萄糖酸亚铁 0.25g/10mL。②葡萄糖酸亚铁 0.30g/10mL。

【性状】本品为淡黄棕色澄清的浓厚液体，带调味剂的芳香，味酸甜。

【稳定性】本品主药一般为灰绿或微黄色，在储存过程中受空气的影响，使颜色加深，光照会加速变化而变质。

【类别】抗贫血药。

【储存方法】置遮光容器内，密封保存在阴凉处。

习 题

1. 简述糖浆剂的特点及分类。
2. 糖浆剂的质量要求是什么？
3. 含浸出制剂的糖浆剂，在储存过程中往往会出现什么现象？
4. 糖浆剂中引起沉淀的原因是什么？
5. 糖浆剂入库验收外观检查的内容和判断标准是什么？
6. 糖浆剂的储存温度宜在多少度以下？
7. 糖浆剂中若出现沉淀，什么情况下仍可供药用？
8. 糖浆剂中引起霉败的原因是什么？
9. 简述夜宁糖浆的储存与养护方法。
10. 简述单糖浆的储存与养护方法。

（董建慧）

第十一章 含乙醇药剂

提要 本章讲述了含乙醇药剂的种类、特点、质量变异及原因；含乙醇药剂的验收方法，含乙醇药剂的储存保管方法；对含乙醇药剂外观性状变化的处理，并通过举例说明之。

第一节 含乙醇药剂简介

含乙醇药剂系指用不同浓度的乙醇为溶剂的各种制剂。主要指酊剂、醑剂、流浸膏剂，如碘酊、癣药水、颠茄流浸膏及其他含乙醇药剂等。本章主要介绍酊剂、醑剂及流浸膏剂。

一、酊剂

酊剂系指药物用规定浓度的乙醇浸出或溶解而制成的澄清液体制剂，亦可用流浸膏稀释制成。酊剂的浓度依药物的性质和用途有所不同。含有医疗用毒性药品、剧毒药品、麻醉药品的酊剂，一般每100mL相当于原药物10g，如阿片酊（麻醉药品）、颠茄酊（剧毒药品）等；其他酊剂，一般每100mL相当于原药物20g，如远志酊、大黄酊等。酊剂的乙醇含量多在40%～90%之间，乙醇含量的高低主要根据药物中所含有效成分的溶解性质而定。

由于乙醇对药材中各成分的溶解能力有一定的选择性，故用适宜浓度的乙醇浸出的药液内杂质较少，成分较为纯净，有效成分含量较高，故剂量缩小，服用方便，且不易生霉，此为其突出的优点。但乙醇本身有一定药理作用，应用受到一定限制。酊剂用水稀释时，由于溶剂改变，常有沉淀产生。

二、醑剂

醑剂一般系指含挥发性药物的乙醇溶液；挥发性药物多半为挥发性油。挥发性药物在乙醇中的溶解度一般都比在水中大，所以醑剂中挥发性药物的含量比在芳香水剂中大得多。醑剂的乙醇含量较酊剂为高，一般在60%～90%之间。醑剂多用作芳香剂，如薄荷醑等；亦有些用于治疗，如亚硝酸乙酯醑、芳香氨醑等。含挥发性碘的乙醇溶液应属醑剂，但习惯上称为"碘酊"或"碘酒"。

三、流浸膏剂

流浸膏剂系指药物用适宜的溶剂浸出有效成分，蒸去部分溶剂，调整浓度至规定标准而制成的液体制剂，除有特别规定外，流浸膏每1mL相当于原药物1g。若以水为溶剂的流浸膏，应酌加20%～50%量的乙醇作防腐剂或沉淀除去某些不溶于稀醇的杂质，以利储存。流浸膏与酊剂中均含醇，但流浸膏的有效成分含量较酊剂高，因此容积、剂量以及溶剂的副作用都较小。流浸膏剂由于浓度较高，除个别品种直接服用外（如益母草流浸膏），一般多用作配制合剂、酊剂、糖浆剂、丸剂及其他制剂的原料。

四、其他含乙醇药剂

以不同浓度乙醇为溶剂，乙醇含量较高（60%以上），一般为成药，如癣药水、牙痛水等。

第二节 含乙醇药剂的质量变异及原因

一、酊剂、流浸膏剂

酊剂、流浸膏剂因均为生药的乙醇浸出液，仅含生药的浓度不同，所以它们在储存过程中发生的质量变异现象亦很相似，主要有如下几种。

（一）沉淀

大部分酊剂、流浸膏剂产生沉淀的原因不是由于有效成分的变化，而是由于某些杂质引起的。某些大分子杂质（多为植物性生药中某些无效成分，如树胶、蛋白质等）经提取后，有时会呈胶体状态悬浮在液体中，产生时看起来是透明的，但在储存过程中，胶体微粒可以发生凝结而产生浑浊或沉淀。流浸膏剂含有效成分的浓度一般较酊剂高5倍，比酊剂稠厚，因而储藏过程中可能析出的沉淀亦较多。

此外，如储存时温度过低，亦可使酊剂、流浸膏发生沉淀，这主要是因为药物的溶解度随温度降低而减少，如海葱酊在冬季常有海绵状沉淀产生，当天气转暖后即可转为澄清溶液，并不影响使用。在储存过程中如包装不严密及温度高，可使乙醇挥发、药液变浓而发生沉淀，在这种情况下产生的沉淀一般较多，不仅影响药液的澄清，而且使药液的浓度发生改变。其他如容器玻璃质量较差，在储存期间玻璃表面析出游离碱而使酊剂或流浸膏剂的pH值改变，或受温度、光线等影响，都可能使之产生沉淀。

（二）变色

含叶绿素的生药所制成的酊剂、流浸膏剂，久储后其绿色渐变为绿褐色，如洋地黄酊、颠茄流浸膏等。光线能促进变色。变色后，若含量合格仍可供药用。

（三）效价下降

有些酊剂、流浸膏剂中所含的有效成分不稳定，如洋地黄酊中的强心苷类，麦角酊、麦角流浸膏中的生物碱均易破坏失效。

二、醑剂

因含醇量高，且乙醇极容易挥发，所含药物（多半为挥发油）亦具有挥发性，若包装不严，可挥发减量或析出结晶。

含挥发油的醑剂，往往由于挥发油的氧化、酯化、聚合等作用，出现颜色变黄或黄棕色，甚至使瓶上出现黏性树脂物。此外，亦有个别醑剂所含成分易氧化分解，例如亚硝酸乙酯醑。

三、其他含乙醇药剂

如十滴水、癣药水、牙痛水等含乙醇的成药，均为小包装，瓶塞一般不严密，而所含乙醇的浓度多在60%以上，在储运过程中易挥发渗漏。乙醇挥发后，因溶剂减少，就易使药液发生沉淀或析出药物结晶，甚至全部干涸。

第三节 含乙醇药剂的验收

一、酊剂等的验收

(一) 检查内容

主要检查内容一是外观及包装的检查，包括色泽、澄清度、异物、渗漏及包装等；二是装量检查。

(二) 检查方法及判断标准

1. 外观及包装检查

检查方法：取检品 10 瓶，在自然光亮处直立、倒立、平视三步法旋转检视。

(1) 色泽应一致，无明显变色现象。

(2) 药物应澄清，无结晶析出（中草药提取制剂允许有少量轻微浑浊或沉淀）。

(3) 不应有较大的纤维、木塞屑、斑点等异物。

(4) 包装封口应严密，瓶塞、瓶盖应配套，瓶外整洁，瓶签清楚，不得有污物粘瓶。

(5) 其他含醇制剂，应无变色、浑浊、沉淀、挥发、结晶析出。

(6) 渗漏检查，取样品一箱（20mL 以下取中包装），将原箱倒置 15min 后启箱观察，有渗漏的瓶数不得超过 5%。

2. 装量检查

酊剂等的装量差异限度，应符合表 11-1 的规定。

表 11-1 酊剂等的装量差异限度表

平均装量/mL	装量差异限度/%	平均装量/mL	装量差异限度/%
50 以下(含 50)	+5	100～250(含 250)	+2
50～100(含 100)	+3	250 以上	+1

抽取数量及判断标准如下。

50mL 以上抽取 20 瓶，不符合规定瓶数不得多于 2 瓶。

50mL～100mL（含 100mL）抽取 10 瓶，不符合规定瓶数不得多于 2 瓶。

100mL～250mL（含 250mL）抽取 10 瓶，不符合规定瓶数不得多于 2 瓶。

250mL 以上抽取 5 瓶，不符合规定瓶数不得多于 2 瓶。

以上各项结果超过规定时，应加倍复检，复检结果不超过规定时，仍按合格判断。

3. 最低装量检查法

本品适用于固体、半固体和液体制剂。除《中国药典》制剂通则中规定检查重（装）量差异与装量的剂型及放射性药品外，标示量不大于 500g（mL）者，按下述方法检查，应符合表 11-2 规定。

检查法

(1) 重量法（适用于标示装量以重量计者） 除另有规定外，取供试品 5 个（50g 以上者 3 个），除去外盖和标签，容器外壁用适宜的方法清洁并干燥，分别精密称定重量，除去内容物，容器用适宜的溶剂洗净并干燥。再分别精密称定空容器的重量。求出每个容器内容物的装量与平均装量,均应符合规定。如有 1 个容器装量不符合规定,则另取 5 个(或 3 个)复试,应全部符合规定。

表 11-2　最低装量的规定表

标示装量/g(mL)	固体、半固体、液体		黏稠液体(容量法)	
	平均装量	每个容器装量	平均装量	每个容器装量
20 以下	不少于标示装量	不少于标示装量的 93%	不少于标示装量的 90%	不少于标示装量的 85%
20~50	不少于标示装量	不少于标示装量的 95%	不少于标示装量的 95%	不少于标示装量的 90%
50~500	不少于标示装量	不少于标示装量的 97%	不少于标示装量的 95%	不少于标示装量的 93%

(2) 容量法(适用于标示装量以容量计者)　除另有规定外,取供试品 5 个(50mL 以上者 3 个),开启时注意避免损失,将内容物分别用干燥并预先经标准化的注射器抽尽,50mL 以上者可倾入预先经标准化的干燥量筒中,黏稠液体倾出后,将容器倒置 15min,尽量倾净。读出每个容器内容物的装量,并求平均装量,均应符合规定。如有一个容器装量不符合规定,则另取 5 个(或 3 个)复试,应全部符合规定。

二、流浸膏剂的验收

(一) 检查内容

主要检查色泽、异物、异臭、渗漏及装量等。

(二) 检查方法及判断标准

1. 外观及包装检查

取检品 10 瓶,在自然光亮处直立、倒立、平视三步法旋转检视。

① 色泽应一致,无变色现象。

② 无结晶析出,允许少量沉淀及轻微浑浊。

③ 不得有异物、异臭。

④ 渗漏检查:将检品一箱倒置 30min,启箱观察,渗漏数不得超过 5%。

2. 装量检查

流浸膏剂装量差异限度,应符合表 11-3 的规定。

表 11-3　流浸膏剂装量差异限度表

装量/mL	装量差异限度/%	装量/mL	装量差异限度/%
500 以下	±2	500 或 500 以上	±1

抽取数量及判断标准如下。

500mL 以下,抽取 10 瓶,不符合规定瓶数不超过 2 瓶。

500mL 或 500mL 以上,抽取 5 瓶,不符合规定瓶数不超过 1 瓶。

检查结果超过规定时,应加倍复检,复检结果不超过规定时,仍按合格判断。

第四节　含乙醇药剂的储存保管

一、含乙醇药剂的储存保管

乙醇本身具有良好的防腐性,还有较强的挥发性、燃烧性,并且在冬季不易冻结,所以含乙醇制剂主要是根据乙醇的特点来进行保管养护的。

因为乙醇具有防腐性，所以多数含乙醇药剂在储存中比较稳定，含乙醇量在40％以上的，尚能延缓某些药物的水解，只有少数品种（如洋地黄酊、麦角流浸膏等）易分解变质。

因为溶剂乙醇冰点（液体冻结时的温度）较低不易冻结，所以含乙醇药剂虽为液体制剂，但在冬季仍不易冻结，故大多数含乙醇成药在冬季储运过程中一般可以不必防冻。这与一般水性制剂（溶剂为水）有所不同，后者在低温下易于冻结，冬季必须防冻。

首先应当指出，药物的含乙醇量是与其冰点成反比的；含乙醇量越高，冰点越低，亦就是越不容易冻结。此外，药物的浓度亦为降低冰点的重要因素，药物浓度越高，冰点越低，如40.5％乙醇溶液冰点为-23.6℃，而含乙醇量为40％的各种制剂实际上在-30℃还不冻结。因此，可以认为，含乙醇量为40％以上的制剂，如大多数酊剂、流浸膏剂、醑剂等含乙醇成药，在冬季储运过程中，一般可以不必防冻。某些生药酊剂，如复方龙胆酊、海葱酊，在低温下发生大量沉淀，含有结晶药物的醑剂、癣药水等在低温下能析出结晶，但随温度升高，这些沉淀或结晶能重新溶解，并不影响质量。

因为乙醇有较强的挥发性、燃烧性，所以对于本类制剂主要根据乙醇易挥发、易燃烧的特性加强保管。

（一）防受热挥发

首先注意瓶口应密塞，在阴凉处保存。夏季注意防热，不宜堆码过高，尤其要注意顶距和灯距。储存过程中，应经常检查有无挥发减量，若有挥发应及时整理加固包装。

（二）防火

含乙醇药剂易燃烧，故储存地点应严禁烟火，杜绝火源、火种，并防止与易燃物品共存一处，以防引起火灾。

（三）避光

许多含乙醇药剂的有效成分遇光易变质，如阿片酊（含吗啡）、麦角流浸膏、亚硝酸乙酯醑、癣药水（含酚类）等，受日光照射后，能发生沉淀、变色、效价或含量降低等变化。所以，含乙醇药剂一般都应密封在遮光容器内，在阴凉处保存。

（四）防久储变质

易于分解变质的制剂，除应按上述要求进行保管外，还应进行定期检查，严格掌握"先产先出，近期先出"的原则，以防过期失效或久储变质。

二、酊剂、流浸膏剂产生沉淀的处理

酊剂、流浸膏剂产生沉淀多系某些杂质引起（见前述内容）。所以，若有少量沉淀，一般不影响使用。但是如产生的沉淀较多，则可能会有部分有效成分析出，可按下述方法进行处理。

（一）酊剂

酊剂久置产生沉淀时，在乙醇和有效成分含量符合该药品项下规定的情况下，可滤过除去沉淀，仍可应用。

（二）流浸膏剂

可滤过或倾泻除去沉淀，测定有效成分的含量，根据测定结果适当调整，使之符合规定标准，仍可使用。

三、含乙醇药剂的外观性状变化及处理

含乙醇药剂在储存中易出现挥发减量变色、浑浊、渗漏现象，如有下述情形之一者即不

供药用。
① 溶剂或有效成分明显挥发。
② 有严重沉淀或有结晶析出。
③ 有多量杂质、异物。
④ 有变色现象、色泽不一致。

第五节 常见易变含乙醇药剂举例

一、阿片酊

【规格】100mL，500mL。含无水吗啡 0.95%～1.05%。
【性状】本品为棕色液体，与水振摇能起多量泡沫。
【稳定性】①阿片酊中主要成分生物碱吗啡易氧化变质成伪吗啡，故久储后含量下降。②储存过久能产生多量棕黑色沉淀。
【类别】麻醉药品类。
【储存方法】①应密封，在 30℃ 以下避光保存。②按麻醉药品保管。③含乙醇量为 41%～46%，冬季不必防冻。

二、大黄流浸膏

【规格】500mL。每 1000mL 含大黄（最粗粉）1000g，60%乙醇适量。
【性状】本品为棕色的液体，味苦而涩。
【稳定性】①本品主要成分为大黄蒽醌苷，遇碱性物质可变紫红色（蒽苷反应），同时因含鞣质，接触铁器能变黑色。②含乙醇量为 50%左右，遇低温虽不会冻结，但有沉淀析出，一般天暖后或置于暖库中即可溶解，不影响使用。③久置后也会出现沉淀。
【类别】消化系统用药类。
【储存方法】①应装在遮光容器内密闭，在凉处保存。②冬季不必防冻。

三、远志酊

【规格】500mL。每 1000mL 内含：远志流浸膏 200mL，60%乙醇约 800mL。
【性状】本品为棕色液体，与水振摇起多量泡沫。
【稳定性】①本品中的远志内含有酸性皂苷类，如远志皂苷等，能于溶液中缓慢发生水解而产生沉淀。②含乙醇量 50%～58%，冬季一般不会冻结。
【类别】呼吸系统用药类。
【储存方法】①应装在遮光容器内，密封，在凉处保存。②含乙醇量为 50%～58%，冬季不必防冻。

四、碘酊

【规格】10mL，20mL，25mL，50mL，100mL，250mL，500mL。每 100mL 内含：碘 2g、碘化钾 1.5g、乙醇 50mL。
【性状】本品为红棕色的澄清溶液，有碘与乙醇的特臭。

【稳定性】①碘是一种强氧化剂，而乙醇有还原性，经放置后受光线的作用二者容易发生氧化还原反应，乙醇被氧化成有刺激性的乙醛、三碘乙醛、碘乙烷及乙酸等，而碘被还原成碘化氢，使游离的碘量和乙醇减少，消毒杀菌力便降低。②本品中碘与乙醇均易挥发，遇热挥发更快。③碘对软木塞、橡皮塞、金属盖均有腐蚀作用。

【类别】消毒防腐药类。

【储存方法】①应装在遮光容器里，密封，在凉处保存。②含乙醇量44%～50%，冬季不必防冻。

五、甘草流浸膏

【规格】500mL。含甘草酸不得少于7%（g/mL）。

【性状】本品为棕色或红褐色液体，味甜，略苦涩；与水振摇时起强烈的泡沫。

【稳定性】①产品色泽往往深浅不一，可能受原料和pH两个因素的影响。原料（甘草浸膏）本身颜色较深的制得的流浸膏颜色可能深一些。此外，溶液的pH值愈高，颜色亦深。色泽之深浅一般不影响质量，决定质量的主要是内含甘草酸是否符合药典规定。②在储存过程中常产生沉淀。这种沉淀可能是本品主要成分甘草酸的钾盐、钙盐、水解或遇酸后析出溶解度极小的甘草酸；亦可能是生产中带入的杂质（淀粉和胶质）和甘草细粉，甚至可能是霉败后的产物。③本品的瓶塞上、瓶盖里容易生霉，梅雨季节更易发生。④含乙醇量20%～25%，原箱不加防冻包装，在-21.5℃的冷库中冷冻3天，不发生冻结。

【类别】呼吸系统用药类。

【储存方法】①应装在遮光容器内密封，在凉处保存。②本品如产生多量沉淀，应根据具体情况加以处理。沉淀如果是黏稠的软块状物或有发霉、发酵气味则不可供药用。如果沉淀较疏松而且无异臭、异味，并有乙醇气味，可在流浸膏中加入少量氨溶液（每千克可加数毫升），使呈显著氨臭，或用试纸检查pH值在8～9左右，此时流浸膏颜色立即变深且较澄明，甘草酸沉淀即变成铵盐而溶解，如尚有不溶部分经滤除后即可使用。③梅雨季节加强养护和检查，如发现瓶塞上、瓶盖里已有生霉，但尚未影响药液时，可用消毒棉蘸酒精（70%）擦拭干净，以免继续蔓延。④冬季一般不必防冻，特冷地区可根据情况决定。

六、远志流浸膏

【规格】500mL。每1000mL由远志1000g，氨溶液适量，乙醇（60%）适量制成。

【性状】本品为棕色液体；与水振摇起多量泡沫。

【稳定性】远志内含有酸性皂苷类，如远志皂苷等，能于溶液中缓慢发生水解作用而产生沉淀，本品中因加有氨溶液而呈碱性，能防止沉淀析出。

【类别】呼吸系统用药类。

【储存方法】①应装在遮光容器内，密封，在凉处保存。②含乙醇量为38%～48%，冬季不必防冻。

七、益母草流浸膏

【规格】500mL。每1000mL由益母草1000g（淡）或2000g（浓）制成。

【性状】本品为棕褐色液体，味略苦。

【稳定性】①益母草主要含益母草碱、水苏碱以及芸香苷、甾醇、有机酸（月桂酸、亚麻酸，油酸等）、维生素 A 等成分。②久储后易产生黑色沉淀。

【类别】妇女专用药类，子宫收缩药。

【储存方法】①应密封，在凉处保存。②产生多量沉淀不可供药用。③含乙醇量为 16%～20%（淡）或 26%～30%（浓），冬季一般不必防冻，严寒地区可根据情况决定。

八、颠茄流浸膏

【规格】500mL。含生物碱作为莨菪碱计算应为 0.70%～0.80%（g/mL）。

【性状】本品为棕色液体，有微臭。

【稳定性】①久储后常发生沉淀，这些沉淀大多为无效物质如蛋白质、黏液质、树脂、叶绿素、无机盐（硝酸钾、氯化钾）及其他胶质等。②本品中主要有效成分莨菪碱遇热或久储后可以引起水解变质，致使含量下降。

【类别】消化系统类抗胆碱药。

【储存方法】①应装在遮光容器里，密封，在凉处保存。②析出少量沉淀尚可供药用。储存时间较长或析出沉淀较多者，可滤去沉淀后测定生物碱含量，再决定是否可供药用。③含乙醇量为 52%～66%，冬季不必防冻。

习　题

1. 含乙醇药剂包括哪些种类？
2. 酊剂的含乙醇量有多少？质量变异及原因是什么？
3. 流浸膏与酊剂中，有效成分哪个为高？
4. 含乙醇药剂该如何保存？

（孙志安）

第十二章 软膏剂、乳膏剂、糊剂和眼用半固体制剂

提要 本章对软膏剂、乳膏剂、糊剂和眼用半固体制剂的概念、分类、作用特点、质量要求、常用基质作了简介。重点介绍了软膏剂等制剂的质量变异及原因；软膏剂等制剂的验收内容、验收方法及判断标准；软膏剂等制剂的储存保管方法等。同时还对软膏剂等制剂的外观性状变化的处理及常见易变软膏剂等制剂的储存保管作了简单介绍。

第一节 软膏剂、乳膏剂、糊剂和眼用半固体制剂简介

软膏剂是指药物与油脂性或水溶性基质混合制成的均匀的半固体外用制剂。

乳膏剂是指药物溶解或分散于乳状液型基质中形成的半固体外用制剂。乳膏剂由于基质不同，可分为水包油型乳膏剂和油包水型乳膏剂。

糊剂是指大量固体粉末（一般25％以上）均匀地分散在适宜的基质中所组成的半固体外用制剂。可分为单相含水凝胶性糊剂和脂肪糊剂。

眼用半固体制剂包括眼膏剂、眼用乳膏剂和眼用凝胶剂。眼膏剂是指由药物与适宜基质均匀混合，制成无菌溶液型或混悬型膏状的眼用半固体制剂。眼用乳膏剂是指由药物与适宜基质均匀混合，制成无菌乳膏状的眼用半固体制剂。眼用凝胶剂是指由药物与适宜辅料制成无菌凝胶状的眼用半固体制剂。

软膏剂、乳膏剂、糊剂和眼用半固体制剂涂布于皮肤或黏膜，能使药物在长时间内紧贴、黏附或铺展在用药部位，发挥药物的作用。

一、软膏剂、乳膏剂、糊剂和眼用半固体制剂的分类

(一) 按药物在基质中的分散状态分类

(1) 溶液型 药物溶解（或共熔）于所有基质或基质组分（如水相基质或油相基质）中制成的均匀的制剂。

(2) 混悬型 指药物细粉分散于基质中制成的制剂。

(二) 按制剂的使用部位分类

(1) 皮肤用制剂 如硫磺软膏、鱼石脂软膏等。

(2) 黏膜用制剂 黏膜用制剂包括以下几种。

① 眼用软膏（眼膏剂） 供眼用的灭菌软膏，如杆菌肽眼膏、氧氟沙星眼膏等。

② 鼻用软膏剂、乳膏剂 用于鼻黏膜炎症，如复方薄荷脑软膏、复方氯马斯汀乳膏等。

③ 直肠用软膏剂、乳膏剂 如马应龙麝香痔疮膏、复方消炎痛软膏等。

④ 阴道用软膏剂、乳膏剂 如己烯雌酚软膏、克林霉素乳膏等。

(三) 按药物作用的深度和广度分类

(1) 药物在皮肤表面发挥作用的制剂，如氧化锌软膏、硼酸软膏等。

(2) 药物能透过皮肤表面、在深部皮肤发挥作用的制剂，如复方苯甲酸软膏、复方酮

康唑软膏等。

(3) 药物能透过皮肤表面、吸收入血、发挥全身治疗作用的制剂，如硝酸甘油软膏剂、右旋布洛芬乳膏。

二、软膏剂、乳膏剂、糊剂和眼用半固体制剂的作用

软膏剂等制剂主要是发挥局部作用，多用于皮肤及黏膜，具有滋润皮肤，防止干燥、皲裂等局部的保护作用；同时因加入药物的不同，可防止细菌侵入，具有防腐、消毒、抗菌、消炎、收敛、止痒、止痛、麻醉等局部治疗作用。某些软膏剂、乳膏剂中的药物透皮吸收后，还能发挥全身的治疗作用，达到内病外治的目的。

三、软膏剂、乳膏剂、糊剂和眼用半固体制剂的质量要求

① 软膏剂等制剂的基质应均匀、细腻，涂于皮肤或黏膜上应无刺激性、无粗糙感；眼用半固体制剂基质应过滤并灭菌。

② 软膏剂等制剂应具有适当的黏稠度，易涂布于皮肤或黏膜上，但不融化，黏稠度随季节气温的变化很小。

③ 软膏剂等制剂应性质稳定，储存时无酸败、异臭、变色、变硬，乳膏剂和眼用乳膏剂不得有油-水分离及胀气等变质现象。

④ 软膏剂等制剂应无刺激性、过敏性等不良反应。

⑤ 用于大面积烧伤及严重损伤皮肤的软膏剂与乳膏剂、用于眼部手术及伤口的眼用半固体制剂应无菌，其他软膏剂等制剂的微生物限度检查应符合药典规定。

⑥ 除另有规定外，软膏剂、糊剂应置遮光容器中密闭储存；乳膏剂应密封于遮光容器中，宜置 25℃ 以下储存，不得冷冻；眼用半固体制剂应置遮光、无菌容器中密封储存，且每个包装的装量应不超过 5g。

四、软膏剂、乳膏剂、糊剂和眼用半固体制剂的基质

软膏剂、乳膏剂、糊剂和眼用半固体制剂是由主药和基质两部分组成。基质为主药的赋形剂，常温下为半固体，具有一定的稠度、黏着性及涂展性。涂于皮肤及黏膜后，能软化或融化而逐渐释放出药物，呈现出缓和的疗效，同时由于基质的性质不同，亦能影响主药疗效的发挥。因此基质是软膏剂等制剂形成和发挥药效重要组成部分。

(一) 软膏剂和糊剂的基质

1. 油脂性基质

油脂性基质是指动植物油脂类、类脂类及烃类等疏水性物质为基质，其共同的特点是：润滑、无刺激性；涂于皮肤上能形成封闭性油膜，可以保护皮肤和裂损伤面，并能减少皮肤水分的蒸发，促进皮肤水合作用，对皮肤有柔润作用，防止干裂；能与多种药物配伍，不易长菌；但油腻性大、疏水性强、吸水性差，与水性液体不易混合，不易用水洗去，故不适用于有渗出液的皮肤损伤部位。目前以烃类基质凡士林为常用，其余多用于调节软膏剂的软硬度。

(1) 动植物油脂类 系指从动、植物中得到的高级脂肪酸甘油酯及其混合物。常用的有动物油（豚脂）、植物油、氢化植物油等。

(2) 类脂类 多为高级脂肪酸（16 个碳以上）与高级一元醇（间或二元醇）化合而成

的酯及其混合物。常用的有羊毛脂、蜂蜡、鲸蜡等。

（3）烃类　系石油蒸馏后得到的各种烃的混合物，其中大部分属于饱和烃。常用的有凡士林、液状石蜡、固体石蜡与地蜡、硅酮等。

2. 水溶性基质

水溶性基质能溶解于水而形成胶状半固体基质，是由天然或合成的高分子水溶性物质所组成。其共同特点是：能与水性液体混合并能吸收组织渗出液，适用于湿润、糜烂创面；一般释放药物较快，无油腻性，易于涂展且易于洗除，也常用作防油保护性软膏基质。但润滑性差，且内含水分易于蒸发，而使质地变硬，并易霉败，常需加入保湿剂及防腐剂。常用的有聚乙二醇、卡波姆、甘油明胶、淀粉甘油、海藻酸钠、聚羧乙烯、纤维素衍生物等。

本类基质也可用作眼用凝胶剂基质。

（二）乳膏剂、眼用乳膏剂的基质

乳膏剂、眼用乳膏剂的基质为乳剂型基质，是将固体油相加热熔化后与水相混合，在乳化剂的作用下进行乳化，最后在室温下成为半固体基质。与乳剂相仿，乳剂型基质由油相、水相及乳化剂三种组分组成，分为水包油型和油包水型两类。所用油相物质多为固体或半固体的油脂性基质，如硬脂酸、石蜡、蜂蜡、高级脂肪醇（如十八醇、蜂蜡醇）、凡士林等。液状石蜡、植物油常为调节稠度而加入。水相为蒸馏水、去离子水等纯化水或药物的水溶液。常用的乳化剂有肥皂类、月桂醇硫酸钠、多元醇脂肪酸酯（如单硬脂酸甘油酯、吐温类、司盘类）、烷基酚聚乙二醇醚类（如乳化剂OP）。其共同的特点是：润滑性好，易于涂布；由于乳化剂的表面活性作用，易与水性液体混合，易于洗除，能促进药物的释放和穿透；但易发霉，干燥失水使膏体变硬，常需加入防腐剂和保湿剂。

（三）眼膏剂的基质

眼膏剂基质常为复合组分（质量份）：黄凡士林8份，液体石蜡、羊毛脂各1份。基质中黄凡士林使眼膏剂具有较好的涂展性；液体石蜡可降低羊毛脂的黏稠性，使基质稠度适宜；羊毛脂的表面活性作用及较强的吸水性和黏附性，使眼膏与泪液、水性药液等易于混合，并易附着于眼黏膜上，促进药物渗透。

第二节　软膏剂、乳膏剂、糊剂和眼用半固体制剂的质量变异及原因

制备软膏剂、乳膏剂、糊剂和眼用半固体制剂的方法不当或保管不善，不但主药变质，而且基质也会产生变异而使软膏剂等制剂变质。在储存期可能发生下列几种质量变异情况。

一、酸败

用动植物油脂类基质制成的软膏剂、乳膏剂、糊剂和眼用半固体制剂，受光、热、空气、微生物的影响能发生酸败，产生不适的败油臭，如含水量过多或储存温度过高则更容易发生。

二、流油、发硬

含油脂性基质的软膏剂、乳膏剂、糊剂和眼用半固体制剂可因生产过程中基质用量不适当而较易发生流油、发硬。如加入石蜡或蜂蜡等熔点较高的基质或用量过多时，就会使软膏剂等制剂发硬，而使用熔点较低的基质如液体石蜡等或用量过多就会流油，在储藏中，温度

过低亦会使含油脂性基质的软膏剂等制剂发硬，温度过高就会融化流油。

水溶性基质和乳剂型基质制成的软膏剂等制剂，久储或温度过高水分蒸发，亦可使此类半固体制剂发硬，甚至干裂。

三、分离

含不溶性药物的油脂性基质的软膏剂等制剂，受热后基质熔化变稀，药物易沉于底部而分离。含松馏油等的软膏储于冷处也会发生分离。用乳剂型基质、水溶性基质制成的软膏剂等制剂，久储或受冻后，易使其中水分与基质分离，失去均匀性。

四、生霉

含乳剂型基质、水溶性基质、中草药的软膏剂等制剂，因含水分，防腐力差，易于生霉而产生异臭。

五、变色

某些不稳定药物制成的软膏剂等制剂，储存中易受空气、光线、温度、容器等因素的影响而变色。如磺胺类软膏剂等制剂遇光颜色变暗；水杨酸类软膏剂等制剂见光、接触金属器皿，能使水杨酸氧化为醌式结构的有色物质；氯化氨基汞眼膏遇光线、空气析出金属汞，使颜色变黑，毒性、刺激性均增加。

六、变质失效

药物与基质、药物与容器之间起化学作用，或药物受空气、光线、温度、湿度等影响，均可使药品失效。如重金属盐制成的软膏剂等制剂，往往在储存过程中被氧化或还原（如汞变为氧化汞，黄氧化汞变为金属汞），因而改变外观和药效，甚至增加毒性；抗生素类软膏剂等制剂久储后效价逐渐下降；避孕药膏中的醋酸苯汞，因基质含水，易于分解失效等。

第三节 软膏剂、乳膏剂、糊剂和眼用半固体制剂的验收

一、软膏剂、乳膏剂和糊剂的验收

（一）检查内容

主要检查内容：外观及包装的检查，包括色泽、细腻度、黏稠性、异物、异臭、酸败、霉变及包装等。

（二）检查方法及判断标准

1. 外观检查

取软膏剂、乳膏剂和糊剂 20 支在自然光亮处检视。

① 软膏剂、乳膏剂和糊剂应色泽一致，不得有变色现象。

② 软膏剂、乳膏剂和糊剂应均匀、细腻（取适量涂于玻璃板上观察，不应有肉眼能见到的单独颗粒），不熔化、不流油、不发硬，涂于皮肤上应无不良刺激性，应具有适当黏稠性，易于涂布于皮肤或黏膜上而不融化但能软化。

③ 软膏剂、乳膏剂和糊剂不得有较大的异物。

④ 软膏剂、乳膏剂和糊剂应无异臭、酸败、霉变、分离和变色等现象。

2. 包装检查

软膏剂、乳膏剂和糊剂外包装的名称、批号、包装数量等应与内容物相符，封口应严密，印字应清晰、端正。软膏剂、乳膏剂和糊剂内包装封口应严密，不得有漏药现象。管装软膏剂、乳膏剂、糊剂，压尾应平整，不得有漏药现象。

二、眼用半固体制剂的验收

（一）检查内容

主要检查内容：外观及包装的检查，包括色泽、细腻度及包装等。

（二）检查方法及判断标准

1. 外观检查

取眼用半固体制剂 20 支在自然光亮处翻转检视，并取出半固体物适量涂布于玻璃板上观察。

① 眼用半固体制剂应色泽一致，不得有变色现象。

② 眼用半固体制剂应均匀、细腻。

③ 眼用半固体制剂管外应洁净，无砂眼、破裂等现象。

2. 包装检查

① 眼用半固体制剂外包装的名称、批号、包装数量等应与内容物相符，封口应严密，印字应清晰、端正。眼用半固体制剂内包装应封口严密，压尾应平整，不得有漏药现象。

② 溢漏检查：取眼用半固体制剂 10 支，用干布擦净管的外部，将管按水平位置放在滤纸上，在 (60 ± 3)℃保温 8h 后检查，不得发生明显的溢漏。如有 1 支溢漏，应复检 20 支，均应符合规定。

第四节　软膏剂、乳膏剂、糊剂和眼用半固体制剂的储存保管

一、软膏剂、乳膏剂、糊剂和眼用半固体制剂的储存保管

软膏剂、乳膏剂、糊剂和眼用半固体制剂在储存期间的稳定性，与其基质、药物的性质、储存的条件（温度、光线、湿度）、容器和包装形式等有关。用凡士林作为基质的软膏剂等制剂一般比较稳定，但若含有某些不稳定的药物，亦容易变质。用动植物油脂作为基质的软膏剂等制剂易于酸败，光线、空气、温度等均能促使其酸败，故不易保存。乳剂型基质、水溶性基质的软膏剂等制剂不稳定，如系用塑料管包装，久储后易失水或霉败。因此，软膏剂等制剂应根据药物和基质的性质，结合包装容器的特点进行保管。

① 一般软膏剂、乳膏剂、糊剂和眼用半固体制剂应密闭、避光，置干燥凉处，温度控制在 25℃以下保存。眼膏剂应置遮光无菌容器中密封储存。乳剂型基质和水溶性基质制成的软膏剂等制剂，冬季还应防冻，夏季则应避热保存，以免水分与基质分离，失去其均匀性。

② 软膏剂、乳膏剂、糊剂和眼用半固体制剂中含有不稳定的药物或基质时，除应根据它们的性质加强保管外，还应掌握"先产先出"，避免久储。

③ 具有特殊臭味的软膏剂、乳膏剂、糊剂和眼用半固体制剂，如硫磺软膏、松馏油软

膏、盐酸金霉素鱼肝油软膏等，应置凉处，并与一般药物隔离存放，以防串味。

④ 眼膏剂的包装已经灭过菌，保管中不应随便启开，以防微生物污染。

⑤ 根据软膏剂、乳膏剂、糊剂和眼用半固体制剂包装容器的特点，保管中尚须注意以下事项：

　　a. 锡管装　已具备遮光、密闭的条件，在30℃以下保存即可，但在储运中要防止重压，堆码不宜过高，以防锡管受压发生变形或破裂。

　　b. 塑料管装　因质软、有透气性，装有水溶性基质的软膏剂等制剂在南方潮热地区多不稳定，保管中应注意避光，避免重压与久储。

　　c. 玻璃管装　棕色瓶装的已达到避光要求，可密闭在干燥处保存。若系无色瓶装的必要时还要考虑避光，储运中还要防止重摔，并不得倒置侧放，以免破碎、流油。

　　d. 扁形金属或塑料盒　已达到避光要求，可密闭保存在干燥处。储运中应防止重压，亦不得倒置侧放，以免包装变形、流油。

二、软膏剂、乳膏剂、糊剂和眼用半固体制剂外观性状变化及处理

软膏剂、乳膏剂、糊剂和眼用半固体制剂在储存中易出现变色、流油、发硬、异臭、酸败、霉变现象。如出现有下列情形之一者则不可供药用。

① 败油臭。

② 严重融化、流油。

③ 明显分层。

④ 生霉。

第五节　常见易变软膏剂、乳膏剂、糊剂和眼用半固体制剂储存保管举例

一、红霉素软膏

【规格】1%：红霉素40mg/4g。

【性状】本品为白色至黄色的软膏。

【稳定性】①红霉素类软膏的稳定性取决于原料和基质的性质、配伍的药物、包装情况及储存条件（如温度的影响）等，但主要取决于其含水量。如软膏含有水分或遇热，则稳定性较差。基质中含有金属离子、亲水性表面活性剂或甘油时，红霉素类软膏的稳定性也差。②本品系以液状石蜡、凡士林作基质，用锡管包装，稳定性较高。但如储存温度过高会融化流油，温度过低则使膏体发硬。

【类别】大环内酯类抗生素。

【储存方法】应密闭，在阴凉干燥处保存。

二、杆菌肽眼膏

【规格】杆菌肽1000单位/2g。

【性状】本品为淡黄色或黄色的油膏。

【稳定性】①本品主药具有引湿性，易受外界因素影响而氧化分解。②软膏基质对本品

主药的稳定性影响较大，凡疏水性不含水的基质（如凡士林、无水羊毛脂、液状石蜡、花生油等），对杆菌肽都比较稳定。凡亲水性基质或软膏基质含有水分时，都能使杆菌肽迅速破坏失效。③本品系以液状石蜡、凡士林作基质，稳定性较好。但如储存温度过高会融化流油，温度过低则使膏体发硬。

【类别】抗菌药。

【储存方法】容器应密闭，在干燥的阴凉处保存。

三、复方十一烯酸锌软膏

【规格】①10g/支，每10g内含：十一烯酸锌2g、十一烯酸0.5g。②500g/瓶，每100g内含：十一烯酸锌20g、十一烯酸5g。

【性状】本品为白色至淡黄色软膏。

【稳定性】①本品若用水溶性基质制成的软膏为白色软膏，虽然含水量较多，但因主药有抑制霉菌的作用，故稳定性较好，不易霉变。但是，如果久储或温度过高，水分易蒸发，可使软膏发硬、甚至干裂。②本品若用油脂性基质凡士林制成的软膏则为淡黄色。在储存中，温度过高可引起软膏流油，温度过低则可引起软膏发硬。

【类别】消毒防腐药。

【储存方法】①密闭保存。②塑料管装的水溶性基质软膏剂，应避光，避免重压与久储。

四、鱼石脂软膏

【规格】10%：10g/支。

【性状】本品为棕黑色软膏，有特臭。

【稳定性】①鱼石脂系取硫酸和自鱼化石馏出的含硫矿油相作用，再用氨水中和而制得的一种黏稠液体。因具有焦性沥青样的臭气，故与易吸附的药品一起存放时可引起串味。②鱼石脂具有亲水性，本品遇热常引起鱼石脂与基质分离。

【类别】消毒防腐药。

【储存方法】①应密闭，置阴凉处保存。②本品有特臭，应结合包装情况，注意与易吸附的药品隔离存放，以防串味。

五、清凉油

【规格】3g/盒，4g/盒，5g/盒。每100g内含：薄荷脑16g、桉油1.0g、薄荷油10g、樟脑16g、樟脑油3g、丁香油1.2g（或丁香酚1.02g）、桂皮油1.2g、氨水0.6mL。

【性状】本品为淡黄色软腻的芳香性软膏，对皮肤表面有清凉的刺激感。

【稳定性】①本品含挥发性药物较多，遇热易挥发，在40℃以上则熔化（熔点41～68℃）流油。②有时出现挥发油析出现象，在软膏表面形成油滴，一般不影响使用。

【类别】祛暑药，感冒药。

【储存方法】应密闭，置阴凉处保存。

六、吲哚美辛乳膏

【规格】1%：吲哚美辛100mg/10g。

【性状】本品为淡黄色乳膏。

【稳定性】①本品主药系吲哚衍生物，其干燥品在室温下较稳定，但对光线敏感，易氧化变色。吸潮后药物的水解产物可进一步氧化，色泽加深，变成黄色至棕色。②久储或受冻后易使其中水分与基质分离，失去均匀性。③久储或温度过高水分蒸发，可使膏体发硬甚至干裂。

【类别】解热镇痛非甾体抗炎药。

【储存方法】①应置遮光容器内，密闭在凉处保存。②冬季应注意防冻。③不宜久储。

七、克霉唑乳膏

【规格】①1%：10g/支。②3%：10g/支。

【性状】本品为白色乳膏。

【稳定性】①本品为乳剂型基质的软膏剂，因含水分，稳定性差。温度过高水分蒸发使乳膏变硬，温度过低则会发生冻结。②久储后易使其中水分与基质分离，失去其均匀性。

【类别】抗真菌药。

【储存方法】①应密封，在凉暗处保存。②冬季应注意防冻。③不宜久储。

八、硼酸软膏

【规格】①5%或10%：10g/支，20g/支，250g/瓶，500g/瓶。②5%：250g/盒（内塑料袋）。

【性状】本品为淡黄色或黄色软膏。

【稳定性】本品中主药硼酸和基质凡士林性质均较稳定，久储不易变色。但在储存的过程中，受热后基质易融化流油与硼酸相分离，温度过低则使软膏发硬。

【类别】消毒防腐药。

【储存方法】密闭保存。

九、维A酸乳膏

【规格】维A酸20mg/20g。

【性状】本品为类白色至微黄色的乳膏。

【稳定性】①本品主药为维生素A的氧化产物，全反式结构，易氧化或见光变质。②本品为乳剂型基质软膏剂，因含水分，稳定性差。温度过高水分蒸发使乳膏变硬，温度过低则会发生冻结。③久储后易使其中水分与基质分离，失去其均匀性。

【类别】角质溶解药。

【储存方法】①应置遮光容器内，密闭在阴暗处保存。②冬季应注意防冻。③不宜久储。

十、醋酸曲安奈德乳膏

【规格】①醋酸曲安奈德4mg/4g。②醋酸曲安奈德2.5mg/10g。③醋酸曲安奈德5mg/10g。④醋酸曲安奈德40mg/10g。

【性状】本品为白色乳膏。

【稳定性】①本品基质为水包油型乳剂基质，含水量大，久储受热或受冻后能使其中水分与基质分离而失去均匀性。②本品储存温度过高，易生霉变质。

【类别】肾上腺皮质激素类药。

【储存方法】①密封，在阴凉处保存。②冬季应注意防冻。③不宜久储。

习 题

1. 软膏剂、乳膏剂、糊剂和眼用半固体制剂的质量要求是什么？
2. 软膏剂、乳膏剂、糊剂和眼用半固体制剂按使用部位不同，可分为几类？
3. 软膏剂、乳膏剂和糊剂入库验收外观检查的内容和判断标准是什么？
4. 眼用半固体制剂入库验收外观检查的内容和判断标准是什么？
5. 软膏剂、乳膏剂、糊剂和眼用半固体制剂在储存中，常见有哪些质量变异现象？
6. 以乳剂型基质、水溶性基质制成的软膏、乳膏剂、糊剂和眼用半固体制剂有哪些特性？该如何储存？
7. 软膏剂、乳膏剂、糊剂和眼用半固体制剂根据包装，该如何储存？
8. 哪些情况下软膏剂、乳膏剂、糊剂和眼用半固体制剂不能再使用？
9. 简述鱼石脂软膏的储存与养护方法。
10. 简述吲哚美辛乳膏的储存与养护方法。

（董建慧）

第十三章 栓 剂

提要 本章对栓剂的概念、分类、作用特点、质量要求、常用基质作了简介。重点介绍了栓剂的质量变异及原因；栓剂的验收内容、验收方法及判断标准；栓剂的储存保管方法等。同时还对栓剂的外观性状变化的处理及常见易变栓剂的储存保管作了简单介绍。

第一节 栓剂简介

栓剂是指药物、药材提取物或药材细粉与适宜基质制成供腔道给药的固体制剂。专供塞入直肠、阴道等腔道使用。栓剂在常温下通常为固体，塞入人体腔道后在体温条件下能迅速融化、软化或溶解于腔道分泌液，逐渐释放药物而产生局部或全身作用。

一、栓剂的分类

栓剂一般因施用的腔道不同而分为直肠栓、阴道栓、尿道栓、喉道栓、耳用栓和鼻用栓等。目前常用的栓剂是直肠栓和阴道栓。

1. 直肠栓

直肠栓形状有圆锥形、圆柱形、鱼雷形等，其中以鱼雷形较好，塞入肛门后，可随括约肌的收缩而将栓剂快速压入直肠内。每个重约2g，长约3~4cm，小儿用直肠栓重约1g。

2. 阴道栓

阴道栓有球形、卵形、鸭嘴形等，其中以鸭嘴形较为适用，与相同重量的其他形状栓剂相比鸭嘴形的表面积较大。每个重约2~5g，直径1.5~2.5cm。

3. 尿道栓

尿道栓形状一般呈笔形，一端稍尖。由于性别不同，生理解剖特点的差异，男用者重约4g，长10~15cm，女用者重约2g，长6~7.5cm。

二、栓剂的作用特点

栓剂给药不仅可以起到局部治疗作用，而且可使药物经机体吸收后起全身的治疗作用。

（一）局部作用

发挥局部作用的直肠栓，常用于通便、止痛、缓和刺激、止痒以及其他肛门、直肠炎症。如甘油栓，由于甘油较高的渗透压和硬脂酸钠的刺激性引起肠蠕动而呈现通便之效。

发挥局部作用的阴道栓，一般用于抗菌消炎、月经失调、阴道炎、外阴瘙痒等症。如甲硝唑栓，用于防治厌氧菌引起的妇科病、阴道手术切口感染等，治疗阴道滴虫病疗效显著。

（二）全身作用

栓剂中药物可以通过直肠黏膜吸收入血，起全身的治疗作用，常用于解热、镇痛、镇静、抗菌、消炎等。特别是近年来，吸收促进剂的开发和使用，有许多药物都能在直肠内较好地吸收，从而扩大了栓剂的作用范围，提高了临床治疗效果。如吲哚美辛栓，具有消炎、镇痛、解热作用，常用于治疗风湿性或类风湿性关节炎。

栓剂用于全身作用，与口服剂型相比较有以下特点。

① 可通过直肠黏膜吸收，有50%～70%的药物不经过肝脏而直接进入血液大循环，不受肝脏首过效应的影响，故能减少药物对肝脏的毒性和副作用。

② 可以避免某些药物对胃黏膜的刺激作用。

③ 可防止胃液和消化酶对药物的影响和破坏。

④ 药物的吸收较口服快而且更有规律，作用时间更长。

⑤ 适用于不能口服或不愿口服药物的病人，特别是小儿患者。

⑥ 栓剂在使用时不如口服制剂方便，生产成本较片剂、胶囊剂高，储存上易受温湿度的影响而变质。

三、栓剂的质量要求

① 栓剂中药物与基质应混合均匀，栓剂外形应完整光滑，应无刺激性。

② 栓剂塞入腔道后应能融化、软化或溶化，并与分泌液混合，逐渐释放出药物，产生局部或全身作用。

③ 栓剂应有适宜的硬度，以免在包装或储藏时变形。

④ 除另有规定外，栓剂应在30℃以下密闭保存，防止因受热、受潮而变形、发霉、变质。

四、栓剂的基质

(一) 栓剂的基质要求

栓剂的基质不仅具有载负药物和赋以药物成型的作用，还直接影响药物释放、吸收，影响药物对局部或全身作用的程度。所以，优良的栓剂基质应具有下列要求。

(1) 体外、室温下应具有适宜的硬度和韧性，塞入腔道时不变形或不碎裂，在体温和腔道体液中易融化、软化或溶解。

(2) 本身性质稳定，与药物混合后不起作用，不妨碍主药的作用和含量测定，不易生霉变质。

(3) 对黏膜无刺激性、无毒性、无过敏性，释药速度要符合治疗要求。局部作用者一般需释药缓慢而持久，全身作用者则需释药迅速。

(4) 具有润湿或乳化的能力，水值较高，能混入较多的水。

(5) 对于油脂性基质要求酸值在0.2mg/g以下，皂化值在200～245mg/g之间，碘值小于7cg/g，熔点与凝固点的间距要小。

(二) 栓剂的基质种类

常用的基质可分为油脂性基质和水溶性基质。

1. 油脂性基质

(1) 天然脂肪酸酯　是直接从植物果实中分离得到的半固体或固体的脂肪酸甘油三酯。常用的有可可豆脂（可可豆油）、乌桕脂、香果脂等。

(2) 半合成脂肪酸甘油酯类　是从植物果实中提取的脂肪油，经水解、分馏等处理制得的高级脂肪酸，再与甘油酯化而制得。常用的有半合成山苍子油脂（即混合脂肪酸酯）、半合成椰油脂、半合成棕榈酸酯、硬脂酸丙二醇酯等。

（3）氢化植物油　主要是从植物来源的油，经过精制、漂白、氢化等过程而制得。常用的有氢化棉子油、氢化花生油、氢化椰子油等。

油脂性基质的熔点一般多在 30～40℃。在体温条件下基质能在短时间内液化或软化，快速释放药物，或者在局部起到治疗作用，或者经过吸收在全身发挥药效。其中以可可豆脂与半合成椰油脂在体腔内液化时间为最快，纳入体腔后 4～5min 即液化，一般脂肪性基质的液化在 10min 左右。

2. 水溶性基质

水溶性基质常用的有甘油明胶、聚乙二醇类（PEG）、聚氧乙烯（40）单硬脂酸酯、聚山梨酯-61、普流罗尼类等。

在体温条件下，水溶性基质一般要花较长时间才能液化，但均能缓缓溶解于体液中或在体液中乳化而释放药物，在局部或经吸收而发挥药效。甘油明胶是缓缓溶于体腔分泌液，聚乙二醇在体腔液化的时间为 30～50min，聚山梨酯类液化时间为 15min 左右。

第二节　栓剂的质量变异及其原因

一、软化变形

栓剂由于基质的性质和应用的需要，在体温条件下要能融化、软化或溶化。因此，栓剂储存温度较高或受潮后也都能引起软化变形或融化走油，情况严重则无法使用。

二、"出汗"

水溶性基质的栓剂（如甘油栓和以甘油明胶或聚乙二醇为基质的栓剂）具有引湿性，吸潮后表面附有水珠，俗称"出汗"。

三、干化

由于长久储存或气候干燥，栓剂基质中的水分蒸发，使栓剂出现干化现象。

四、外观不透明

栓剂由于制造不当或储存中受潮吸收了水分，水溶性基质的栓剂即变不透明。

五、酸败和腐败

栓剂储存时间过久，由于基质受温度、光线、空气的影响，分解变质而酸败，从而产生较大的刺激性，或因微生物繁殖而腐败。

第三节　栓剂的验收

一、检查内容

主要检查内容：外观及包装检查，包括外形、色泽、融化、酸败、霉变及包装等。

二、检查方法及判断标准

(一) 外观检查

取栓剂20粒置自然光亮处检视。

① 栓剂外形应光滑完整并有适宜的硬度,不得有软化、变形、干裂等现象。
② 栓剂应无明显融化、走油、出汗现象。
③ 栓剂不得有酸败、霉变、变软、干化、萎缩现象。
④ 每一批号的栓剂,其色泽应均匀一致。

(二) 包装检查

栓剂外包装的名称、批号、包装数量等应与内容物相符,封口应严密,印字应清晰、端正。栓剂每粒的小包装应严密封口。热合及塑袋包装栓剂压封应严密、圆整、无破坏、缝隙。

第四节 栓剂的储存保管

一、栓剂的储存保管

栓剂由于基质的特性,易受温度、湿度的影响而发生融化走油、软化变形等质量变异现象,因此栓剂在储存期间,应充分注意防热、防潮。具体保管方法如下。

① 栓剂一般应在30℃以下密闭保存,防止因受热、受潮而变形、发霉、变质。
② 避免重压,并且储存时间不宜过长,以免腐败、酸败。此外,因栓剂为体腔内用药,保管中还应注意清洁卫生,防止异物、微生物的污染。
③ 甘油明胶基质的栓剂引湿性强,吸潮后变不透明,并有"出汗"现象,气候干燥时又易干化变硬,故应装在玻璃瓶中密塞,于凉处保存。
④ 对受热易融化、遇光易变色的栓剂,如联苯苄唑栓、聚维酮碘栓,应密闭、避光,在凉处保存。

二、栓剂外观性状变化及处理意见

栓剂在储存中常常会出现软化变色、变形、融化、走油、腐败、霉变等现象。如有下列情形之一者即不可供药用。

① 栓剂软化变形。
② 栓剂有明显的花纹和斑点,色泽不一致。
③ 栓剂明显干化。
④ 栓剂有酸败、霉变。

第五节 常见易变栓剂储存保管举例

一、甘油栓

【规格】1.5g/粒,2g/粒,3g/粒。

【性状】本品为无色或几乎无色的透明或半透明栓剂。

【稳定性】①本品系由甘油、硬脂酸钠制成，受热容易软化变形。②本品具有引湿性，吸潮后变软变成不透明，且表面附有水珠，久置干燥空气中还易干化。

【类别】润滑性泻药。

【储存方法】①应密封，在30℃以下保存，并注意防潮。②非必要时，不应拆开包装用纸或启开瓶塞，以免污染。③不宜久储。

二、保妇康栓

【规格】1.74g/粒，每粒内含：莪术油82mg、冰片75mg。

【性状】本品呈乳白色、乳黄色或棕黄色的子弹形栓剂。

【稳定性】①本品是以水溶性基质聚氧乙烯硬脂酸酯为基质的栓剂，比较稳定。但遇热易软化变形。②本品主药为挥发油，易分解变质。

【类别】行气破瘀，生肌止痛药。

【储存方法】①应密闭，在30℃以下避光保存，并注意防潮。②非必要时，不应拆开包装用纸或启开瓶塞，以免污染。③不宜久储。

三、吲哚美辛栓

【规格】①吲哚美辛25mg/粒。②吲哚美辛50mg/粒。③吲哚美辛100mg/粒。

【性状】本品为白色至淡黄色栓剂。

【稳定性】①本品主药系吲哚衍生物，其干燥品在室温下较稳定，但对光线敏感，易氧化变色。吸潮后药物的水解产物可进一步氧化，色泽加深，变成黄色至棕色。②本品系用半合成椰油脂作基质，储存时不易变质，但遇热易软化变形，甚至融化。

【类别】解热镇痛非甾体抗炎药。

【储存方法】①应密封、避光，在25℃以下保存。②避免重压。③不宜久储。

四、盐酸克仑特罗栓

【规格】盐酸克仑特罗60μg/粒。

【性状】本品为白色或乳白色栓剂。

【稳定性】①本品系用脂肪性基质半合成椰油脂作基质制成的栓剂，储存时不易变质，但遇热易软化变形，甚至融化。②本品久储或受微生物污染，易发生酸败和腐败。

【类别】β_2肾上腺素受体激动药。

【储存方法】①置遮光容器内，在30℃以下密封保存。②避免重压。③不宜久储。

五、双黄连栓

【规格】1.5g/粒；每粒内含：金银花2.5g、连翘5g、黄芩2.5g。

【性状】本品为棕色或深棕色的栓剂。

【稳定性】①本品不宜暴露在空气中，以免被微生物污染造成腐败而变质或引起干化。②本品一般用半合成脂肪酸酯作栓剂基质，储存时不易变质，但遇热易软化变形、甚至融化。

【类别】疏风解表，清热解毒药。

【储存方法】①应密闭，置阴凉干燥处保存。②不宜久储。

六、克霉唑栓

【规格】克霉唑 0.15g/粒。

【性状】本品为乳白色至微黄色的圆锥形栓剂。

【稳定性】①本品是以水溶性基质 PEG 400 和 PEG 4000 的混合物为基质。由于 PEG 类基质熔点较高，遇热不易融化，故夏季无须冷藏。②本品吸湿性强，受潮易软化变形。③久储或气候过于干燥，易使栓剂出现干化现象。

【类别】抗真菌药。

【储存方法】①应密封，在30℃以下保存。②本品所用的包装材料均已灭菌，非必要时不应拆封，更不得用手指接触栓剂，以免污染或受热变形。③不宜久储。

七、阿司匹林栓

【规格】①阿司匹林 0.1g/粒。②阿司匹林 0.3g/粒。③阿司匹林 0.45g/粒。④阿司匹林 0.5g/粒。

【性状】本品为乳白色或微黄色栓剂。

【稳定性】①本品主药阿司匹林性质不稳定，易分解成醋酸和水杨酸，产生明显的醋酸臭或析出水杨酸的针状结晶。②本品是以半合成脂肪酸酯为基质制备的，与其配伍阿司匹林游离水杨酸的释放较少，比较稳定。③本品储存不当，受热易软化变形，甚至融化，受潮易分解变质。

【类别】解热镇痛非甾体抗炎药，抗血小板凝集药。

【储存方法】①密封，在阴凉干燥处保存。②避免重压。③不宜久储。

八、柳氮磺吡啶栓

【规格】柳氮磺吡啶 0.5g/粒。

【性状】本品为脂肪性基质制成的黄色栓剂。

【稳定性】①本品主药是带有水杨酸、吡啶结构的药物，遇光或氧化剂易氧化变色，久储会发生分解。②本品是以脂肪性基质制备的栓剂，遇热易软化变形，甚至融化。

【类别】磺胺抗菌药。

【储存方法】①遮光，密闭，在30℃以下保存。②不宜久储。③避免重压。

九、卡前列甲酯栓

【规格】①卡前列甲酯 0.5mg/粒。②卡前列甲酯 1mg/粒。

【性状】本品为乳白色至淡黄色栓剂。

【稳定性】①本品主药为具有旋光性的酯类药物，受光、热等外界因素影响易发生差向异构，受潮、吸水会导致药物的水解，因此必须特别控制储藏条件。②本品为脂肪性基质制备的栓剂，遇热易软化变形，甚至融化。

【类别】前列腺素类药。

【储存方法】①遮光，密闭，低温（低于-5℃）保存。②不宜久储。③避免重压。

十、甲硝唑栓

【规格】①甲硝唑 0.5g/粒。②甲硝唑 1g/粒。

【性状】本品为乳白色至淡黄色脂肪性栓剂

【稳定性】①本品为脂肪性基质香果脂制成的栓剂，熔点为 30～34℃，遇热易软化变形。②本品久储或受微生物污染，易发生酸败和腐败。

【类别】抗厌氧菌药，抗滴虫药。

【储存方法】①遮光，密封在 30℃ 以下保存。②不宜久储。③避免重压。

习　题

1. 栓剂的质量要求是什么？
2. 栓剂是如何分类的？
3. 栓剂的作用特点是什么？与口服制剂比较有何特点？
4. 栓剂入库验收外观检查的内容和判断标准是什么？
5. 栓剂由于什么特性，易引起软化变形或融化走油？
6. 栓剂的一般保管方法是什么？
7. 栓剂质量变异的原因是什么？
8. 栓剂保存中应注意哪些事项？
9. 简述甘油栓的储存与养护方法。
10. 简述克霉唑栓的储存与养护方法。

（董建慧）

第十四章 中　药

提要　中药作为商品来讲主要包括中药材、中药饮片及中成药。本章在叙述中药变异现象及相关原因的基础上，根据GSP相关法规和医药企业管理制度，介绍了中药入库验收程序和质量检查内容，使学生熟悉作为仓储医药工作者应知应会的相关知识。

中药储存养护技术是保证药品质量的重要措施和手段。本章通过介绍中药分类储存方法和具体养护技术，并针对储存中常发生的质量变异提出了防治原则和应注意的问题。最后举出易变中药材、中药饮片、中成药的部分实例，使学生进一步明确作为医药类中职学生所从事药品储存养护工作应掌握的实用技能。

第一节　中药简介

中药是以中医学理论为基础，根据临床用药经验，用来防病、治病、保健的传统药物。它是传统医学的重要组成部分，是我国劳动人民同疾病斗争的重要武器。从远古时期的"神农尝百草"到当今中医药走向世界，数千年来为中华民族的繁衍昌盛及世界医药学发展做出了重要贡献。当今医药工作者，为便于中药商品的生产、经营、应用及管理，通常将中药分为中药材、中药饮片、中成药三大类，现分别予以介绍。

一、中药材

中药材一般是指未经精制加工的天然药物，其中包括植物药、动物药和矿物药。我国幅员辽阔，自然条件优越，不同地理环境和气候蕴藏了丰富的天然药物资源。有关资料显示，我国目前可供药用的品种达12800多种。其中主产于四川省的中药材居全国第一，常用的地道药材有500多种；浙江省产常用药材400多种；河南、安徽和湖北产常用药材约300~400种。随着科学技术的发展，当今人们通过对中药材资源研究又有了新的认识，它不仅包括了天然植物、动物、矿物资源，还包括人工栽培和饲养的药用动、植物及利用细胞组织培养繁殖的生物个体和产生的活性物质。尤其近年来国内众多的制药集团，按《药材生产质量管理规范》（GAP）建立了企业自己的中药材生产基地，为保证中药质量、加快中医药现代化步伐发挥了积极作用。

我国医药商业企业常按药用部位，将中药材分为根茎类、果实类、全草类、花叶类、树皮类、藤木树脂类、菌藻类、动物类、矿物类及其他类等十大类。药材经加工炮制为饮片或制成中成药，除供临床防病治病外，近年来人们还用于提取制药的原料或用于开发保健食品、调味品、食用天然色素、香料、化妆品等，为中药的综合利用开辟了新的领域。

二、中药饮片

中药饮片是指在中医药理论指导下，采用特殊加工技术制成的供临床调剂和生产配料使用的一定规格的炮制品。《中国药典》2005年版（一部）将中药饮片分为净制饮片、切制饮片和炮炙饮片三大类。

1. 净制饮片

净制饮片即净选加工制成的"净药材"。净制饮片可根据其具体情况，分别采用挑选、水选、筛选、剪、切、刮、削、碾、火燎及泡洗等方法达到质量标准。实际工作中净选加工去除的杂质，主要指来源与规定相同，但其性状或部位与规定不符；或来源与规定不同的物质，如砂石、泥块、尘土等无机杂质等。

2. 切制饮片

切制饮片有片、段、丝等。其厚薄、长短、大小、宽窄通常为：极薄片厚 0.5mm 以下，薄片厚 1~2mm，厚片厚 2~4mm；短段长 5~10mm，长段长 10~15mm；方块（8~12）mm×（8~12）mm；细丝粗 2~3mm，粗丝粗 5~10mm。其他不宜切制的药材一般应捣碎使用。

3. 炮炙类饮片

除另有规定外，常用的炮炙方法有炒（清炒、麸炒、土炒）、烫（河砂、蛤粉或滑石粉为辅料）、煅（明煅、煅淬）、制炭、蒸煮、炖、煒、酒制、醋制、盐制、姜汁炙、蜜炙、油炙、制霜、水飞、煨等。采用上述方法炮制时，加入的固体辅料、液体辅料一定要清洁卫生并符合国家相关标准。

三、中成药

中成药系指以中药材、饮片为原料，在中医药理论指导下，按照法定的处方、工艺和标准，制成一定剂型的药物。中成药剂型就是指制剂的类型，它是根据药物的性质、用药目的和给药途径，将原料药加工制成适合于医疗或预防应用的形式。

几千年来，我们祖先在中医学理论指导下，积累了丰富的制剂经验。特别是近年来，我国中成药新剂型的研究开发取得了令世人瞩目的成就，如双黄连粉针剂、脉络宁注射液、藿香正气软胶囊等一批具有高科技含量、高附加值的新品种相继问世。目前《中国药典》2005 年版（一部）记载的主要剂型有 26 个，现将常用的剂型介绍如下。

1. 丸剂

丸剂系指药材细粉或药材提取物，加适宜的黏合剂或其他辅料制成的球形或类球形制剂。丸剂可分为蜜丸、水蜜丸、水丸、糊丸、蜡丸和浓缩丸等。代表上述剂型的品种有大山楂丸、人参健脾丸、龙胆泻肝丸、小金丸、安宫牛黄丸、华佗再造丸等。

2. 散剂

散剂系指药材或药材提取物经粉碎、均匀混合制成的粉末性制剂。散剂分为内服散剂（如参苓白术散）和外用散剂（如冰硼散、七厘散等）。

3. 颗粒剂

颗粒剂系指药材提取物与适宜的辅料或药材细粉，制成具有一定粒度的颗粒状制剂。颗粒剂分为可溶性颗粒、混悬颗粒和泡腾颗粒。代表性的品种如板蓝根颗粒、龙牡壮骨颗粒等。

4. 片剂

片剂系指药材提取物、药材提取物加药材细粉或药材细粉与适宜辅料，混匀压制或用其他适宜方法制成的圆片状或异形片状的制剂。按制备工艺有浸膏片、半浸膏片和全粉片。按用药途径可分口服片、含片、咀嚼片、泡腾片、阴道片、肠溶片等。如三七片、西瓜霜含片、小柴胡片、牛黄解毒片等。

5. 煎膏剂（膏滋）

煎膏剂系指药材用水煎煮，取煎煮液浓缩加炼蜜或糖制成的半流体制剂。如川贝雪梨膏、益母草膏等。

6. 胶剂

胶剂系指动物皮、骨、甲或角用水煎取胶质、浓缩成稠胶状，经干燥后制成的固体块状内服制剂。如阿胶、龟板胶、鹿角胶等。

7. 糖浆剂

糖浆剂系指含有药材提取物的浓蔗糖水溶液。如急支糖浆、川贝枇杷糖浆等。

8. 口服液

口服液指药材用水或其他溶剂，采用适宜方法制成的口服液体制剂。如双黄连口服液、柴胡口服液等。

9. 滴丸剂

滴丸剂系指药材经适宜的方法提取、纯化、浓缩并与适宜的基质加热熔融混匀后，滴入不相混溶的冷凝液中，收缩冷凝而制成的球形或类球形制剂。如复方丹参滴丸等。

10. 胶囊剂

胶囊剂系指将药材用适宜方法加工后，加入适宜辅料填充于空心胶囊或密封于软质囊材中的制剂。胶囊剂又可分为硬胶囊、软胶囊和肠溶胶囊几大类，如金水宝胶囊、藿香正气软胶囊等。

11. 酒剂

酒剂系指药材用蒸馏酒提取制成的澄清液体制剂，如国公酒、木瓜酒等。

12. 膏药

膏药系指药材、食用植物油与红丹或铅粉炼制成膏料，摊涂于裱褙材料上制成的供皮肤贴敷的外用制剂。前者称为黑膏药，如少林风湿跌打膏；后者称为白膏药，如风湿止痛膏等。

13. 注射剂

注射剂系指药材经提取、纯化后制成的供注入体内的溶液、乳状液及供临用前配制成溶液的粉末或浓溶液的无菌制剂。《中国药典》2005年版（一部）将其分为注射液、注射用无菌粉末和注射用浓溶液等，如脉络宁注射液、清开灵注射液、注射用双黄连粉针等。

14. 栓剂

栓剂系指药材提取物或药材细粉，与适宜基质制成供腔道给药的固体制剂。如银翘双解栓、麝香痔疮栓等。

第二节　中药的质量变异现象及原因

中药商品在储存保管过程中，若管理不当易受自身因素和外界因素的影响，发生虫蛀、霉变、变色、泛油、散气走味、潮解、风化、融化、升华等一系列变化，这种现象称中药的变异现象。中药商品的外观性状以及内在质量的改变，往往使药品的临床疗效降低或消失。因此，医药商品经营企业应认真研究中药商品的变异原因和防治措施，在保证人民群众用药安全、有效的前提下，提高企业的社会效益和经济效益。常见中药质量变异的现象及原因主要有以下几个方面。

一、虫蛀

虫蛀是指仓虫对中药表面和内部侵蚀所引起的破坏作用。中药被仓虫蛀蚀成孔洞后，不仅成分损失，损耗加大，药效降低，而且仓虫的排泄物、死亡虫体及其自身携带的病菌极易传播疾病，给人体健康带来危害。除此之外，被仓虫蛀过的中药又易泛油、霉变、变色、走味、破碎等，从而影响消费者用药的安全和疗效。

仓虫分布面广，繁殖迅速。目前全世界发现的仓虫已达 300 多种，国内常见的仓虫也有 40 种左右，如谷象、米象、大谷盗、药谷盗、烟草甲虫、粉螨等。实践发现中药被虫蛀的原因主要有：①中药材、饮片加工处理不当，污染较严重；②干燥不及时，中药自身含水量过大；③中药自身含有淀粉、脂肪、蛋白质等营养成分，易被虫蛀；④库房温湿度超过标准；⑤包装不严或破损；⑥库房熏仓不及时、不彻底，或者库房及储存环境不符合 GSP 要求等。

二、霉变

中药霉变又称发霉，是指霉菌在中药表面或内部的滋生现象。中药霉菌在适宜的温湿度和自身适宜的水分、营养条件下，进行生长繁殖，从而导致中药成分、外观和内在质量发生变异。

1. 霉菌的种类和危害

一般常见的霉菌有黑酵菌、绿霉菌、云白霉、蓝霉菌等几大类，其中与中药霉变关系密切的有毛霉、根霉、黄曲霉、黑曲霉、灰绿青霉、黄绿青霉、镰刀霉、念珠霉等。这些霉菌丝状体附着于中药的表面或滋生在破碎中药的内部，造成中药发霉变质或产生毒素而危害人的健康，如引起肝、肾、神经系统等方面的损害，严重者黄曲霉菌毒素可致癌症发生。

2. 发霉的主要原因

空气中存在的许多真菌孢子散落在中药表面，适当的温湿度条件就会滋生霉菌，从而致中药成分破坏或失去药用价值。究其霉变的原因，与其自身水分含量超过安全范围或自身含有蛋白质、淀粉、糖、黏液质等营养物质，给霉菌的生长、繁殖提供了营养条件有关。此外，中药储存中若库房温湿度过高，更适合霉菌的生长、繁殖；中药虫蛀后害虫的排泄物、库房环境卫生不合格也给微生物生长创造了条件。

三、变色

中药的变色是指在采收加工、储藏过程中，由于保管养护不当而引起中药自身固有色泽改变的现象。

色泽不仅是中药外表美观的标志，也是中药品质好坏的指标之一，如红花要红，大黄折断面呈黄色等。若色泽发生改变，如红花曝晒后颜色变浅，枸杞储存过久变污褐，都说明质量发生改变。一些色泽鲜艳的花类药材如玫瑰花、月季花、款冬花、扁豆花、金银花等，一旦发热、生霉、日晒就会发生变色。一些矿物类中药，如青矾受空气中的氧（O_2）作用，会失去原有青绿色泽。某些汞制剂光照后也会使颜色加深，从而降低疗效或增加毒性。

中药材变色多与日光、空气、温湿度有密切关系。日光中的紫外线波长短，能量高，曝晒时会使花类药材变色；而空气中的 O_2 同样会加速中药商品的变色。因此，大多花类中药宜置低温、阴凉、干燥处储藏。

四、泛油

中药泛油也称走油，是指某些含油中药的油质溢于表面的现象。广义地讲，中药的走油为某些含脂肪油、挥发油的中药（如苦杏仁、柏子仁、当归），含脂肪、蛋白质的动物类药材（如蛤蚧、刺猬皮等），出现内外色泽加深，油质外渗，油哈味，酸败异臭，除此之外，也包括某些含糖、黏液质类中药，如天冬、麦冬、党参、牛膝、枸杞、黄精等质地变软、外表发黏、色泽加深等现象。

泛油的原因有二。一是与中药自身性质有关，如含脂肪油丰富的种仁类中药（如苦杏仁），含挥发油的中药（如当归等），含糖、黏液质多的（如麦冬、板蓝根等），富含蛋白质、脂肪的动物类中药（如蛤蚧等）；二是与温度、日光、氧化有关。温度高，油性物质易外溢、氧化酸败、异臭、发黏等。因此，储藏时不宜火烤，以免受高温影响。同时堆垛时要避免重压、避免太阳曝晒；要适时通风，保持环境卫生，不宜储存过久。

五、散气走味

散气走味是指一些中药含有易挥发的成分（如挥发油），由于储存保管不当而造成挥散损失，从而使中药的气味发生改变的现象。中药的气味是其质量好坏的重要标志之一，如储藏过久或保管养护不当，可引起中药气味散失、霉变，以致疗效降低。

挥发性成分是中药疗效的物质基础，在较高温度下或在空气中储存时间越久，气味散失就越多。主要原因是挥发油被氧化、分解或自然挥发。此外，湿度增大或药材本身受潮，也往往会导致挥发性药材霉变产生异味。这类中药材常见的有当归、木香、大茴香、肉桂、丁香、沉香、玫瑰花、砂仁、薄荷、荆芥、樟脑、乳香、苏合香油、麝香等，储存时应注意置阴凉处密闭保存。

六、风化与潮解

风化是指含有结晶水的无机盐矿物类药材，在干燥空气中失去结晶水而变成粉末状的变异现象。如中药芒硝（$Na_2SO_4 \cdot 10H_2O$）、绿矾（$FeSO_4 \cdot 7H_2O$）、胆矾（$CuSO_4 \cdot 5H_2O$）等。

中药潮解是指含可溶性糖或无机盐成分的固体中药，在一定温湿度条件下，吸收潮湿空气中的水分，其表面慢慢溶化或成液体状态的现象。易潮解的中药如青盐、秋石、硇砂、硼砂以及海产品昆布、海藻等；糖、盐加工的炮制品如糖参、盐全蝎等。

无论风化还是潮解都会影响中药的外观性状及内在商品质量，同时还会因溶解、变软而黏附包装、污染商品从而使药用价值降低。

风化、潮解的原因主要与储存环境的温湿度有很大关系。按照 GSP 规定，库房相对湿度应在 45%～75% 之间。湿度过高易使中药潮解，库房太干燥易使中药风化。因此，储存时应经常检查库房，注重对温湿度调控，根据实际情况进行密封或降温除潮。

七、融化与升华

融化是指含糖、胶、树脂、蜡质等成分的固态中药商品，在较高温度的影响下自身变软，而后由固态变为浓厚黏稠的融流状态的变异现象。易产生融化的中药如蜂蜡、乳香、没药、阿胶、阿魏等。上述现象主要是药品耐热性差、吸湿性强、品质纯度不高等原因造成。中药的保管储存应置阴凉干燥处。

升华是指在一定温度条件下，中药由固体不经液体阶段直接变为气体的现象，如樟脑、冰片、薄荷脑等。造成上述原因，主要是这类中药密封不严，或敞口放置过久、温度升高或库房相对湿度小，造成中药数量减少、加大了损耗，从而给企业带来经济损失。

第三节　中药入库验收及质量检查

中药入库验收的目的是保证入库中药数量准确、质量完好，防止假冒、伪劣中药入库。由于中药品种多、来源复杂，给中药入库带来许多困难。因此，入库验收需要验收员不仅要有高度的责任心，而且需要一定的中药知识并熟悉验收的相关程序，这些都是保证中药储存养护的关键环节。

一、验收条件

1. 人员要求

验收人员必须具有中药学基本知识和相应技术职称，经省级食品药品监督管理部门培训，考核合格后持证上岗。

2. 待验区（黄色）

应有与经营业务相适应的验收场地：大型企业面积 $50m^2$；中型企业面积 $40m^2$；小型企业面积 $20m^2$。验收场地必须光线充足，清洁干燥。验收中成药必须在具有符合条件的检查室进行。

3. 验收设备

必备的水分测定仪、紫外线荧光灯、显微镜、澄明度检测仪、标准比色液、分析天平、崩解仪、白瓷盘、药匙、漏斗、剪刀、放大镜等。检查细小的果实、种子类药材须备有冲筒（探子）等。

二、验收依据

① 《中华人民共和国药典》2005 年版（二部）及国家食品药品监督管理局规定的相关标准。

② 进口中药依照《中华人民共和国药品进口管理办法》执行。

③ 卫生部、国家中医药管理局制定的《七十六种中药材规格标准》。

④ 按进货合同入库凭证上所要求的各项规定。

三、取样原则

1. 中药材取样

① 抽取样品前，应注意品名、产地、规格等级及包件式样是否一致。检查包装的完整性、清洁程度以及有无水迹、霉变或其他物质污染等情况，并详细记录。凡有异常情况的包件应单独检验。

② 从同批药材包件中抽取供检药品。药材总包件数 1~4 件的，逐件取样；5~99 件的，随机抽 5 件取样；100~1000 件的，按 5% 比例取样；超过 1000 件的，超过部分按 1% 比例取样；贵重药材，不论包件多少均逐件取样。

③ 对破碎的、粉末状的或大小在 1cm 以下的药材，可用采样器（探子）抽取样品。每

一包件至少在 2～3 个不同部位各取样 1 份；包件大的应从 10cm 以下的深处在不同部位分别抽取。

④ 每一包件的取样量是：一般药材抽取 100～150g，粉末状的药材抽取 25～50g；贵重药材抽取 5～10g。

⑤ 最终抽取的供检验用样品量，一般不得少于检验所需用量的 3 倍，即 1/3 供实验室分析用，1/3 供复核用，其余 1/3 留样保存。

2. 中成药取样

按化学药品取样原则，取样应具有代表性和均匀性。抽取的数量每批在 50 件以下（含 50 件）抽取 2 件；50 件以上的，每增加 50 件多抽 1 件；不足 50 件以 50 件计。详细抽取参照《中华人民共和国药典》2005 年版（二部）化学药品的抽样检查。

四、验收职责

在药品入库时，除检查有关要求的证明、文件外，质量检查员（简称质检员）和保管员应根据原始凭证对品名、规格、数量、件数、外观质量、包装、批准文号、生产批号、生产单位（产地）进行验收，并做好入库记录。验收记录应保存至超过药品有效期 1 年，但不得少于 3 年。检查准确无误，验收员签字后方可入库。凡销售退回的药品均应经过验收。

验收进口药材应有《进口药材批件》复印件、《进口药品检验报告书》复印件，并加盖供货单位质量管理机构原印章。

验收人员对货单不符、质量异常、包装破损、标志不清等的药品有权拒收，并填拒收单。对真伪优劣难确定或有质量疑问的药品，质检员应按规定取样，同时填写质量反馈单，送质量检验室进行鉴定或检测。经检验不合格者，应根据质量管理部门所发检验报告书通知业务部门拒付货款并办理退货手续。

对已入库的药品，为防止错检、漏检，质量管理部门应组织检验人员对一周内入库的所有药品再检查一次。每月质量管理部门应组织有关人员对本月库存药品进行一次重点检查。

对验收审查出的伪劣或有质量问题的药品应及时填写不合格药品记录，并存放于不合格药品区内，标志（红色）明显，按规定及时处理。

五、验收内容

（一）中药材的验收

1. 数量验收

检查购货凭证与原始凭证的货源单位、货物品名、数量及重量是否相符，不符的查明原因要及时处理。

2. 等级规格验收

按照《中国药典》2005 年版（一部）各品种相关内容和《七十六种中药材规格标准》，检查来货等级规格是否与所签合同要求一致。

3. 性状鉴定

根据《中国药典》2005 年版（一部）各品种性状内容，观察药材的形状、大小、色泽、表面特征、质地、断面特征、气味等。发现性状异样，及时抽样送质量检验部门进行显微鉴别和理化鉴别。

4. 纯度检查

中药材含水量、灰分及杂质等不符合《中国药典》规定的，需加工处理合格后方可入库。

5. 内在质量检验

对要求做浸出物和含量测定的药材，根据《中国药典》进行相关指标测定，符合规定要求的方能入库。

上述检查和测定的方法按《中国药典》2005 年版（一部）各药材项下规定的方法或指定的有关附录方法进行。

6. 包装等检查

中药材应有包装，并附有质量合格证。验收时主要检查包装、标签说明书的完整性、清洁度，有无水迹、霉变及其他污染情况。凡有异常包装的应单独存放，查明原因及时处理。

7. 毒、麻、贵、细药材必须实行双人验收制度，逐件逐包进行验收，如发现原包装异样或短少，验收员应写出报告及时查明原因。

（二）中药饮片的验收

依据《中国药典》2005 年版（一部）、《全国中药炮制规范》等标准，除验收数量、检查包装外，重点需检查饮片有否该制不制、以生代炙等情况。不同类型的药材饮片有不同的质量验收要求。

1. 切制饮片验收

切制饮片的含水量不应超过 10%～12%。极薄片（镑片）厚度为 0.5mm 以下；薄片为 1～2mm；厚片为 2～4mm。切段饮片的短段为 5～10mm；长段为 10～15mm；块应为 8～12mm 的方块。切丝包括细丝 2～3mm，粗丝为 5～10mm。以上均要求片形均匀，无整体片、连刀片、斧头片。不规则片不得超过 15%，灰屑不超过 3%。

2. 炮制饮片的验收

(1) 炒制品　清炒或辅料炒均要求色泽均匀；生片、糊片不得超过 2%。

(2) 烫制品　色泽均匀，质地酥脆，无僵片、糊片。

(3) 煅制品　煅透、酥脆、易碎，研粉应颗粒均匀。

(4) 蒸制品　煮透、无生心。有毒中药材煮制后，应口尝无麻舌感。

(5) 爆花药材　如王不留行其开花率应在 80% 以上。

验收中药饮片应有包装，并标明品名、产地、生产企业、生产日期等，同时附有质量合格的标志。实施文号管理的中药材和中药饮片，在包装上还应标明批准文号。

（三）中成药的验收

1. 包装、标签、说明书的检查

(1) 药品内包装应根据药品的性质及剂型的不同要求而选择，要求无毒、清洁干燥、封口严密、无渗漏、无破损。

(2) 药品的外包装应坚固耐压、防潮。

(3) 内外包装的标签、说明书应符合国家食品药品监督管理局关于《药品包装、标签和说明书管理规定》中相关内容。此外，毒性中成药及外用药必须有规定的标志。进口中成药必须附有中文说明书。

2. 批准文号、生产批号的检查

批准文号必须经国家食品药品监督管理部门批准统一使用；生产企业生产的药品批号在内、外包装上必须一致。验收员对未经批准生产的品种，假冒厂牌的产品，无生产批号、无出厂合格证、说明书、标签、包装不符合规定的药品有权拒收。

3. 中成药外观质量检查

(1) 丸剂　丸剂外观应圆整均匀、色泽一致。蜜丸应细腻滋润，软硬适中。蜡丸表面应光滑无裂纹，丸内不得有蜡点和颗粒。

丸剂的其他相应检查有水分、重量差异、装量差异、装量、溶散时限、微生物限度等。其中，水分按《中国药典》2005 年版（一部附录ⅨH）水分测定，除另有规定外，蜜丸和浓缩丸中所含水分不得超过 15.0%，水蜜丸和浓缩水蜜丸不得过 12.0%，水丸、糊丸和浓缩水丸不得超过 9.0%。蜡丸不检查水分。

(2) 散剂　应干燥、疏松，混合均匀，色泽一致。其他相应检查有粒度、外观均匀度、水分、装量差异、微生物限度等。其中，除另有规定外，水分不得过 9.0%。

(3) 颗粒剂　颗粒剂应干燥、均匀、色泽一致，无吸潮、结块、潮解等现象。

其他相应检查还有粒度、水分、溶化性、装量差异、装量、微生物限度等。其中，除另有规定外，水分不得过 6.0%。

(4) 片剂

片剂外观应完整光洁、色泽均匀，有适宜的硬度。其他相应检查有重量差异、崩解时限、发泡量、微生物限度等。

(5) 煎膏剂（膏滋）　煎膏剂应无焦臭、异味、无糖结晶析出。其他相应检查有相对密度、不溶物、装量、微生物限度检查等。

(6) 胶剂　胶剂应为色泽均匀、无异臭味的半透明固体。其他相应检查有总灰分、重金属、砷盐、水分、微生物限度等。其中水分不得过 15.0%。

(7) 糖浆剂　除另有规定外，糖浆剂应澄清，在储存期间不得有发霉、酸败、产气或其他变质现象。其他相应检查有相对密度、pH、装量、微生物限度等。

(8) 合剂（口服液）　除另有规定外，合剂应澄清。在储存期间不得有发霉、酸败、异物、变色、产气或其他变质现象。允许有少量摇之易散的沉淀。其他相应检查有相对密度、pH、装量及微生物限度等。

(9) 胶囊剂　胶囊剂应整洁，不得有黏结、变形、渗漏或外壳破裂现象，并应无异臭。其他相应检查还有水分、装量差异、崩解时限、微生物限度等。其中，除另有规定外，水分检查不得过 9.0%。

(10) 酒剂　生产酒剂所用的药材一般应适当加工成片、段、块、丝或粗粉状饮片。配制的酒剂须静置澄清。在储存期间允许有少量摇之易散的沉淀。应密封置阴凉处储存。其他相应检查有总固体、甲醇量检查、装量及微生物限度等。

(11) 膏药　膏药的膏体应油润细腻、光亮、老嫩适度，摊涂均匀，无飞边缺口，加温后能粘贴于皮肤上且不移动。其中黑膏药应乌黑、无红斑；白膏药应无白点。其他相应检查有软化点、重量差异等。

(12) 注射剂　验收内容主要是外观及包装检查，包括色泽、结晶析出、浑浊沉淀、长霉、可见异物、冷爆、瓶裂、封口漏气、瓶盖松动及安瓿印字等。其他物理量化检查包括装量检查及不溶性微粒检查。注射用无菌粉末主要检查色泽、粘瓶、吸潮、结块、溶化、黑点、异物、溶解后澄明度、装量、冷爆、裂瓶、松盖等。

(13) 栓剂 栓剂外形应完整光滑,塞入腔道后无刺激性,能融化、软化或溶化,应有适宜的硬度。其他相应检查还有重量差异、融变时限及微生物限度等。

第四节 中药的储存保管

中药储存保管是中药商品离开生产过程处于流通领域所形成的一种暂时停留,是药品经营企业对待销产品的一种管理保存形式。药品经营企业通过对人员、药品、设备的科学管理以保证中药商品的质量。因此,搞好中药储存保管,对保证人民用药安全、高效和提高企业的社会效益、经济效益有着重要意义。

由于中药成分复杂,性质各异,工作实践中仓储人员必须根据仓库结构和货位不同,选择适合的场所,根据不同中药的特性,选择合适储存仓(货)位和条件,采用针对性较强的保管措施,以达到保证药品质量的目的。鉴于上述原则,企业常将中药材、中药饮片、中成药等,根据中药性质和不同药用部位来进行分类存放。

一、中药材的分类储存

(一) 重点中药品种的储存

重点中药品种是指最容易虫蛀、霉变、泛油、变色等发生变异的品种,应当重点加强储存养护。如易虫蛀的中药材山药、薏苡仁、白芷等富含淀粉,应集中存放以便于有效防治虫害发生;含糖、黏液质较多的黄精、天冬、党参、牛膝等易霉变的中药材集中存放,便于通风去潮、防霉;含挥发油较多的药材如川芎、木香、肉桂、丁香等,易发生散气变味,宜集中储存,便于采取密封措施;富含脂肪、蛋白质的种仁、动物类药材,如杏仁、柏子仁、蛤蚧、刺猬皮等,易走油酸败,应集中存放于易调控温湿度的阴凉库,置通风干燥的小库货架上;易变色的花类药材,如红花、玫瑰花等,宜集中存放于避光、阴凉、干燥处,防止花类药材褪色质变。

(二) 按不同药用部位和性质分类储存

按中药材不同部位和性质分类储存,其优点在于仓储人员可根据自身特性,针对性地采用保管措施。

1. 果实种仁类药材

果实类药材组织结构变化大,成分复杂,性能各异,尤其浆果、核果含丰富糖分,易黏结、泛油、霉变、虫蛀;含挥发油的果皮(如橘皮)易散失香气、变色;其他含淀粉、油脂类的杏仁、柏子仁等极易泛油、生虫。

本类药材应根据不同性质存放于干燥通风的库房,温度不宜超过30℃,相对湿度控制在75%以下。对枸杞子、瓜蒌、大枣、桂圆肉等质地软润、不耐重压的中药,宜使用硬质材料包装盛放。富含油脂的种仁类,泛油时种皮色泽变深且具油哈气味,储存保管应选干燥通风的库房,以防潮为主,避免高温火烤、曝晒,库温应在25℃以下,货垛不宜过高。

2. 花类药材

不同花类药材都含有花色素并具较强的亲水性,有吸潮霉变及曝晒、久置空气中易变色的缺点。此外,含挥发油的花类还有久储易散气走味;质地疏松的花易"散瓣"等"娇气"的特性。

鉴于上述情况，花类药材宜选用干燥凉爽的库房，设专库和容器按品种保管，注意洁净、防止污染。重点做好防潮工作，相对湿度控制在70%以下，温度不超过25℃。货垛不宜过高，避免重压。常采用阴干或晾晒法干燥，避免火烤、曝晒及硫磺熏仓。

3. 全草类药材

绿色草、叶类及含有芳香油、挥发油的药材如薄荷、藿香、紫苏等，储存期间受温湿度、日光、空气作用会使药材褪色，久储香气变淡。故不宜曝晒、高温干燥或长久通风储存。堆垛注重垫底防潮，保持清洁，避免重压破碎，定期检查，注意"倒垛"散潮，以减少质变和损耗。

4. 根及根茎类药材

本类药材多肥厚、质重，含水分较大，且富含淀粉、糖等成分，易返潮霉变、虫蛀或变色、糖化黏结。

对根及根茎类药材的储存，应根据储存性能实行分类储存，严格温湿度管理。选择阴凉干燥的库房，温度控制在25℃以下，相对湿度60%~75%。常检查货垛，注意通风散潮。高温梅雨季节来临之前要进行熏仓防霉、杀虫。

5. 树脂、干膏类药材

此类药材如松香、乳香、没药、苏合香、芦荟、猪牛胆膏等，受热有易融化、变软、黏结的特点，常黏附包装或发生流失污染、发酵、生虫、变色等。

储存这类药材，应选防潮容器密封或储存于干燥、阴凉、避光的库房。避免与其他药材混储串味。定期检查，防止包装破损、受热膨胀外溢。

6. 动物类药材

此类药材主要为皮、肉、甲、角和虫体等，如蛤蚧、刺猬皮、鳖甲、金钱白花蛇等，含丰富的脂肪、蛋白质。由于营养高极易滋生霉菌或出现虫蛀、泛油酸败、异臭、脱足断体现象，从而造成药材品质降低。

该类药材经济价值偏高，应注重加强责任心和设施投入。实践中宜采用带空调的专库存放，并具防潮、通风和熏仓防虫的条件。库内温度一般不超过20℃，相对湿度控制在70%以下，存放于小型密闭库房的专用容器中或分层存放于货架之上。

（三）特殊中药储存

1. 名贵细料药材

这类药材如人参、西洋参、番红花、冬虫夏草等价格较高，又易虫蛀霉变，应存放于专用库房和容器内，严格实行细贵药品储存保管制度，注重防变质、防盗以保证安全储存。

2. 易燃中药材

易燃中药材多为遇火极易燃烧的品种，如樟脑、硫磺、干漆、海金砂等，必须按照消防管理要求，储存在阴凉、安全专库，配备专职消防安全员防止火灾和其他事故的发生。

3. 毒、麻类中药

根据国家《医疗用毒性药品管理办法》和《麻醉药品管理办法》，对生半夏、生南星、马钱子、生川乌、草乌、雄黄等27种毒性中药及麻醉植物药罂粟壳严格进行管理。为防止事故发生、保证人员生命安全，在储存保管中必须做到专仓、专柜、专账、双人、双锁保管制度，严格记账、出入库、复核损耗各项手续。对内服及外用的中药分开存放，防止混放、互串发生差错。

二、中药饮片分类储存

(一) 净选类饮片

指在加工时除去杂质和非药用部位的饮片。这类饮片其自然属性与药材基本相同，储存保管中仍易受内外因素影响而发生质量变异。宜储存于阴凉干燥处，防潮、防霉、防蛀，注意垫底堆垛及通风散潮。具体工作中要根据饮片的自身性质特点，参考前述药材的有关方法科学储存。

(二) 切制类饮片

此类饮片以片、丝、段、块为常见。由于切制饮片表面积增加，吸湿及污染机会增多，储存时宜将饮片水分控制在"安全水分"范围。根据切制饮片的种类和性质特点，可储存保管于木箱或带盖的缸、桶等适合的容器，置通风、阴凉处，于室温控制在25℃以下、相对湿度75%以下进行储存。

(三) 炮炙类饮片

对含淀粉较多的山药、泽泻、葛根等炒制类饮片，应储于通风阴凉干燥处防蛀；对含挥发性成分的炮炙饮片，如当归、川芎、木香等，储存时室温不宜太高；对含糖、含黏液质较多的饮片，如熟地、党参，宜置通风干燥处储存。炒后爆花类药材具焦香气味，如王不留行，应储存于洁净带盖的缸、罐、桶中防鼠、防虫；对加入液体辅料（如黄酒、蜂蜜、醋、药汁）及固体辅料（大米、麸皮等）炮炙的药材，由于营养成分及香甜味增加，易遭污染发霉、生虫，储存时应置凉爽干燥库房和密闭容器内，且炮炙量不宜过多，储存时间经验上一般不超过7天。

三、中成药的分类储存

目前中成药应用广泛，剂型不断增加。企业仓储工作者如何根据中成药剂型的特性和储存条件，进行科学、合理地储存保管，从而为消费者提供安全、高效、质量合格的中成药有着重要意义。

(一) 按剂型性质、特点分类

实际工作中，一般按剂型结合药物自身特性要求，根据内服、外用的原则，尽可能将性质相同的药物储存在一起，然后根据具体储存条件，选择每一类中成药最适合的储存地点。

1. 液体及半固体中成药

如药酒、糖浆剂、露剂、口服液、煎膏剂等，其性质怕热、怕光、易酸败、发酵。应储存于阴凉干燥、避免阳光直晒的处所。此外，这类成药包装体积大、分量重，宜储存于低层库房以便于进出仓库。

2. 一般固体中成药

如丸剂、片剂、散剂、颗粒剂等易受潮、散气、结块、发霉、虫蛀等，其中丸剂、片剂久储易失润、干枯、开裂。宜储存于密封库房，防吸潮霉变，并控制温度在25℃以下，相对湿度75%以下。

3. 中成药水针剂

如常用的黄芪注射液、脉络宁、复方丹参注射液、生脉饮等大小容量的注射剂，怕热、怕光，易产生沉淀、变色等澄明度不合格。宜储存于20℃以下的阴凉库，置通风避光处。货件堆垛不宜过高，避免重压。

4. 胶剂、膏剂类中成药

如阿胶、龟板胶、麝香壮骨膏等，前者受热易变软、黏结；后者易流失，挥发散气。储存时宜将内服外用及不同性质的中成药分别储存于凉爽密封较好的小室库房或容器内存放。

(二) 中成药的储存区位划定

为进出及管理方便，可把储存地点划分若干区，每个区又划分若干货位，依次编号。

1. 分区

分区是指按成药类型、储存的数量，结合仓库建筑和设备将仓库划分若干个货区，并规定某些货区存放某类药品。

2. 分类

分类是根据中药商品所需要的储存条件，按类型堆码，如酒剂一般包装比较笨重，多存放于一楼便于进出货方便。

3. 货位编号

货位编号是将仓库划分为若干货区，每货区又划分若干排，把每排划若干货位号并标明号数，设立货位卡。卡、货、账对应，便于科学管理，防止差错发生，从而保证药品的质量。

第五节 中药的养护技术

中药养护是运用现代科学方法研究中药保管和养护防患规律的一门综合性技术。医药仓储工作者，在继承中医药学遗产和前人储存养护经验的基础上，结合现代多学科知识和技术，不断发展提高中药的科学养护技术。目前，中药常用的养护方法主要有传统保质养护技术、化学药剂熏仓技术及现代养护技术等几大类。

一、传统保质养护技术

1. 日晒法及阴干法

(1) 日晒法　日晒法就是利用太阳的热能及紫外线将害虫和霉菌杀死的方法。一般适用于根及根茎类较难干燥、曝晒后对质量影响不大的中药材，如黄精、生地黄、大黄、何首乌等，受日光作用后可使水分散发起到干燥、防霉的作用。

(2) 阴干法　阴干法又称摊晾法，系将中药置于阴凉处借温热空气流动，吹散药材水分而干燥的方法。适用于芳香叶类、花类、果皮类等药材，如艾叶、紫苏叶、红花、玫瑰花、橘皮等。

2. 除湿养护法

(1) 通风法　通风法是利用空气流动规律，使库内外空气发生对流的一种调节库房温湿度的措施，以起到降湿防潮作用。工作实践中要做到通风合理，一般在晴天无雾及室外相对湿度低于库内时，方可开窗、开门通风。反之，则应关好门窗防止室外潮气进入库内。有条件的也可在仓库安装通风换气设备，科学正确地搞好通风降潮工作。

(2) 吸湿除潮法　除前述方法外，实际工作中也可在库房采用吸湿剂和机械除湿方法。如选择密封较好的小库房或适当的容器（缸、桶等），放入生石灰、木炭、硅胶、无水氯化钙等吸潮剂，可起到吸湿降潮作用，保持储存环境干燥。应注意的事项是，对生石灰吸潮后的粉末要及时更换；木炭、硅胶吸潮饱和后应及时干燥"活化"。除此之外，吸湿除潮还有机械吸潮，常用的有空气去湿机等设备。

3. 密封养护法

本法的目的是将中药与外界温湿度、空气、光线、霉菌、害虫等相对隔离，减少不良因素对药物质量的影响。密封的含义一是对库房门、窗、天窗的密封，二是对缸、罐、铁桶等容器的密封；或在容器内放入一定量的木炭、硅胶、生石灰等吸潮剂。此外，实际工作中也有用干砂埋藏党参、怀牛膝、板蓝根、山药等较完整的个子货；利用麦糠、稻糠的隔潮性能将阿胶、龟板胶等胶类中药埋入糠中，从而使外界湿气不致侵入，保持药材干燥。这是防止中药材软化、虫蛀、霉变的方法。

值得注意的是，中药材密封或埋藏前一定要使自身水分处于安全范围内，否则会出现发热腐烂、霉变、虫蛀。一般适用于易走油、溢糖、发霉、虫蛀，回潮后不宜曝晒、烘干的品种，如人参、枸杞、鹿茸等。

4. 烘干法

对含水量过高的中药，也可采用火炕、烘箱、烘房等设施进行干燥，可有效防止虫害及霉变。主要适用于阴天不能日晒或晒不透的药材。上述方法干燥时，要根据药材性质并不断翻动和控制时间，以防焦化。

5. 对抗同储养护

对抗同储养护，是利用不同中药所含成分及散发的特殊气味，同储时相互克制起到防蛀、防霉、保色等保质的一种养护方法。

对抗同储一般适合数量不太大的中药保存，如泽泻、山药与牡丹皮同储，可防泽泻、山药生虫，防牡丹皮变色；藏红花与冬虫夏草同储可防冬虫夏草生虫；大蒜与薏苡仁、土鳖虫分别同储，可防薏苡仁、土鳖虫发生虫蛀、霉变；鹿茸埋藏于花椒中可防生虫、褪色等。此外，医药工作者近年将全蝎、地龙、蜈蚣、金钱白花蛇等动物中药，采用喷洒一定比例的白酒密封养护，在防蛀防霉方面也取得了确切效果。

6. 冷藏养护技术

采用调控温度的方法储存中药，常用的方法如安装空调、使用冰箱，建冷库、阴凉库等冷藏方法。夏季梅雨高温季节，可将经济价值偏高的中药，如人参、西洋参、银耳、蛤蚧、枸杞、蛤士蟆油等，储存于阴凉库（20℃以下）中可防蛀、防霉、保质以安全过夏。

二、化学药剂养护技术

化学药剂养护法，是利用无机或有机的防霉、杀虫剂与仓虫接触，从而杀灭霉菌和害虫的方法。采用此法的原则是高效低毒、环保无污染，易推广使用。目前最常用的是磷化铝熏仓养护法。

磷化铝（AlP）是近年来中药材广泛应用的一种新型杀虫剂，为灰绿色粉末与有关辅料混合压制的片剂。具有使用简便、用量少、渗透力强、杀虫效率高、排毒散发快、不易被药吸附而且可杀灭微生物的多种优点。

施用方法为采用塑料帐密封货垛或全仓密封熏蒸。根据货垛体积和库房空间大小，在垛及库房内走道上，把药片放入瓷盘或铁盘上摊开，每立方米用5～7g。如密闭库房熏仓，空间部位每立方米2～3g。施药后立即密闭5天左右（15～20℃）。熏后排毒一周。熏仓结束可将磷化铝残渣深埋。

使用磷化铝应注意分散施药，专人保管。严禁遇水遇火、日光曝晒，以免引起火灾及对人员造成毒害。

需要注意的是，传统硫磺熏中药，虽有漂白、增艳、防虫的效果，但现代研究证明此法会使中药材残留大量的 SO_2 及 As、Hg 等重金属。《中国药典》2005 年版（一部）将用硫黄熏的方法删除，表示中药材以后不允许再使用硫磺熏。

三、现代养护技术

随着现代科学技术的不断发展及中医药现代化步伐的加快，越来越多的现代科学养护方法被应用。

1. 气调养护法

气调养护法是指在密闭条件下，对导致药材发生质变的空气中的氧（O_2）浓度进行有效控制，人为地造成低 O_2 或人为造成高浓度的二氧化碳（CO_2）状态，从而在这样的环境中新的害虫不能产生和侵入，而原有害虫、微生物因缺氧造成窒息死亡或不能繁殖的状况；同时阻隔了潮湿空气对中药的影响从而保证了药材质量。

气调养护中药的基本手段，是在密闭的储存容体（如塑料薄膜罩帐）内，以充氮（N_2）或充二氧化碳（CO_2）降氧。实践证明，库内温度在 25～28℃时，一般 O_2 浓度在 8% 以下能防虫，2% 以下能使害虫窒息死亡，0.5% 以下可以杀螨和抑菌。总之，气调养护不仅可杀虫、防霉，而且能保持药材原有色泽气味不受损害，是一种无公害科学、经济的养护方法。

2. 远红外线加热干燥养护法

该法干燥的原理是将电能转变为远红外线辐射出去，被干燥物体的分子吸收后产生共振，引起分子、原子的振动和转动，导致物体变热，经过热扩散、蒸发现象或化学变化，最终达到干燥的目的。

远红外线干燥通常在密闭箱内进行，受大气中杂菌污染机会少，具有较高的杀虫、灭卵及杀菌效率。具有干燥快、脱水率高、成本低的优点。但应注意，厚度超过 10mm 的药材，该法干燥的效果一般较差。

3. 微波干燥养护法

微波干燥是一种感应加热和介质加热方法。中药材中的水和脂肪均可不同程度地吸收微波能量，并将其转化为热量。

中药微波加热干燥是我国近年来发展迅速的一项新技术，目前我国生产的微波加热成套设备主要有 915MHz 和 2450MHz 频率的型号。其优点是无污染、杀微生物及杀霉菌效力强。

此外，目前我国医药商业企业应用的还有"气体无菌养护技术、蒸气加热养护技术"等多种方法。可以相信，随着科学技术及多学科的协作发展，中药养护设备及技术一定会不断取得新的发展。

第六节　中药在储存中常发生的质量变异及防治原则

中药材来源广，成分复杂，尤其切制或加入固体、液体辅料炮炙后，表面积和营养成分增加，更易与微生物、空气接触而发生虫蛀、霉变等质量变异。此外，中成药由于各剂型自身特点及所加赋型剂的不同，若保管储存不当，也常会发生一系列质量变异。因此，医药仓储工作者要结合实际，采取灵活、适用的防治技术，从而保证中药商品的质量。

一、中药材的质量变异及防治原则

1. 易虫蛀的中药材

工作实践中发现，医药经营企业经营中药材的业务中，易虫蛀的品种大约占了40%左右，如含淀粉较多的白芷、山药、天花粉、葛根、泽泻、党参等根及根茎类及杏仁，薏苡仁等种仁类药材；一些花类、果实动物类药材等在高温多雨季节也都易生虫，如红花、橘皮、肉豆蔻、大枣、蛤蚧等。

防治原则是对上述易生虫的药材必须根据药材自身性质、所含成分等特点，针对所遭害虫的生活习性、繁殖条件进行全面防治。重点杜绝害虫的来源并控制传播途径，采用切实可行的养护技术防止仓虫的繁殖和危害。常用的方法有密封防治、高温干燥防治、低温法防治、吸潮法防治、磷化铝熏仓等。同时，净化储存环境，注重通风排潮，严格调控库房温、湿度也是不可轻视的有效措施。

2. 易霉变的中药材

盛夏高温多雨，在库存的中药材或饮片（如党参、牛膝、麦冬、黄精、益母草、墨旱莲、小蓟等），一些果实种仁类、动物类等（如五味子、枸杞子、莲子、白果、地龙等），由于富含黏液质、脂肪、蛋白质等成分加之自身水分和环境湿度影响，也容易生霉变质。主要是空气中霉菌孢子在药材及饮片上大量繁殖的结果。这种现象的发生不仅会使中药成分、口感变化，也会导致药材色泽发黑变暗。

防治原则是做好入库把关和在库检查，积极防治，使药材水分控制在安全范围内。为此须采用干燥除湿降潮、气调养护、密封防潮等有效措施。

3. 易变色、泛油的中药材

易变色的药材多为花类，如玫瑰花、月季花、红花、扁豆花、凌霄花等；易走油的中药材如种仁类，有杏仁、桃仁、柏子仁、肉豆蔻；动物类如蛤蚧、刺猬皮、哈士蟆油等。高温潮湿环境易使上述中药表面出油或使动物类药材出现酸败、异臭及虫体脱足断尾，给企业带来经济损失。

防治原则是控制药材本身水分及库房温湿度，选择干燥、阴凉、避光的库房。避免日光曝晒，硫磺熏仓及超过60℃温度的烘烤。减少存放时间，不宜重压以防止碎瓣。根据不同的品种特点采取阴干、气调养护、密封储存、低温储存等方法养护。

动物类药材可置阴凉库货架上存放，注意通风防潮。具体养护方法可根据品种特性，结合储存条件及前述药品养护技术，选择适用的养护方法。

4. 易散气变味的中药材

这类品种多为含芳香挥发油的品种，如肉桂、大茴、丁香、藿香、砂仁、薄荷、橘皮、当归等。在储存过程中受潮或温度升高、露天放置，都会使挥发性成分散失及变味。

防治以库房储存宜低温、干燥、阴凉、避光为原则。相对湿度以70%左右为宜，且不宜过多通风。注重选择合适包装材料和容器，避免露天、敞口过久放置。

5. 易风化、潮解的中药

常见的易风化、潮解品种多为含结晶水的中药或盐制品中药，如芒硝、胆矾、硼砂、昆布、盐全蝎等。这类中药储存中因长期与干燥空气接触，易失水变形或吸水潮解。

防治原则是储存时宜选用阴凉、避风、避光、相对湿度70%～75%的库房；包装材料要牢固，且密封性要好。

6. 易融化、升华的中药

易融化中药多为树脂、胶类，如乳香、没药、松香、蜂蜡、阿胶等，受热易粘连、变软、融化；易升华的中药如冰片、樟脑、薄荷脑等，在一定的条件下受外界因素影响其固体可直接变为气体从而造成损失。

防治原则是应置药品在25℃以下，相对湿度在60%～75%的库房保存。尤其是冰片、樟脑等易升华的中药，包装应严密或置密闭容器存放，避免敞口放置或与其他中药混放以免串味。

二、中药饮片的质量变异及防治原则

1. 切制类饮片

切制类中药饮片有薄片或厚片、丝、段、块等几类，如山药、黄芪、葛根、大黄、甘草、泽泻、山楂等。由于饮片表面积增大，与外界空气、微生物接触污染机会增多，极易吸潮霉蛀。

防治原则是注重加工储存环境卫生，减少污染机会。常采用防潮密封好的容器（如缸、铁桶等）储存，或加入干燥剂分层存放。严格控制饮片水分在9%～13%之间，库房保持通风、阴凉干燥。

2. 炮炙类饮片

对于含不同成分或炮炙方法不同的饮片，应根据不同特性科学选择储存、养护方法。

富含淀粉的饮片（如白芷、山药）、含挥发油的饮片（如荆芥、当归）、含糖及黏液质的饮片（如熟地黄、黄精等）易虫蛀、散气走味或霉变；炒焦黄爆花香味增加的饮片（如山药、王不留行等）易遭鼠害、虫蛀；酒炙、醋炙、盐炙、蜜炙等加液体辅料炮炙的饮片（如酒当归、醋元胡、盐黄柏、炙甘草等）不仅表面积增大，且营养增加，易污染霉变遭虫害。本节有关变异现象及防治原则的内容，可参看本章第四节"中药的储存保管"中的有关内容。

三、中成药的质量变异及防治原则

1. 丸剂

在天气湿热时，蜜丸较易吸收空气中的水分而发生霉变、虫蛀；放置过久或库房干燥，蜜丸又易干枯、失润、变硬。尤其是蜜丸内含有地黄、党参、山药等成分时，更易吸潮、霉蛀。水丸颗粒较疏松，易吸收空气中的水分而霉变、虫蛀或碎散。糊丸、浓缩丸、微丸、蜡丸除易吸潮霉变外，又有变软，性脆，易碎等特点。

防治原则是应注意储存干燥处，防潮、防霉、防蛀，密闭储存。尤其在夏末秋初梅雨季节，空气湿度大、温度高，应经常检查包装的完整性和库房的温湿度。少量丸剂可储存于缸内并加有生石灰等干燥剂，量大的包装存于阴凉库内，并注重采用防潮、防蛀、降温的有效措施，如放吸潮剂或安装空调等。

2. 散剂

散剂表面积大，极易吸潮、结块。尤其上述富含淀粉或含挥发性成分的这类散剂，也极易虫蛀、霉变或成分挥发。

防治的关键是本类药品防潮、防结块、防霉蛀，储期注意检查包装及对库房通风降潮。对含挥发性药物或吸潮性较强的散剂，要注意密封并置干燥处保存。

3. 颗粒剂

这类制剂多含有中药浸膏及糊精、糖粉等辅料，储存保管不当极易吸潮结块、霉变、虫蛀等。

防治原则是在库储存应注重防潮，定期检查包装有无漏气或破损。应密封储存于室内阴凉干燥处。

4. 片剂

片剂多含有药材粉末或浸膏，储存保管不当，受温湿度、空气的影响，易出现吸潮发霉、松裂片、黏结等现象。

应置玻璃瓶内或用塑料袋、铝箔包装，密封储存，置室内凉爽、通风、干燥避光处保存。

5. 煎膏剂

近年来煎膏剂由于使用方便、口感好，深受临床患者欢迎，如川贝雪梨膏、益母草膏。由于煎膏剂除含有中药浓缩膏外，还加有蜂蜜、蔗糖等营养性物质，若药液浓度过稀或储存温度过高、时间过长，极易滋生霉菌或出现发酵、变酸、糖晶析出等现象，从而造成质量不合格。

防治原则是应保证容器洁净符合卫生标准。储存时宜置阴凉处保存，防日光直射和库房温度、湿度过高。

6. 胶剂

本类制剂多为动物的皮、甲、角加水煎提浓缩胶质制成稠胶状干燥的块状内服制剂。此类制剂营养较丰富，遇热、遇湿易软化、黏结甚至发霉。

防治原则是采用防潮材料（如油纸、玻璃纸）包装，置阴凉干燥处保存。盛夏高温多雨，可储于石灰缸内或采用糠壳埋藏法储存。

7. 糖浆剂

糖浆剂主要含有中药浓缩提取液和浓蔗糖水溶液，极易被霉菌、酵母菌等微生物污染，从而致糖浆分解酸败、浑浊。因此，《中国药典》2005年版（一部）要求，含蔗糖量应不低于45%（g/mL）。盛装容器应清洁、干燥，采用棕色瓶。储存于阴凉处并防止日光直晒。

8. 胶囊剂

胶囊容易吸收水分出现膨胀、表面浑浊；严重时可霉变、粘连。库房过于干燥或温度过低，胶囊又易破壳、漏油、漏粉。温度过高，胶囊遇热又易融化、黏结。

防治原则是注意防潮、防高温、防冻。储存温度应控制在 $10\sim20℃$，相对湿度控制在 45%～75%。密封储存于库内阴凉干燥处。

9. 酒剂

酒剂又称药酒，酒剂按《中国药典》规定属澄清液体制剂，一般不易变质。若包装不严，则易挥发、散失气味。高温、光照、储存过久可发生酸败变味、沉淀等。

防治原则是注重检查包装瓶塞有无破损漏气。应密封置阴凉处储存，不宜久置阳光照射处储存。在《中国药典》2005年版（一部）中规定，储存期间允许有少量轻摇易散的沉淀。

10. 膏药

膏药储存保管不善，易受热外渗黏附包装材料；若受冻受潮又会致黏性降低，贴敷时易脱落。若膏药含樟脑、冰片、麝香、桉叶油等挥发性成分，若包装不严、温度过高，又会致有效成分散失。故宜储于密闭容器内，置于阴凉处储存。

11. 口服液

由于口服液成分及制备工艺较复杂，实践中如果储存保管不当、容器清洁消毒不严、瓶盖松动，加之温度过高或日光直射过久，口服液常会出现发霉、酸败产气、变色等质变现象。

防治原则是在入库、储存期应认真检查有无漏气、破损。置20℃以下阴凉处保存。药典规定允许有少量摇之易散的沉淀。

12. 注射剂

注射剂又称针剂。注射剂若储存保管不当，极易受到光、热等不利因素的影响，发生变色、沉淀等可见异物不合格；温度过低又易"破瓶"或结冰。其中，冻干粉针又易出现吸潮、变色、结块等变异现象。

防治原则是应密封于中性硬质玻璃安瓿中，遮光、避免日光直晒，防沉淀、防冻结、防吸潮、结块，防高热等。置库房内阴凉干燥处，以室温10～20℃为宜。

13. 栓剂

栓剂基质为可可豆油或甘油明胶一类低熔点的物质。这类基质受温湿度影响较大，高温或遇热后栓剂易软化、变形，低温时则变硬；湿度较大时易霉变，空气过于干燥又会"干化"。

防治原则是储存时以蜡纸、油纸包装，注意不要挤压，置于坚固防潮的容器内，储存于阴凉干燥库房。《中国药典》2005年版（一部）规定，除另有规定外，应在30℃以下密闭保存，防止因受热、受潮而变形、发霉、变质。

14. 茶剂

茶剂为药材和药材提取物与茶叶或其他辅料混合制成的内服制剂，分为块状茶剂、袋装茶剂和煎煮茶剂等。储存保管不当易受潮霉变、虫蛀、散失茶香味。

防治原则是定时检查包装有否破损，密闭储存。防止与空气接触而吸潮、生霉走味，防止串味。含挥发性成分及易吸潮药物的茶剂应密封储存。

第七节　常见易变中药举例

一、易变中药材举例

（一）山药

【来源与产地】本品为薯蓣科植物薯蓣的干燥根茎。主产于河南、山西等地。

【性状】本品略呈圆柱形，弯曲稍扁，长15～30cm，直径1.5～6cm。表面黄白色或淡黄色，有纵沟、纵皱纹及须根痕，偶有浅棕色外皮残留。体重，质坚实，不易折断，断面白色，粉性。气微，味淡、微酸，嚼之发黏。光山药呈圆柱形，两端齐平，长9～8cm，直径1.5～3cm。表面光滑，白色或黄白色。

【储存方法】因含较丰富的淀粉、黏液质等，若储存不当，最易虫蛀、霉变、变色或断碎。储存中保持安全水分12%～14%。注意防霉、防蛀，保持色泽洁白及条形完整。储量大时，梅雨季节前开箱日晒后稍晾装箱；也有拌入少量牡丹皮防蛀，置通风干燥处储存。

（二）当归

【来源与产地】本品为伞形科植物当归的干燥根部。主产于甘肃、四川等地。

【性状】本品略呈圆柱形，下部有支根3～5条或更多，长15～25cm。表面黄棕色至棕褐色，具纵皱纹及横长皮孔样突起。质柔韧，断面黄白色或淡黄棕色，有浓郁的香气，味甘、辛、微苦。

【储存方法】含挥发油、藁本内酯、阿魏酸、多糖等成分。储存保管不当易泛油、虫蛀、变色。安全水分13%～16%。易吸收空气中水而返潮变黑、泛油、霉蛀。储存时宜置阴凉干燥处，注意防潮，用磷化铝熏仓防蛀。不宜久储，以免发生上述质变及散气走味。

（三）川贝母

【来源与产地】本品为百合科植物川贝母、暗紫贝母、甘肃贝母等干燥的鳞茎。商品上根据性状又有松贝、青贝、炉贝之分。主产于四川、西藏、云南等地。

【性状】松贝呈类圆锥形或近球形，表面类白色，外层鳞叶大小悬殊呈"怀中抱月"。青贝扁球形，外层两瓣鳞叶大小相近、相互抱和，顶部开裂，可直立。炉贝呈长圆锥形，表面类白色或浅棕色，断面类白色或浅棕黄色，形似"马牙"又称"马牙贝"。均富粉性，气微，味微苦。

【储存方法】含淀粉及贝母碱类成分。身潮易霉，多从底部细根处生绿霉，易蛀，储久易变黄白色。安全水分11%～13%。置通风干燥处，防潮防蛀。储存中若受潮可采用日晒、磷化铝熏仓等养护方法防蛀防霉。

（四）红花

【来源与产地】本品为菊科植物红花的干燥花。夏季花由黄变红时采摘，阴干。主产于河南、河北、四川等地。

【性状】本品为不带子房的管状花，长1～2cm。表面红黄色或红色，质柔软，气微香，味微苦。

【储存方法】含红花苷色素类有效成分，曝晒、受潮易变色、霉变、生虫。安全水分10%～13%。储存时常用木箱包装，置阴凉干燥处，防潮、防蛀。不得在太阳下直晒及硫磺熏仓，以免褪色影响品质。

（五）薄荷

【来源与产地】本品为唇形科植物薄荷的干燥地上部分。夏秋季茎叶茂盛或花开时采割，晒干或阴干。主产江苏、浙江等全国大部分地区。

【性状】本品茎叶方柱形，有对生枝，表面紫棕色或淡绿色。质脆，断面白色，髓中空。叶对生，叶片皱缩卷曲，展平后呈宽披针形或长椭圆形，叶表面深绿色。揉搓后有特殊清凉气，味辛凉。

【储存方法】本品含挥发油等多种成分，受潮久储易发霉、变色、气味散失。安全水分11%～13%。应置阴凉干燥处保存，防潮、防霉、避免高温、烘烤、曝晒，以防出现上述变质现象。

二、易变中药饮片举例

（一）大黄

【来源与产地】本品为蓼科植物掌叶大黄、唐古特大黄或药用大黄的干燥根及根茎。主产于甘肃、四川等地。

【常用饮片】生大黄、酒大黄、制大黄、大黄炭等。

【性状】生大黄为片或立方块状，黄色或棕黄色，中心有纹理，微显"朱砂点"。质坚硬，有清香气。大黄炭表面焦黑色，断面深褐色，有焦香气。

【储存方法】饮片受潮易虫蛀、发霉、变色，质量好的易泛油。以生大黄、酒大黄、制大黄变异明显。安全水分11%～16%。宜置通风干燥处储存，防蛀为主。

（二）芒硝

【来源与产地】本品为硫酸盐类矿物芒硝（$Na_2SO_4 \cdot 10H_2O$），经加工精制而成的结晶体。主产于河北、山东、河南等地。

【常用饮片】为加工精制而成的结晶体。

【性状】本品为棱柱状、长方形或不规则状、粒状，无色透明或类白色半透明。质脆、易碎，断面呈玻璃样光泽。气微，味咸。

【储存方法】易潮解。长期与空气接触呈风化的白色粉末。应在密闭、库房相对湿度60%～70%、温度30℃以下保存，防风化、潮解。

（三）枸杞

【来源与产地】为茄科植物枸杞的干燥成熟果实。产于宁夏的为地道药材。

【常用饮片】枸杞子。

【性状】果实呈纺锤形或椭圆形。表面红色或暗红色，果皮柔韧、皱缩，果实肉质柔润，内含种子20～50粒，类肾形。

【储存方法】本品含枸杞多糖、甜菜碱、氨基酸等成分。储存保管不当易泛油变色；返潮致水分析出外表或高温糖分外渗，出现黏结、霉蛀、泛油变黑。安全水分13%～18%。宜置阴凉干燥处，防闷热、防潮、防蛀。

（四）茯苓

【来源与产地】本品为多孔菌科真菌茯苓的干燥菌核。主产于云南、安徽等地。

【常用饮片】茯苓块、片。

【性状】为去皮后切制的茯苓，呈块、片状，大小不一。白色、淡红色或淡棕色。

【储存方法】本品富含淀粉、多糖类成分。受热受潮极易霉变、生虫。安全水分9%～14%。应置阴凉干燥处。梅雨季节前后可打包日晒。储存中不宜过分干燥和风吹，以免失去黏性或产生裂片现象。

（五）蛤蚧

【来源与产地】本品为守宫科动物蛤蚧除去内脏的干燥全体。主产于广西、云南等地。

【常用饮片】蛤蚧、酒蛤蚧。

【性状】为不规则的片状小块。表面灰黑色或银灰色，有黄棕色及灰棕色斑点及鳞片脱落的痕迹。具腥气，味微咸。酒蛤蚧色稍黄，微有酒气。

【储存方法】本品富含脂肪油、蛋白质等。温湿度过高、日光晒、库存过久接触空气，极易泛油出现酸败、异臭及虫蛀、霉变等现象。可用木箱严密封装，常用花椒伴存，置阴凉干燥处，防蛀、防泛油、防发霉等质量变异。

三、易变中成药举例

（一）大山楂丸

【性状】本品为棕红色或褐色大蜜丸；味酸、甜。

【稳定性】本品以蜜作黏合剂，在天气湿热时，很容易从空气中吸收水分，而使其本身返潮、发霉；特别是丸内含有山楂、六神曲、麦芽等淀粉、糖类成分的药材，易发生虫蛀。

【储存方法】密封于干燥处，防潮、防蛀。不宜久存，防干枯、失润、变硬等。

（二）冰硼散

【性状】本品为红色的粉末，气芳香，味辛凉。

【规格】散剂，每瓶装 0.6g、1.2g、2.5g、3g，每盒装 20 瓶。

【稳定性】由于本品含冰片、硼砂、朱砂等易升华、氧化的药物，故与空气长期接触易散气、挥发、变色、吸潮结块从而变质失效。

【储存方法】密封储存于凉爽处，防散气、升华、吸潮。

（三）板蓝根颗粒

【规格】每袋装 5g、10g、3g（无蔗糖）。

【性状】为棕色或棕褐色颗粒；味甜、微苦或味微苦（无蔗糖）。

【稳定性】本品为含浸膏、糊精、糖粉的颗粒状，极易吸潮、霉变。

【储存方法】密封。置阴凉干燥处储存，防潮、防结块、防霉蛀。

（四）山菊降压片

【规格】本品每片重 0.3g。

【性状】本品为薄膜衣片，除去包衣后显棕褐色；味酸、微涩。

【稳定性】本品中的泽泻、菊花、山楂等中药粉末及提取膏含丰富淀粉、糖等成分，易吸湿、生虫、霉变。存放不当又易裂片、黏结等。

【储存方法】密封，置阴凉干燥处保存，防潮、防蛀、防霉。

（五）益母草膏

【规格】每瓶分别装 125g、250g 两种规格。

【性状】本品为棕黑色稠厚的半流体；气微，味苦、甜。

【稳定性】益母草主要含有益母草碱、水苏碱、有机酸、维生素 A 等成分。久储后颜色加深。此外，由于煎膏含有糖等营养成分，故易滋生霉菌、发酵、析出糖等。

【储存方法】密封置阴凉处。防高温、生霉、发酵。

习　题

1. 解释：中药学、中药材、中药饮片、中成药、中药变异现象、泛油、升华、风化。
2. 举例说明中成药常见的剂型有哪些？
3. 阐述中药质量变异的现象和原因。
4. 药品入库验收的目的是什么？中药材验收时如何取样？
5. 中药材、中药饮片、中成药验收的内容有哪些？
6. 阐述花类药材、动物类药材和中药饮片的性能特点和储存保管方法？
7. 说明中药养护技术中阴干法、糠壳埋藏法、气调养护法、对抗储存法的具体使用。
8. 磷化铝熏仓技术的优点和注意事项有哪些？

（范振远）

第十五章 药品储存与养护技术实训

提要 为巩固药物原料药及其各类制剂的储存与养护理论知识的学习成果,特编写本章,供学员实践使用。

实训一 药品质量入库验收

一、目的

保证入库验收数量准确,质量完好,防止不合格药品和不符合包装规定的药品入库。

二、程序

① 药品到货后,由仓库保管员负责将药品存放于待验库(或区),核实到货药品是否为所定企业药品,并核对到货药品的数量。

② 业务购进部门或仓储部门开据入库质量验收通知单,通知质量验收人员进行质量验收。

③ 质量验收人员依据入库质量验收通知单或到货药品随货同行凭证,对药品进行抽样检查验收,在入库凭证上注明验收结论并签章。

④ 质量验收人员将药品连同入库凭证交仓库保管员,保管员对药品进行核实后,同验收员办理入库手续。

⑤ 质量验收人员根据药品验收实际情况,做好质量验收记录。

三、要求

(一) 验收的主要内容

1. 药品验收的基本要求

按照法定标准和合同规定的质量条款对购进、销后退回药品进行逐批号验收,同时对药品的包装、标签、说明书及有关要求的证明和文件进行逐一检查。

2. 检查文件

验收药品时,除对药品包装、标签、说明书内容进行验收外,还应检查其他有关药品质量、药品合法性的证明文件。

3. 药品质量检查项目

对购进药品及销后退回药品进行质量检查时,除了包装、标签、说明书及有关证明文件外,对质量有怀疑或性质不稳定的药品应进行外观质量抽查,检查时可以《中华人民共和国药典》2005年版附录规定的制剂性状为基本依据,同时注意制剂变质的有关性状。对内在质量有怀疑时,应送省(或市)药品检验机构确定。

4. 包装质量检查

(1) 外包装检查内容 包装箱是否牢固、干燥;封签、封条有无破损;包装箱有无渗液、污损。外包装上应清晰注明药品名称、规格、生产批号、生产日期、有效期、储藏、包装图示标志、批准文号及运输注意事项或其他标记,如特殊管理药品、外用药品、非处方药标识等,有关特定储运图示标志的包装印刷应清晰,危险品必须符合危险品包装标志要求。

(2) 内包装检查内容 容器应用合理、清洁、干燥、无破损;封口严密;包装印字应清晰,瓶签粘贴牢固。

5. 包装标签和说明书检查

药品包装必须按照规定印有或者贴有标签并附有说明书。标签或者说明书上必须注明药品的通用名称、成分、规格、生产企业、批准文号、产品批号、生产日期、有效期、适应证或者功能主治、用法、用量、禁忌、不良反应和注意事项。对安瓿、注射剂瓶、滴眼剂瓶等因标签尺寸限制无法全部注明上述内容的,至少应标明品名、规格、批号三项;中药蜜丸蜡壳上至少须注明药品名称。

6. 产品合格证

药品的每个整件包装中,应有产品合格证;合格证的内容一般包括药品的通用名称、规格(含量及包装)、生产企业、生产批号、化验单号、检验依据、出厂日期、包装人、检验部门和检验人员签章。

7. 进口药品

(1) 应有《进口药品注册证》或《医药产品注册证》、《进口药品检验报告书》或《进口药品通关单》。

(2) 进口药品包装应附有中文说明书。

(3) 进口预防性生物制品、血液制品应有《生物制品进口批件》复印件。

(4) 进口药材应有《进口药材批件》复印件。

(5) 以上文件均应加盖供货单位质量管理机构原印章。

8. 检验报告书

首营品种的首批到货药品入库验收时,应有生产企业同批号药品的检验报告书。

9. 验收

对销后退回的药品,无论何种退货原因,均应按规定的程序逐批验收。鉴于销后退回药品物流过程的特殊情况,为有效地发现非正常原因引起的意外质量问题,对销后退回药品的质量验收,重点核实退回药品是否为本公司售出药品、加大抽样量、必要的外观检查等。

10. 中药材

① 中药材应有包装,并附质量合格的标志。

② 中药材每件包装上应标明品名、产地、发货日期、供货单位。

③ 中药饮片每件包装上应标明品名、生产企业、生产日期等。其标签必须注明品名、规格、产地、生产企业、产品批号、生产日期。

④ 实施批准文号管理的中药材,在包装上应标明批准文号。

(二) 验收方法

1. 抽样的原则

验收抽取的样品应具有代表性,即必须保证抽取的样品能准确反映被验收药品的整体质量状况。企业应按照科学、效益、可行的原则,结合经营单位的实际情况,制定切实可行的抽样方法,确保药品验收工作的有效开展。

2. 抽样数量

可按照以下推荐方法进行抽样。

（1）抽取件数

① 不足 2 件时，应逐件检查验收。

② 50 件以下抽取 2 件。

③ 50 件以上，每增加 50 件，增加抽取 1 件。

（2）抽取最小包装数

① 每件整包装中抽取 3 件（至少 3 件）最小包装样品验收。

② 发现外观异常时，应加倍抽样。

3. 抽样步骤与方法

（1）抽样步骤

① 按验收该批号药品实物总件数计算抽取件数。

② 按计算抽取件数抽取样品。

（2）抽样方法

① 整件样品的抽取，按药品垛堆情况，以前上、中侧、后下的堆码层次相应位置随机抽取。

② 最小包装样品的抽取，从每件上、中、下的不同位置随机抽取。

③ 开启最小包装验收时，应在验收养护室内进行。开启后，包装不能复原的，不能再作正常药品销售。

④ 抽样验收完毕后，应将被抽样验收的药品包装箱复原、封箱并标记。

4. 特殊管理药品

特殊管理药品应双人验收到最小包装。

5. 销后退回药品

销后退回药品应凭业务销售部门开具的退货凭证收货、验收。

（三）验收结果的判定

① 验收人员按规定验收合格的药品，可直接判定合格结论并签章。

② 凡判定为不合格或判定有疑问时，应报质量管理机构确定。

③ 直接判定为不合格药品的情况

a. 未经药品监督管理部门批准生产的药品。

b. 整件包装中无出厂检验合格证的药品。

c. 标签、说明书的内容不符合药品监督管理部门批准范围，不符合规定、没有规定标志的药品。

d. 购自非法药品市场或生产企业不合法的药品。

e. 外观性状与合格品有明显差异的药品。

f. 内外包装有明显破损、封口不严的药品。

四、记录

质量验收记录的内容应有供货单位、数量、到货日期、品名、剂型、规格、批准文号、产品批号、生产厂商、有效期、质量状况、验收结论和验收人员等项内容；销后退回药品验收记录还应包括退货原因、处理措施等内容。

药品入库验收记录

库房号：

验收日期	供货单位	开票日期	发票号	品名(剂型)	规格	厂牌	批号	批准文号	有效期	单位	数量	质量情况	验收结论	验收人	备注

注：1. 厂牌不宜只填地名。
2. 如有批准文号和注册商标，在该栏打"√"或填写"有"或"无"即可。
3. 有效期不宜写×年，而应写失效终止日期，有效期至×年×月。
4. 验收无质量问题的药品，在质量情况栏填"合格"二字即可。在药品入库验收记录上务必分药品、非药品单独记录。
5. 验收进口药品可在备注栏填《进口药品注册证》和《进口药品检验报告书》编号。务必另设进口药品验收记录等。
6. 验收结论填"可收"或"拒收"。

实训二 药品保管

一、目的

保证对入库药品实行科学规范管理，正确、合理地储存药品，保证药品储存质量。

二、程序

（1）药品保管人员应凭验收员签字或盖章的入库凭证和随货同行凭证办理收货，并将药品移入相适应的库（区）。对单货不符、质量异常、包装不牢或破损、标志模糊或有其他问题的药品，应予拒收并报质量管理部门处理。

（2）药品应按温湿度要求储存于相应的库（区）中，其中常温库 10～30℃、阴凉库 ≤20℃、冷库 2～10℃，相对湿度控制在 45%～75%。

（3）在库药品应实行色标管理，待验药品库（区）、退回药品库（区）为黄色；合格药品库（区）、零货称取库（区）、待发药品库（区）为绿色；不合格药品库（区）为红色。

三、要求

（1）药品与非药品、内服药与外用药、易串味药品与其他药品、中药材、中药饮片与其他药品应分开存放；特殊管理药品与贵细药材实行专库存放，双人双锁保管，专账记录。

（2）报废、待处理及有质量问题的药品，必须与正常药品分开，并建立不合格药品台账，防止错发或重复报损，造成账货混乱和其他严重后果。

（3）按照安全、方便、节约、高效的原则，正确选择仓位，合理使用仓容，"五距"适当［药品与墙、屋顶（房梁）的距离不少于 30cm，与库房散热器或供暖管道的间距不少于 30cm，与地面间距不少于 10cm］，堆码规范、合理、整齐、牢固、无倒置现象。搬运和堆垛药品应严格遵守药品外包装图示标志的要求，规范操作。怕压药品应控制堆放高度，定期翻垛。

（4）保管人员应保持库房、货架和在库药品的清洁卫生，做到一日一小扫，一周一大扫，做好防火、防潮、防热、防霉、防虫、防鼠及防污染等工作。

（5）保管人员应确保所保管的药品账货相符，做好日清月结。每月对库存药品进行盘点，发生差错应及时查明原因，妥善处理。

四、记录

保管员应熟悉《药品保管卡》的使用，并应按该卡内容正确填写。

药品保管卡

货 号		品 名		规 格	
包 装		批 号		有 效 期	
月	日	摘 要	收 入	发 出	结 存	经手人	货 位

实训三　药品养护

一、目的

依据药品在储存中的质量变化规律，采取综合措施选择合适储存条件，加强养护，防止药品变质，保证质量，降低损耗。

二、程序

① 每天上午9：30～10：30时，下午3：30～4：30时各记一次温湿度记录表，指导保管员依据药品储存要求和储藏条件，采取综合措施，选择合适储存条件，做好药品的分类储存、管理与药品养护。

② 认真填写温湿度记录和药品养护档案，包括养护记录台账、质量分析小结、质量报表，按时上报质量管理部及相关部门，为公司经营提供有参考价值的信息。

③ 每季对库存3个月以上的药品进行质量检查，并做好记录。

检查中，对由于异常原因可能出现质量问题的药品、易变质的药品、已发现质量问题的相邻批号药品和重点养护药品应加强抽查，必要时应抽样送药品检验所检验。

a. 发现内包装破损的固体药品，不得整理再出售；液体药品，须及时整理清除，避免药品再污染。

b. 发现外观质量有变异时，挂黄色标志暂停发货，同时填写药品质量复检通知单，转质量管理部，依据复检结果，再作处理。

三、要求

① 对药品应按其性能和温湿度要求，利用仓库现有条件和设备，采取密封、避光、通风、降温、除湿等一系列养护方法，调控温湿度，防止药品发生质量变异。

② 对中药材应按其特性，按《中药材养护操作方法》采取干燥、降氧、熏蒸等方法进行养护，防止其变质。

③ 建立健全药品养护档案，内容包括药品养护档案表、养护记录、台账、分析小结、质量报表，整理归档，保存至药品有效期后 1 年，不得少于 3 年。

四、记录

涉及药品储存与养护的基本记录有①库房温湿度记录；②库存药品的质量养护记录；③养护设备使用记录；④药品养护档案表。

库房温湿度记录

库号：　　　　适宜温度范围：　　~　　℃　　　　年　月　日　　　　适宜相对湿度范围：45%~75%

日期	上午					下午				
	气候	温度/℃	相对湿度/%	如超标：~采取何种养护措施	采取措施后		气候	温度/℃	相对湿度/%	如超标：~采取何种养护措施	采取措施后	
					温度/℃	相对湿度/%					温度/℃	相对湿度/%
1												
2												
3												
4												
5												
…	…	…	…	…	…	…	…	…	…	…	…	…
28												
29												
30												
31												
月平均温度/℃		月最高温度/℃		月最低温度/℃			月平均相对湿度/%		月最高相对湿度/%		月最低相对湿度/%	

注：1. "~"系指时间，每日记录时间为：上午9:30~10:30；下午3:30~4:30。
2. 气候符号：晴○、阴×、雨~、雪*、大风△。
3. 此表从开始第一日起，记录人即应签名。

记录人：

库存药品质量养护记录

存货仓库：　　　　　　　　　　　　　　　　　　　　　　　　　　检查日期：　　年　　月　　日

货号	货位	品名	规格	生产企业	批号	批准文号	有效期	单位	数量	质量情况	处理意见	养护员（签名）

注：1. 有效期不宜写×年，而应填写有效期限至×年×月。
　　2. 进库达一个季度的药品方列入养护之列。
　　3. 如库存检查药品没有质量问题，在质量情况一栏中，只填写"正常"二字即可。
　　4. 数量栏填库存实数。

养护设备使用记录

库房号：

设备名称	规格型号	编号	备注
使用日期	工作起止时间	运转情况	操作人	

药品养护档案表

建卡日期： 年 月 日　　　　　　　　　　　　　　　　　　　　　　　　　　　No.：

品名		规格		生产企业		有效期	
别名		批准文号		邮编、地址			
外文名							
用途							
质量标准				检验项目			
性状				包装情况	内： 中： 外：	体积：	
储藏要求							
年 月 日	生产批号	质量问题		年 月 日		生产批号	质量问题
质量问题摘要							

实训四　药品出库复核

一、目的

贯彻先进先出、近期先出和按批号发货的原则，确保应发药品迅速、准确、安全交付，保证质量，便于流通过程的质量跟踪，避免事故。

二、程序

1. 审核出库凭证

审核提货人交付的出库凭证填写的项目是否齐全，有无印鉴，所列的购货单位、开单时间、药品名称、剂型、规格、产地、数量有无涂改，是否逾期提货等。即出库凭证具有真实性、合法性、完整性。

2. 配出药品

依据审核后的出库凭证所列项目，将药品配发出库房，放于复核理货处。做到配发的药品品名、剂型、规格、生产企业、数量准确，无残损、渗漏、过期失效药品。

3. 验证复核

依据出库凭证所列项目与配出药品逐项复核，保证单货相符和外观质量完好。为便于质量跟踪所做的复核记录包括购货单位、品名、剂型、规格、批号、有效期、生产企业、销售日期、质量状况和发货员、复核员签名。

三、要求

无论是购货单位自提或交付运输部门发运，必须向收货人或运输员按凭证逐件交点清楚和提示注意事项，并签名签收。发货结束，在出库凭证上加盖"药品付讫"印戳，填写药品出门证，以便仓库保卫人员查验放行。

四、记录

药品出库复核有两种方式，一种为核查所发药品是否与发货凭证相符；一种为填写出库复核记录。本实训要求熟悉后者的填写操作。

药品出库复核记录

发货日期	购货单位	品名	规格	批号	生产日期	有效期	生产企业	数量	质量情况	发货人	复核人

注：1. 有效期不宜写×年，而应填有效期至×年×月。
2. 发出药品复核，如未发现质量问题，在质量情况栏中，填"正常"二字即可。

参 考 文 献

1 吴汉臣. 药品养护. 上海：上海科技出版社，1993
2 夏鸿林. 医药商品储存与养护. 武汉：湖北科学技术出版社，2004
3 陈玉文. 实用药品 GSP 认证技术. 北京：化学工业出版社，2004
4 李钧. 实用药品 GMP 认证技术. 北京：化学工业出版社，2003
5 王东风. 医药商品购销员国家职业资格培训教程. 北京：中国中医药出版社，2003
6 王元延，徐荣周，董瀛海. 药品经营质量管理. 武汉：武汉出版社，2001
7 国家药典委员会. 中华人民共和国药典. 一部，二部. 2005 年版. 北京：化学工业出版社，2005

（夏鸿林）

内 容 提 要

《药品储存与养护技术》是全国普通医药中职统编教材之一,由全国医药职业技术教育研究会组织编写。

本书共分为15章,分别介绍了药品储存与养护技术的背景知识、药品仓库的建筑与管理、药品养护基础知识,以及原料药、散剂、片剂、胶囊剂、注射剂、水剂类药品、糖浆剂、含乙醇药剂、软膏剂、乳膏剂、糊剂和眼用半固体制剂、栓剂、中药等药品的储存养护技术和相关实例,并在最后一部分编入了药品储存与养护技术实训,理论联系实际。

本书可作为医药中等职业教育教材,也可作为药厂、药店、医院等药品储存养护人员在职培训的参考书。